杏林拾碎
赵永龙医案医话选

赵永龙　著

SPM 南方出版传媒

广东科技出版社｜全国优秀出版社

·广　州·

图书在版编目（CIP）数据

杏林拾碎：赵永龙医案医话选 / 赵永龙著 . —广州：广东
科技出版社，2020.6

ISBN 978-7-5359-7466-2

Ⅰ.①杏… Ⅱ.①赵… Ⅲ.①医话—汇编—中国—现
代②医案—汇编—中国—现代 Ⅳ.① R249.7

中国版本图书馆 CIP 数据核字（2020）第 072937 号

杏林拾碎——赵永龙医案医话选
Xinglin Shisui —— Zhao Yonglong Yian Yihua Xuan

出 版 人：朱文清

责任编辑：刘锦业 湛正文 邹 荣

封面设计：林少娟

责任校对：杨崚松

责任印制：林记松

出版发行：广东科技出版社

    （广州市环市东路水荫路 11 号 邮政编码：510075）

销售热线：020-37592148/37607413

http://www.gdstp.com.cn

E-mail：gdkjzbb@gdstp.com.cn（编务室）

经 销：广东新华发行集团股份有限公司

排 版：创溢文化

印 刷：佛山市浩文彩色印刷有限公司

    （南海区狮山科技工业园 A 区 邮政编码：528225）

规 格：787mm×1 092mm 1/16 印张 19 字数 330 千

版 次：2020 年 6 月第 1 版
    2020 年 6 月第 1 次印刷

定 价：68.00 元

如发现因印装质量问题影响阅读，请与广东科技出版社印制室联系调换（电话：020-37607272）。

中医学历史悠久、博大精深，是我国优秀的文化遗产。几千年来，它为中华民族的繁衍与昌盛，人民的身心健康，做出了不可磨灭的贡献。中华人民共和国成立后，党和政府十分重视中医学的传承与发展，从毛泽东、周恩来等，到当代的习近平同志，都曾对中医工作做出过十分重要的指示。与此同时，广大中医工作者，辛勤耕耘，坚持理论学习，积累了大量的临床实践经验，充实与发展了这门学科。

本书作者赵永龙先生是一名临床中医。多年来，他通过自己的刻苦学习与钻研，以及长期大量的临床实践，积累了相当丰富的理论知识与临床经验。中医学是一门有着一套完整基础理论的学科，而这些理论主要集中于《黄帝内经》《难经》《伤寒论》等经典著作中。在本书中，作者通过医案、医话，记录了他学习经典的体会和认知，记录了他运用理法方药、辨证施治在临床实践中取得的成绩等。不难看出，作者所取得的这些成绩，正是源于他对学术刻苦钻研的精神，以及对中医事业认真负责的态度。而这种精神与态度，在当今浮躁的社会中、在知识学问领域中，是极为可贵的。这也充分证明了，要想掌握一门"司命"的技术性学问，没有捷径可走，"板凳要坐十年冷"。

从书中专业流畅的语言表达、形象贴切的医事典故和所反映的深刻朴素的人文历史中可以看出，作者除了精修医学之外，其知识面之广，对病人认真负责的态度，以及字里行间透露出的儒雅学者风范，无不诠释着何为"医者仁术""术非儒不通"的"先生"本色，着实令人钦佩。

作为一本中医著作，本书除了可供中医临床医生、中医学者参考之外，对大众读者而言，同样具有极强的可读性。

赵永龙先生作为一名资深的临床医生，长期诊务繁忙，但他在繁重的工作、学习之余，仍坚持笔耕不辍，写出了颇有学术及实践价值的著作，精神可嘉，故乐为之序。

钟志刚

2020年春于汕头

我认识赵永龙医生的经过是这样的：因为我的一本书，他读后给我打了电话，渐渐地，电话和书信便成了我们友谊的"鹊桥"。由于业相同，性相近，遭遇历练也相似，于是便一聊如故了。由是，我经常向他请教一些医学疑难，与他一起探讨医学问题。久而久之，通过这"鹊桥"，我心目中的赵医生便被勾勒成一个博学、谦逊、慈蔼、勤勉的形象。及至读了他的《岁月无痕》，更知他还是个一腔热肠的仁义之士。

年前，他把几十万字的《杏林拾碎——赵永龙医案医话选》书稿寄给我，令我不胜惊喜！

国学大师章太炎曾说："中医之成绩，医案最著，欲求前人之经验心得，医案最有线索可寻，循此钻研，事半功倍。"确是经验之言。本书真实地还原了医生治病的经过和思悟，是总结治病疗效的重要资料。综观《杏林拾碎——赵永龙医案医话选》，便觉得他学验俱丰。

评价一名医生，首先看的应该是医德。观书中他为一患极重疴症的弃婴寻奶娘、为贫困者减免药费、为急诊者废寝忘餐等事，便知赵医生是一个心系病人、心地诚恳之人。

医案贵在真实，这是医案之生命。医为司命之学，不容假伪，这是与人品良知相关的医学道德。赵医生家出名门，崇尚仁义。如书中治某妇产后大出血案，这不但是胆识的问题，更是一种担当精神，为了病人的生命安危而毫不顾及自己的名誉。书中没有哗众取宠的言语，医案直陈其过，绝不把十多天治好的疾病说成两三天就治好，绝不把病情好转说成痊愈了。如此真实可信，保证了医案的价值。此谓医之"诚"。

书中处处洋溢着他对中医经典的信奉和推崇之情，且国学根基深厚，医论之中思辨解惑，总不离《黄帝内经》《伤寒论》《金匮要略》《温病条辨》等中医经典，但也博采众长，虽遵古而不舍新知。书中之医案处方，常常看到他综合各家学说而灵活变通，并汲取中医药现代科学药理研究成果。从医案中也可以看到中医理论之博大精深，中医疗效之确实可信。

很难想象，这些成绩都源于他的勤奋自学。他白天辛苦劳作之后，夜里依然坚持博览医学群书，"勤求古训，博采众方"，凭借坚强的毅力，孜孜以求，笃志不舍。就这样，出于对中医事业的热爱，他几十年如一日，个中滋味，怎"辛苦"二字了得！《意林·唐子》云："渊智达洞，累学之功也。"他虽忙于诊务，亦勤于笔耕，总结临床实践，积几十年之经验而著此厚册。

本书是他医学知识与临床经验的结晶，古人云"文以载道""言之无文，行而不远"，是谓知识必假以文章才能承继递嬗。这便是他著作本书的动机，与名利无关，他只是希望一些经验知识能够传承下去，是对中医学术、中医事业的热爱，对传承中医的社会责任感使然，是一种无私的行为，这便是"大医"的情怀了。

我为赵医生的成功喝彩！

曹四豪

己亥秋于阳江

抱着反思的心情，我写了这本书。

作为一名普通的临床中医，我没有多少高深的理论知识，也没有多少宝贵的临床经验。如果把中医比喻成一个社会的话，那我只是在这个"社会"中"处江湖之远"，并不"居庙堂之高"。但是，几十年的漫漫医路，几十年的耳闻目睹，也使我在中医这个"社会"中"拾"了一些零零碎碎的东西。

清末学者刘鹗在他的小说《老残游记》中描写了一位走方郎中老残（铁英），他"摇个串铃"浪迹江湖，以行医糊口，以其医术治病救人，但其实刘鹗只是通过"老残"的行医游历，描写那个年代的风土人文，揭露那个年代的社会问题、官疾民苦，并非尽在医事。而我则只是想通过医林中的一些"碎"事，陈述自己在学习经典、临证实践中的一些肤浅见解。

近代以来中医的状况，令人唏嘘。民国时期中医曾险遭扼杀，国民党政府甚至要立法禁止中医，也曾想废医存药。中华人民共和国成立后，中医迎来了发展繁荣的春天。

中医中药，是我国少有的最具原创特色的学科领域。与其他学科一样，它有自己一套完整、缜密的基础理论，因而，要想成为一名合格的中医，就必须掌握这一套基础理论，读经典便是成为一名中医的不二选择。千百年来，无数的名医、中医学家就是在这套基础理论中成长起来的，并不断地以这套基础理论来发展和完善中医学。

当今的中医大多数在中医高等院校接受过教育，而中医高等院校注重基础理论的学习与研究，这无疑是十分必要的。

当今社会还有一些民间中医。家传师授，是培养中医的一条特色道路，也几乎是旧时代培养中医的唯一道路，于今仍不绝于世。同道朋友曹四豪的家族，已五代业医，其祖父曹梓材先生是广东颇有名气的中医，家族中数十人从医，皆有业绩，可谓是家学深厚。他们所传的是学习经典、钻研经典的心得，所授的是数代人的临床实践经验。这样的家传目前是很少的了。

也不乏这样的家传师授，前辈在乡中当农村医生，儿子跟随，孙儿长大也就此业，开一间中药铺，家传"宝笈"是一本"汤头歌诀"。平日里既开中药方，又配上几盒西药，打上一针退烧针，病好了，也不知道是祖传中药有效还是西药起作用，还美其名曰"中西医结合"，这样的"家传"，目前还比比皆是。

十年前到美国探亲，我妹妹告诉我，唐人街有一位国内来的中医，很出名，赚很多钱。一接触，原来此君是把在广西农村行医时的那一套"中西医结合"的疗法搬到美国来了。二剂中药，再配一些解热镇痛抗炎的西药，收费便宜，是人家美国医生的零头。我在心里说："老兄，你赚了钱，但败坏了中医的名声。"

治疗疑难杂症，乃至绝症，是目前人们对中医的期待，有时候甚至把中医当作最后的一根稻草，有关这方面的书也很热销。如何对待疑难杂症，窃以为，还是要以不变应万变，以中医理法方药、辨证论治为准则，这或许比去打听一些奇方妙药更为在理。

多年来的读书临证，使我认识到读经典的重要，读经典的困难。读经典是一名中医一生不能停歇的事。学西医要向前看，要不断紧跟现代科学的脚步，占据现代科学的前沿；而学习中医则必须向后看，要不断从古老的中医经典中汲取营养。有人认为，创新是中医学永续发展的原动力，这是对的，因为对于一门学科来说，没有创新便没有发展；但对中医目前的状况来说，我以为读经念旧、死守基础，还是十分必要的，万勿以创新为名，涂改了中医的本色。

这本"拾碎"，确实是一些零零碎碎的东西，肤浅且不乏老生常谈，突出一个"常"字，少涉疑难杂症。这固然是自己的学识经验不足，却也是觉得"知其常方能知其变"。

中医古籍语言精练准确，优美动人，可以媲美经史子集、诗词歌赋。中医经典著作，也可以入编大学中文系，至少是古典文学专业教科书。

需要说明的是本书方药等内容可能涉及羚羊角、犀角、麝香等国家保护动物药材，为保持原药方的完整性，故未作删除。若读者需要参考药方，请将现行法律法规禁用的药材改为其他替代品。

承蒙同道朋友曹四豪医师、广东知名骨科专家钟志刚教授的热情厚爱，为本书作序，在此一并致谢。

目录

一、浅谈气机升降学说在临证中的指导意义

气机升降学说是中医学理论的重要内容之一，对临证有极为重要的指导意义，是《黄帝内经》运气学说的重要内容。气机的升降出入是人体气化功能的基本形式，是生命存在的基本特征。人体各个脏腑独特的生理作用，除了各自的性质、条件之外，主要由各脏腑气机的不同运动方式所决定。整体气机的升降出入运动是全身各脏腑组织器官综合作用的结果，而气机的升降出入运动又可以使全身各局部器官之间保持平衡、相互协调。

《素问·六微旨大论》中说："出入废则神机化灭，升降息则气立孤危。故非出入，则无以生长壮老已；非升降，则无以生长化收藏。是以升降出入，无器不有。故气者生化之宇，气散则分之，生化息矣。故无不出入，无不升降。化有大小，期有近远，四者之有，而贵常守，反常则灾害至矣，故曰：无形无患，此之谓也。"这段论述，其实也将自然界一切事物的发展变化过程概括为气机的升降出入。这是事物发展变化的普遍规律。气机的升降出入变化有大小远近四个方面，必须维持正常的次序，才能保证事物的正常发展变化。升降出入的正常次序失常，事物的发展变化也会失常，从而产生灾害。即"四者之有，而贵常守，反常则灾害至矣"。

气机的升降出入，是人体气化功能活动的基本形式。

人体生命活动之所以存在，以及生命活动的全过程、脏腑经络的功能活动、脏腑经络及气血阴阳的相互联系，无不依赖气机的升降出入。所以气机的升降出入失常可影响五脏六腑、表里内外、四肢九窍，进而发生种种病理变化。

何谓升降出入？如果单纯从字义上讲，它是指物质的位置移动，但是中医学所论的升降出入理论，绝非字面所指的单纯位置移动所能概括。它泛指体内所有物质的运动和变化，这一过程既包括精微物质的吸收、散布、利用及相互转化过程，又包括机体各部分利用后的剩废物质的转化、运送和排除过程。人体气机的升降出入运动，并非指一两种物质，也并非指一两个脏腑，它不局限

于任何一种物质或任何一个脏腑。这就是"升降出入，无器不有"之义。人体各脏腑组织的功能活动由其各自不同方式的升降出入运动所决定。

在五脏中，"动"是心脏的生理特征，心动以行血。《素问·平人气象论》说："心藏血，脉之气。"指出了脉中宗气是心脏搏动的动力。此气充足就能有力地鼓动着"血肉之心"进行有节奏的搏动，维持心脏气血有序的出入运动。"出"则能使血液运行于诸经，充养全身；"入"则能使血液及时返流。如果心脏气机紊乱，则会有"心动悸，脉结代"的表现。事实上，如果临床上出现心气不足、气机阻滞、脉络受损、血脉瘀阻等症状的时候，能够及时调理气机，保持其升降出入的正常，那么"真心痛""冠心病""心梗"大多是可以预防的。

肺脏有主气、司呼吸、通调水道的作用，其功能的发挥全赖肺的宣发、肃降作用。《灵枢·决气》说："上焦开发，宣五谷味，熏肤充身泽毛，若雾露之溉。"就是指肺脏有升散输布精微物质的作用，这就是"升"。《素问·经脉别论》说，肺脏能"通调水道，下输膀胱"，指的就是肺脏的清肃下降作用，这就是"降"。肺脏气机的升降出入运动还体现在与大肠的表里关系方面，大肠为六腑之一，以降为顺，以通为用，但大肠气机之降，仍须借助肺脏的肃降之力，才能保持其通利下行的状态。因此临床上常见到久患肺病之人，还会兼有大便秘结、排便不利等大肠气机不降、传导失职的病症，这时往往治肺便可通利大肠。如因肺脾气虚所引起的便秘，用黄芪汤补益肺脾之气，使之传送有力，便能使大便通畅。反之，当肺热壅盛之时，也可通过通利大肠而使肺气下降，达泻肺、涤痰、平喘的目的，如麻杏石甘汤加大黄一法。

脾的气机运动方式主要是"升"。其功能一是将消化吸收的水谷精微升输到肺，然后布送全身。《素问·经脉别论》所说的"食气入胃，散精于肝，淫气于筋，食气入胃，浊气归心"等过程，都必须经过"脾气散精，上归于肺"这条"升"的途径。二是升托内脏，维持内脏正常位置的作用。所以当脾虚升降运动无力，清阳之气不能上升于头部时，就可能出现《灵枢·口问》中所说的"上气不足，脑为之不满，耳为之苦鸣，头为之苦倾，目为之眩"的症状，亦会出现腹部胀坠、内脏下垂等脾气不升的症状。而脾的气机运动，虽然是以升为主要方式，但同时也进行着"出入"运动。

肝主藏血、主疏泄，属木。疏泄是借用自然界木性条达之义，对肝脏气机升降出入活动的形容概括。唐容川云："肝属木，木气冲和条达，不致遏郁。"肝脏气机的升降出入运动主要体现在以下几个方面。

一是情志的活动是以内脏的精气为其物质基础，如果升降出入有序，则气血和调，内脏活动井然有序。《素问·阴阳应象大论》云："人有五藏化五气，以生喜怒悲忧恐。"所以气机和调，内脏安定，精气血津液等物质的活动也正常，人的情绪就不郁不亢，精神安定。如果肝脏气机升降失常，疏泄太过，就会产生烦躁易怒、失眠多梦的症状；若是疏泄不及而郁滞，就会有闷闷不乐、多疑善虑、悲伤欲哭的表现。临床上郁证的形成，多是由于肝气郁结、肝失条达、升降出入失常，治疗上多采用疏肝理气、调理气机的方法，常用方剂如柴胡疏肝散、逍遥散等。

二是脾胃的消化吸收、输布过程，依赖于肝气的升降活动。肝气除了直接作用于中焦气机活动以外，还能疏泄胆汁以助消化。唐容川云："木之性，主于疏泄，食气入胃，全赖肝木之气以疏泄之，而水谷乃化。设肝不能疏泄水谷，湿阻中满之症在所不免。"临床上出现胁胀纳差、脘腹痞满等脾胃气机壅滞症状，或肝气横逆而见泛酸、嘈杂之肝气犯胃证，其源即在于此。

三是血液贮藏调节的作用依靠肝脏气机升降之运动。王冰在注解《素问·五藏生成论》时说："肝藏血，心行之，人动则血运于诸经，人静则血归于肝藏，何者？肝主血海故也。"如果肝脏气机上升太快，就会使血液随之上涌，这时轻则面红目赤、头痛、头晕，重则昏厥。《素问·生气通天论》说："大怒则形气绝，而血菀于上，使人薄厥。"《素问·调经论》则说："血之与气并走于上，则为大厥，厥则暴死，气复返则生，不返则死。"这都是叙述气机的升降运动失常对血行的影响。另外，临床上出现两胁肋刺痛、胁下或腹腔有瘀血肿块的症状，则是肝脏气机不畅、升降运动阻滞，导致血液运动闭阻而形成的。

肾主水藏精，为人体阴阳之根本。气机升降运动在肾脏的表现是以潜降、封藏为主。《素问·六节藏象论》中说："肾者主蛰，封藏之本，精之处也。"肾所藏之精有调节全身之精的作用，脏腑的阴精充足，受肾脏气机的潜降作用而藏之于肾，所以《素问·上古天真论》云："肾受五脏六腑之精而藏之。"当诸脏腑活动需要的时候，肾所藏之精又能借助肾阳的蒸化作用升散于相应的部位。

肾中所藏的相火必须内藏潜降，以潜降内藏为顺，以升浮妄动为害。在生理情况下，依靠肾中阴精的制约，肾阴足，相火降伏；肾阴亏损，相火便浮亢为害，这时就会出现失眠多梦、健忘、梦遗、五心烦热等症状。所以，肾阴与相火之间的升降必须适度，封藏有节制，才能维持肾中阴阳的动态平衡，使机体能获得肾中相火的温养。另外，肾之充耳、纳气、司二阴这些功能，也都是肾脏气机升降运动的结果。

以上是气机升降运动在五脏中的主要表现形式。在六腑之中，气机活动的表现形式主要是下降，因为六腑"传化物而不藏"。如果通降失常，糟粕不能传化，就会出现痛、胀、闭、吐的症状。临床上在治疗这些脘腹实证的时候，就是以"通降"之法为主要治疗手段。

整体气机活动是各脏腑的综合作用，又是维持各脏腑之间平衡的主要因素。如肝脏的升发，可以制约肺的清肃下降；反之，肺之清肃下降又能协调、制约肝的升发。心居上焦属火，肾居下焦属水，心阳要不断地下降以温肾脏，肾阴须不断地上升奉养心阴以制心火。这种心与肾之间的气机升降运动，既维持了心肾之间的相互交通、水火相济的关系，也协调平衡了整体阴阳。所以《慎斋遗书》说："心肾相交，全凭升降，而心气之降，由于肾气之升，肾气之升，又因心气之降。"明确指出心肾之间气机升降的因果关系。心阳下降中焦以温脾胃，脾胃方能纳运结合，升降相宜，消化正常，而气血方能源源不断地化生，补充心血而养全身。肺司呼吸，肾主纳气，肺肾气机升降出入正常，息道通利，呼吸也就均衡。肝肾同居下焦，肾精肝血互生，若肝阳易亢，则需依赖肾阴滋养潜降。临床治疗方法中滋阴潜阳、滋水涵木便是此意。

气机的升降出入，还表现在脏腑的表里关系之上。以脾（脏）胃（腑）为例，脾胃是气机升降出入的枢纽，脾为阴土，喜燥恶湿，主运化；胃为阳土，喜润恶燥，主受纳。二者虽各有自己的气机升降出入运动，但一阴一阳，燥湿相济，纳运结合。脾胃二者的气机运动是升降相宜，互为因果。脾胃升降正常，出入有序，就维持了机体内物质不断地进行着的"清阳出上窍，浊阴出下窍，清阳发腠理，浊阴走五藏，清阳实四支，浊阴归六府"代谢过程，成为人体的"后天之本""气血生化之源"。

人体内津液的吸收、输布及排泄过程，也是多个脏腑在气机升降出入运动中相互协调作用的结果。这个复杂的过程归纳起来，其基本方式是"升清降浊"，以肺、脾、肾三脏为中心，分三个阶段完成了津液代谢的升降出入运动，而这三个阶段并不截然分开，它们互为因果、相互协调、同时进行。第一阶段以脾为中心完成"清升浊降"的运动，其浊者在胃和小肠的下降作用之下输于下焦。第二阶段以肺为中心，津液上归于肺之后，经肺的宣发作用散于全身，浊液在肺气的肃降作用下，一部分从口鼻、皮肤排出体外，另一部分则下输膀胱。第三阶段以肾为中心，津液精微下入于肾而为肾精、肾气。肾精、肾气为生命之根，肾精、肾气足则又鼓舞气机之升降，进而促进体内津液的吸收、输布与排泄。

从病理上说，如果气机的升降出入出现障碍，机体的动态平衡便会遭到破坏，这时候人就会得病，所以，气机的升降出入运动失常，是疾病的基本病机之一。《素问·举痛论》中就指出："百病皆生于气也，怒则气上，喜则气缓，悲则气消，恐则气下，寒则气收，炅则气泄，惊则气乱，劳则气耗，思则气结。"需要注意的是，这里所指的气并不是直接病因，而是指气机障碍的病机，说明了不论是情绪的刺激还是气候的影响，或者是诸如劳倦内伤等原因，都能引起气机的升降出入运动失常，从而引发疾病。

气机的升降出入运动失常在临床病证上的表现主要有以下几个方面。

一是气虚，即临床所说的"气虚证"。气虚就会有脏腑机能衰退的各种症状表现，如头晕目眩、疲倦无力、少气懒言、自汗、舌淡脉弱等症状。这是升降运动无力时所反映出来的共同的症状特点。

除了这些共同的症状特点，各个脏腑有其自身的症状。心气虚，由于心气不足，升降出入无力，临床就还会出现心悸、气促、面色㿠白、脉结代等症状。

肺气虚，由于肺气不足，宣降无力，故以咳嗽、气喘、无力、语言低微、易受外邪侵袭为其辨证之要点。

脾胃气虚，由于脾胃之气不足，升清降浊无力，脾胃的受纳运化功能出现障碍，其临床表现就是食欲不振、纳食减少、食后作胀、四肢困倦无力、大便溏泄等。

肾气虚，由于肾气不足，对下元固摄封藏无力，故出现小便频数而清，尿后余沥不尽；或者小便失禁；胎动易滑；或者呼吸表浅，气不接续等症状。

对于气虚治疗的总原则是"虚则补之"。

大凡因气虚不充，升降运动无力时，心、肺、脾、肾会出现气虚症状，宜用益气之法，具体方剂如四君子汤、补中益气汤、保元汤等；如果是气虚较甚，无力升举反陷于下之症，常用升提法以升提下陷，即"陷者举之"，具体方剂如升陷汤、补中益气汤，重用黄芪，同时以升麻、柴胡升举中气；如果是肾气虚衰，潜降下纳之力不足，则用纳气法。若轻者仅有呼多吸少、气不接续，可用金匮肾气丸。若重者见虚阳上越、势欲外脱，可用黑锡丹以镇纳浮阳；若气虚已极，不仅不能进行正常的升降出入运动，而且气有暴脱之象，此时必用固脱法，峻补其气，同时加入一些收敛的药物，如龙骨、牡蛎等。

二是气滞，即气机的升降出入运动阻滞，滞的意思是不通畅。由于精神情志所伤，或是饮食、外感、劳倦、外伤、痰饮、瘀血等原因，脏腑的气机升降出入运动失常，就可发生气滞。气滞共同的特征是在气机的阻滞部位有明显的"胀""痛""闷"的感觉。而患者的情绪好坏，与气滞的起伏变化有着直接的关系。由于气滞的病位不同，各个脏腑还会出现不同的特有症状，以此作为辨证定位的要点。外邪及痰饮所致的肺气壅滞，气机郁滞于肺，肺失其宣降之职，故以胸膈满闷不舒、咳嗽气短为辨证要点。若是痰湿或饮食不节，则可引起脾胃气滞，中焦气机不畅，导致脾胃升清降浊的活动不能顺利进行，患者有脘腹痞闷、胀痛、呕恶厌食、肢体困重、腹胀得矢气则减等症状。若是瘀血败精阻碍，或精神因素，导致膀胱气机郁滞，气化不行，则见有少腹拘急胀痛、排尿不利。若是由于湿热之邪所伤或腹部瘀积，引起大肠气机不畅，通降排便受阻，此为大肠气滞。临床上除有腹部游走性胀痛外，尚伴有排便不爽，或便秘，或大便不成形，排出不利，得矢气后腹胀减轻等症状。

对于气滞的治疗，总的原则是疏导。气机升降运动不能顺利进行，必有某种诱因导致之，在治疗的时候，必须首先去除诱因，再予以疏导，使之能顺利进行升降出入运动。当肝气郁结、痰食郁滞胃脘、大肠气滞、胸中气机不宣乃至于气滞血瘀、气郁水停时，可用行气法治疗。行气法又称利气、理气、疏气法，适用于气滞证。这方面的方剂种类甚多，如逍遥散、柴胡疏肝散、越鞠丸、木香顺气丸等。若遇气机郁滞之重症，出现胸腹痛甚、食滞不化、症瘕积聚时，则用破气法治之，药用青皮、枳实等。当寒邪犯肺，气机失宣，出现胸部憋闷、咳嗽气逆等肺气壅滞的症状时，必须用宣气法，以宣通肺气。

三是气逆、气陷、气脱。气逆主要是指在气机的运动中"升"的力量太过。当肺气的宣升太过时，清肃下降之力相对不足，可致肺气上逆而出现咳嗽、喘息、呼吸时张口抬肩、胸腔憋闷等症状。肺气上逆是咳嗽的主要病机。故陈修园在《医学三字经》中说："气上呛，咳嗽生。""气上呛"其实就是气上逆。胃气以和降为顺，如果因为饮食不节或是外邪直犯胃脘，使胃气不能和降，就会出现呕吐、恶心、呃逆、嗳气等症状，临床上称胃气上逆。肝气本主升发，若人在情绪亢盛、盛怒暴躁的时候，气机上升太过，则会产生肝气上逆。这时会出现胁肋胀痛满闷、头痛眩晕甚至昏厥等症状。故《素问·生气通天论》说："大怒则形气绝，而血菀于上，使人薄厥。"若肾阳虚衰，不能蒸发水液，水湿内停，并伴有胸中阳气亏虚，下焦阴寒与水饮之邪就会从肾脏冲逆上胸，欺凌心肺，产生水气凌心或水寒射肺等症。

气虚若进一步发展则可导致气陷，这是因为气机升降运动无力而反陷于下，如脾气之升举作用下降，不能输布精微物质和升托内脏。此时患者除气虚症状之外，还可能出现食入则脘腹胀满、腹部下坠、便意频频、内脏下垂、肌体无力等。大肠气陷则表现为久泻不止，甚则大便不禁、肛门坠胀、脱肛等。若因久病伤肾，年事已高，或因房劳太过以致肾气严重受损，不能升收固摄下元，此为肾气不固，也称下元不固。此时临床表现为二便不禁、小便频数、尿后余沥、遗精、滑精、早泄等，在产科中则可致胎元不固。

气脱则是气虚的一种特殊情况，多为病情的危重阶段。当久病机体遭遇极度虚弱或失血、剧痛、伤津失液等暴病之后，元气衰败、宗气大泄可致气脱。此时患者四肢厥冷、大汗淋漓、气短息微、神情淡漠，或意识不清、脉微欲绝，或伴有二便失禁。

对于气逆的治疗，主要是调节气机的升降逆乱。而对于气机升降太过、下降之势不及者，临床上用降气法，令上逆之气得以平顺，如肝火上炎、肝阳上亢、肝风内动等肝气上逆之证，胃气上逆、肝胃之气上逆、肺气上逆等证。常用方剂有苏子降气汤、旋覆代赭汤、丁香柿蒂汤等。若遇因肝气升发太过，血随气涌之吐血、肾厥等症，症情凶险，则须用镇逆之法。方如镇肝息风汤，用珍珠母、磁石等重镇之药。此外，上述症状若因肾气极度虚损而引起，则须用纳气之法。若是气机升散太过，潜降内敛不及的喘促、汗出过多之症，则须用敛气之法。方如《太平惠民和剂局方》之牡蛎散、玉屏风散等。

气机升降学说是中医理论的重要内容之一。气机的升降出入是人体气化功能的基本形式，也可以说是生命存在的基本特征。在正常的生理状况下，人体总体的气机运动在全身各脏腑的密切配合下有序地进行，这时就不会发生疾病。倘若这种有序的升降运动被破坏，就会导致身体失去平衡而发生疾病。所以气机升降失常是疾病发生、变化的基本病理，而调理气机升降运动，纠正失衡状态，则是临床上治疗疾病的基本方法之一。

二、浅议"三因"学说

中医学所谓病因，就是指破坏人体的阴阳平衡的因素。中医认为人体阴阳一旦失去平衡，便可致病。

中医的病因学说始于春秋战国时期，至北宋陈无择（陈言）在继承《黄帝内经》和《金匮要略》的基础上，提出了"医事之要，无出三因"的观点，将复杂的疾病分为内因、外因、不内外因三种。其中内因是指伤于喜、怒、忧、思、悲、恐、惊；外因是指外受风、寒、暑、湿、燥、火六淫之邪；不内外因包括虎、狼、毒虫、金疮外伤、饮食饥饱等。这就是著名的病因学说《三因极一病证方论》。《三因极一病证方论》在中医学术史上影响重大。近代国学大师章太炎曾评价陈无择《三因极一病证方论》："子去近千载，留书为我师。持向空宇读，不共俗工知。大药疑蛇搋，良方岂鬼遗。清天风露恶，何处不相资。"

《三因极一病证方论》在提出"三因"致病的同时，还认为各种致病因素之间并不是孤立的，而常常是相互错杂致病。他提醒人们在认识疾病、治疗疾病的时候，必须全面考虑，不能孤立地看待"三因"。

一般而言，病分内伤、外感。内伤病多由七情引起，七情乃是人之常性，先从脏腑郁发，后外形于肢体，为内所因。外感病多为六淫引起，六淫为天之常气，先从经络流入，内含于脏腑，为外所因。而在临证时，七情引发的内伤病与六淫引起的外感病既可以单独出现，又可以兼杂出现、主次出现、急缓出现。因而，在疾病的预防和治疗上，就必须尽量做到有内伤病勿伤外感，平时注意慎避风、寒、暑、湿、燥、火之邪。若已感之，用药便须注意勿引动内伤。在"急则治其标，缓则治其本"的原则下，掌握轻重分寸。例如：

李某，诊见形寒自汗，发热，头痛，项背强，咳嗽痰稀，舌白苔薄润，脉浮，胃脘隐隐作痛，时时欲呕。询知有胃脘痛（十二指肠溃疡）病史。法宜疏表兼以和胃，予桂枝汤加黄芩、半夏、黄连、枳壳、紫苏梗。3剂而安。

李某，男，成年，素体气虚，有怔忡失眠（心律不齐，偶发搏）之证，

3天前感冒风寒，延医服药，反增头晕心悸。今诊见患者面色苍白，头晕，汗出涔涔，心悸不安，微恶风寒，咳嗽痰白，脉浮时代，舌红苔白。出前医之方，乃荆防败毒散加石膏、知母。考此证素体气阴亏虚、心气不足，疏风耗气之药本当慎用，又加石膏、知母，且剂量大，气阴受耗，安得不增头晕心悸？急当补益气阴，敛汗养心，以桂枝加龙骨牡蛎救逆汤合生脉散。2剂而安。

陈某，男，50岁。肺阴素亏，曾有咳嗽咯血（肺结核病史，抗结核治疗1年，胸片示病灶吸收，痰检阴性，已停药2年）之证。1周前恶寒发热，咳嗽又作，且咯血鲜红。今诊见患者体形消瘦，两颧潮红，咳嗽痰红，下午发热，舌绛无苔，微恶风寒，偶有鼻塞，脉浮细数。此燥热之邪，引动伏邪。予清燥救肺汤加旱莲草、白及。3剂诸症悉愈，嘱医院复查胸肺。

以上病例均系内伤外感混杂之证，且系外感引动内伤，说明当有外感疾病的时候，必须仔细考虑有无内伤病证，治疗用药时要时刻注意。

而于临证常见，内伤杂病固多因七情引起，然七情对于外感疾病之影响，也不可忽视。《黄帝内经》曰："藏于精者，春不病温。""冬不藏精，春必病温。"说明六淫之邪得以内侵致病，正气内虚乃其前提条件，倘若正气充足，卫外固密，则邪气难以内侵而疾病也就无从发生。然对"不藏精"的理解必须全面，吴鞠通就说："不藏精，非专指房劳说，一切人事之能动摇其精者皆是。"这里就包括了喜、怒、忧、思、悲、恐、惊七情所引起的内脏气机紊乱，令机体之抵抗力下降而使邪气入侵。也就是说，人的情志、思维、情绪，诸如亢奋烦躁、思维剧烈，或者悲思忧虑、郁郁寡欢、寝食无序，都可以导致人的抗病能力下降。故吴鞠通辨伤寒温病病例时就提出"积怒内伤，又加外感"，把"内外兼并，淫情交错"作为致病原因一并提出。

一方面，与前面病例所提到的燥火之邪引发肺病伏邪而致咳嗽咯血不同，七情之邪也可牵动伏邪为患。同样是临床治愈的肺病，可因燥火之邪引发，也可因暴怒惊恐引发旧疾。而当一些外感疾病、大型传染病来临之时，抛开体质、环境等因素，心情条达、气定神闲的人染病的概率总要比那些暴躁亢奋或者忧心忡忡者低。故温病学家吴又可说："或遇饥饱劳碌，忧思气怒，正气被伤，邪气始得涨溢。"

另一方面，七情对于六淫之邪所引起的外感疾病，无论是在病情的轻重，还是病程的长短上都有很大的影响。对于这一点，经验丰富的临床医生是深有体会的。同样是外感疾病，如果患者信心十足，配合治疗，对疾病抱着"既来之，则安之"的乐观态度，则病情恢复快。在疾病的转化关头，有时患者的信心往往起着很大的作用。外感疾病治疗中，若是病人焦虑忧愁，精神紧张，则会导致病情加重，甚至酿成严重后果。因为情绪的剧烈波动可以引起病情的急剧变化，这在临床中是屡见不鲜的。

七情五志过极可以化火恣助邪热。柳宝诒说："平时有气郁之病，则肝木不畅，络气郁滞，温邪窜入肝络，即有胸板胁刺、咳逆等症。邪郁不达，久而化火，即蒙冒厥阴而有昏痉之变。"惊恐思虑过度，造成内脏气机紊乱、耗损精血，则机体机能每况愈下，促使病情加重，病程延长。

对于六淫之邪所引起的外感疾病，若兼七情内伤出现淫情交错，会对外感疾病的发生发展有一定的影响。故在临证时，不仅对内伤疾病应重视七情因素，对外感疾病也应该注意患者的情志状况，进行必要的心理疏导，方能取得较好的疗效。

总体说来，中医以"三因"论病因，即使在现代医学看来，也可算无所缺遗了。

外因来自自然，内因来自自身，不内外因来自不测。自然因素、自然环境，风、寒、暑、湿、燥、火、饥饿贫瘠，绝大部分不以人的意志为转移，人类能够做到的仅是慎避，但大多数情况下是避之不及。而古人所谓之虎狼虫兽、金疮刀刃等不内外因，有的已经失去意义，有的在急速发展，有的则以横祸的方式出现，比如大量的交通事故。

在目前，人类所能自我掌握、自我控制的，似乎就只有这七情致病"一因"了。因而，时时保持一个好的心态，不论在什么境况中，尽量做到作息有序、饮食有节、远离声色、不嗜骄奢、处变不惊、少欲少求、随顺自然、恬淡闲适、科学养生、乐知天命，便可减少疾病，保持身体健康。

三、浅谈"形不足者，温之以气；精不足者，补之以味"

　　"形不足者，温之以气；精不足者，补之以味"语出《素问·阴阳应象大论》，是《黄帝内经》关于治疗疾病时使用补法的基本准则之一。这句话从字义上解释，应该是指（人体气血衰弱的时候，应用补法治之）形体虚弱的，当温补其气；精气不足的，当补之以厚味。而对这句话，医者历来就有不同的理解。其中比较有代表性的是温补学派代表人物——明代张介宾。

　　张介宾从阴虚、阳虚来解释。他认为："以形精言，则形为阳，精为阴；以气味言，则气为阳，味为阴。阳者卫外而为固也，阴者藏精而起亟也。故形不足者，阳之衰也，非气不足以达表而温之；精不足者，阴之衰也，非味不足以实中而补之。"张氏以形为阳，精为阴，进而认为形不足就是阳虚，精不足就是阴虚；故在治疗上主张形不足者多用附桂八味、右归丸等药温之，精不足者多用左归丸、六味丸补之。

　　清代姚止庵则从形不足者是脾胃气虚来解释。他在其《素问经注节解》一书中说："形不足，谓肌肉削瘦也。味归形，形食味，本篇之言也。形瘦正宜养之以味，而此又言温之以气，何也？夫味能养人，过则伤人。形之不足，未必不因多食之所致。若更益之以味，则脾愈困而肌愈削。治此之法，忌用阴寒，急当温养其气，气和则血自运而肉自充，阳生阴长之意也。精不足，谓精髓枯竭也。气归精，精食气，亦篇前之言也。精亏自宜培补气分，而此乃言补之以味，是饮食之精竟能益人真精耶？盖气之归精，气本于精；精之食气，精养于气。今精既枯竭，则已不能化气而气消亡，气消亡其能养精乎？于是无形之精气，不得不借有形之饮食以补之。"姚氏此论，说明了形不足就是肌肉削瘦，其原因不是食物不丰，机体失于营养，而是过食五味，损伤了脾胃之阳气，胃纳不佳，脾失健运，不能传输水谷于四肢肌肉，故肌肉削瘦。治此证，靠单纯增加营养，多进食物是不能奏效的，相反越补则脾胃之气越伤，故只能

"温之以气"，益气健脾，脾胃之阳气振复，运化正常，则身体自然健壮。所以"形不足者，温之以气"就是针对脾胃气虚，用运脾补气之人参、白术、茯苓、炙甘草之类药物，补中益气汤之类方剂治疗。这一观点是正确的。

《黄帝内经》中的许多理论、观点乃至用字造词，玄奥难测，也不断地引领后人去探索研究。如对于"精不足者，补之以味"这一句话，历代各家均未能准确阐释其义，但是经过不断的临床实践，历代医家也已逐步形成对这句话的共识。依诸家共识，精者，有五脏六腑之精，有肾脏所藏之精，即有先天之精与后天之精的不同，但两者均归于肾，相辅相成，组成肾中精气，以促进机体的生长发育。所以，精不足之"精"，应该是指肾精。具体地说，形体不足者（身体瘦削），应该重在温补脾胃阳气，令脾胃健运；肾精亏虚者，应重在用浓浊厚味之品填精补髓。对于这两点，下面举两例病例。

病例1：

李某，男，54岁，1978年12月23日诊。

患者因十二指肠球部溃疡、上消化道出血（黑便）在某医院住院治疗。今晨出院来诊。

今诊见患者面色萎黄，眼睑苍白，头晕，四肢乏力，微汗，形寒肌冷，动则气喘，胃脘部隐痛，大便褐色溏薄，胃纳不佳。诉胃痛5年，时发时止，长服复方氢氧化铝片，1周前无任何先兆排柏油样黑便5次，六脉细弱，舌质胖淡，舌苔白腻。体温36.5℃，血压100/65 mmHg。证属中气不足，脾胃虚寒。法宜温中健脾，补益胃气。方选归脾汤合黄芪建中汤加减。

药用：生晒参20克，白术10克，黄芪30克，当归10克，茯苓12克，木香6克，龙眼肉12克，炒枣仁10克，桂枝9克，白芍12克，高良姜5克，香附10克，白及12克，炙甘草5克。嘱服5剂。

二诊：上方服5剂后，胃脘不痛，大便成形、颜色正常，胃纳佳，四肢有力，面色较前红润，脉舌如前。唯仍感形寒肌冷。总体为胃气渐复，中阳仍虚。前方加附子10克，再服10剂。嘱注意饮食，少量多餐，忌食生冷干硬之物。

后以此方加减调理月余，恢复良好。

病例2：

黄某，女，45岁，1985年11月25日诊。

患者素有咳嗽咳血之证，经传染病院诊断为浸润型肺结核，正规抗结核治疗18个月后，胸片示病灶已吸收，痰培养（－），肝肾功能正常。

今诊见患者形容枯槁，面白无华，两颊微赤，夜间时有咳嗽，痰少，咽干口燥，腰膝酸软，动则气促，夜寐不安，心烦，口干，时有盗汗，月经后期量少，舌质淡红，舌面无苔，脉细数，胃纳尚可。证属肺肾阴亏，肾精不足。治宜滋肾养肺，补精填髓。方选六味丸合百合固金汤加味。

药用：熟地黄15克，山药12克，山茱萸10克，泽泻6克，茯苓10克，牡丹皮6克，百合10克，玄参10克，麦冬10克，鳖甲15克，龟板15克，旱莲草10克，甘草5克。嘱服5剂。

二诊：上方服5剂之后，夜咳大减，颧不红赤，夜寐能安，腰膝酸软减，口舌不干，脉细，舌质淡，舌苔薄白。药已奏效，原方加阿胶12克。另冬虫夏草每天3克炖服。

后以此方加减再服10剂，诸症悉消。嘱坚持服六味丸1年。

其实在日常生活中，滋补在民众中特别是经济条件较好的人群中是很普遍的。理智进补对于一些看似无病，实则精血已亏、中气虚寒的人来说是必要的。人们不应为那些不负责任的"无病进补有害"的言论所惑。有医学知识的药店员工，他们在帮助顾客选购补品的时候，其实多是从"形不足者，温之以气；精不足者，补之以味"来考虑的。

四、论痰兼说"温胆汤"

在中医理论中，痰既指有形可见之物，如排出体外之痰液，又指表现为有痰的特异症状。故痰之为病，范围是非常广泛的。由于痰的生成原因不同，所以在性质上也就有风、寒、暑、湿、燥等多种痰。而由于它所在的脏腑部位不同，它的症状表现也就各具特点。比如肺主治节，若外邪袭肺，肺失宣肃，肺津便可凝聚成痰；脾主运化，若外感湿邪，或饮食不节，或思虑劳倦，脾胃受伤，运化无权，水湿内停，可凝聚为痰；肾司开阖，若肾阳不足，开阖不利，可聚而为痰。还有命门火衰，可生湿成痰；肾阴亏耗，可灼津为痰；痰郁互结，可发为郁痰；痰涎内壅，可发为风痰；痰热互结，则为热痰；寒痰互凝，可为寒痰；痰而兼湿，则为湿痰；痰而兼燥，则为燥痰。总之，痰之已成，或留于体内，或阻于脾胃，或郁于肝，或蒙于心，或动于肾，或流窜经络，无所不至。然与痰关系最为密切的分别是肺、脾、肾三脏。

在证治方面，痰已成，多由于肺、脾、肾的功能失调，故标实本虚居多，因而治疗痰证一般是化痰、祛痰以先治其标，然后缓则治其肺、脾、肾之本。

谈到痰证的治疗，就不能不提治痰名方——温胆汤。温胆汤由半夏、竹茹、枳实、陈皮、茯苓、生姜、大枣、甘草组成。此方本出自孙思邈《千金要方》，现方剂学上之温胆汤出自《三因极一病证方论》，比《千金要方》多茯苓、大枣，而减生姜用量。本方为理气化痰、清胆和胃之剂。治痰热为患，虚烦不眠，或呕吐呃逆，以及惊悸不宁、癫痫诸证。而对本方，窃以为张秉成《成方便读》论之最当。其曰："夫人之六腑，皆泻而不藏，惟胆为清净之府，无出无入，寄附于肝，又与肝相为表里。肝藏魂，夜卧则魂归于肝，胆有邪，岂有不波及于肝哉？且胆为甲木，其象应春，今胆虚则不能遂其生长发陈之令，于是土得木而达者，因木郁而不达矣。土不达则痰涎易生，痰为百病之母，所虚之处，即受邪之处，故有惊悸之状。二陈、竹茹、枳实、生姜和胃豁痰、破气开郁之品，内中并无温胆之药，而以温胆名方者，亦以胆为甲木，常欲其得春气温和之意耳。"

就以上论述，可知张秉成的论述确得其方之妙。就临证而言，痰单独存在的情况较少，与六淫之邪互结为多，碍脏碍腑为多。而在粤潮南方，天气炎热，痰之化火、化燥、化热，更是常见。因此，温胆汤在临证应用中的随症加减，也值得认真探讨。以下经治数例，为临证记录。

病例1：

周某，男，45岁，1978年10月12日诊。

患者血压偶尔偏高2年，偶有头晕。前晚突发头晕、呕吐，卧床不敢翻动，动则益甚。今晨邀余诊治。诊见患者侧身而卧，眼不敢睁，诉昨天午夜，突然天旋地转，不能站立，体位移动则头晕地转更甚，且伴呕吐，口渴，口苦，耳鸣，舌质淡红，舌苔薄黄，大便干，耳重耳鸣，脉细弦数，血压150/95 mmHg。据述去年也曾发作，以梅尼埃病、临界高血压住院治疗。此证为肝热上攻，痰浊上窜发为眩晕。治当平肝息风，化痰清热。方选温胆汤加味。

药用：法半夏10克，陈皮10克，竹茹10克，茯苓12克，枳实5克，生姜三片，大枣二枚，金银花10克，连翘10克，川菖蒲10克，菊花10克，天麻10克，钩藤10克，蝉蜕6克，甘草2克。嘱服3剂。

二诊：上方服3剂后，晕呕已止，可以动身下床，饮食能进，脉转平和，前方嘱再服5剂而安。

眩晕一证，发作时每感天旋地转，卧不能动，且有恶心呕吐、耳鸣、心悸等症。《黄帝内经》言"诸风掉眩，皆属于肝"，也有"无痰不作眩"之说，而此证乃属肝、胆、三焦痰热为患，故以温胆汤加金银花、连翘等，以洁胆腑、清血热、祛痰热，而眩晕止。

病例2：

林某，女，23岁，未婚，1977年12月14日诊。

数天前患感冒发热，服西药热退咳止，然夜寐不安，精神不振。今诊见患者面容憔悴，懒言少语，然神志清楚，对答如常。诉一入夜间则心烦难眠，且话多，口渴欲饮，小便黄，大便干结，胃纳不佳，脉来细数而滑，舌质红，舌苔黄厚。此证因余热、余邪伤及脏腑，脏腑已虚，而邪热化痰，痰热上扰神明，故心烦不寐，入夜多语。法宜清理肝胆余邪痰热，令胆腑洁而邪热祛，则神明心宁。方选银翘温胆汤加味。

药用：金银花12克，连翘10克，陈皮10克，法半夏10克，茯苓10克，竹茹10克，枳实6克，桔梗10克，生姜3片，大枣3枚，远志8克，麦冬10克，黄芩12克，甘草6克，夜交藤15克。嘱服5剂。

二诊：上方服5剂后，诸症悉减，夜能入睡，口不渴，小便清，舌质淡红，舌苔薄白，脉和。前方再服5剂而安。

病例3：

赵某，男，76岁，1976年4月12日诊。

老年患者，平时血压偏高，有气管炎病史，时有咯痰、咳嗽。近日突感风热外邪，现症见头痛、咳嗽、咽痛、微恶风寒、咳黄痰、发热（体温39℃）、恶心欲呕、不能站立、口臭、口渴欲饮、咽燥、脉浮而数、舌红苔黄。此证为风热犯肺，腑气不通，而年老体虚，用药慎勿过于寒凉，治当通利三焦，清热解毒。方用银翘温胆汤加味。

药用：金银花10克，连翘10克，法半夏10克，陈皮10克，茯苓10克，枳实6克，白芷9克，竹茹10克，生姜3片，大枣3枚，板蓝根12克，黄芩12克，苦杏仁10克，甘草6克。嘱服3剂。

二诊：上方服3剂后，热退，头已不晕，咳少，痰稀，饮食佳，无恶心呕吐，舌淡苔白，脉静身凉，诸症悉除，中病则止。

又有小儿耳中流脓（中耳炎）一症，五官科予抗炎、冲洗、滴药治疗后，仍反复发作。症见患儿烦躁不安，时而发热，鼻塞泪多，舌红苔黄，用温胆汤合五味消毒饮，酌加龙胆草、柴胡、滑石等，用之辄效。此症多因小儿外感，日久不愈，风热乘袭肝胆而起，而肝胆两经司少阳相火，两火相加，随少阳经上犯，少阳绕耳入耳，故耳痛流脓。

温胆汤乃是治痰名方，而由此方化裁而来的尚有导痰汤、涤痰汤、顺气导痰汤、黄连温胆汤、十味温胆汤等。而临证常用的银翘温胆汤，在南方炎热地带，应用甚广，特别是一些素体较虚、多痰多湿者，症见发热、头眩晕、胸闷食减、多痰涎、口苦苔腻、脉滑数或浮数等，更为所宜。

五、"血为气之母"临证应用浅谈

中医关于气血关系有这样一种理论，谓之"气为血之帅""血为气之母"。其认为，气血之运行，保持着相互对立又相互依存的关系。从阴阳学说上讲，气为阳，为动力；血为阴，为物质。人体营血之运行，赖气为动力，气行则血行，气滞则血滞，故"气为血之帅"。然而气必须依赖血为物质基础，方能发挥作用，故"血为气之母"。这便是"阴阳互根"的道理。

本篇从"血为气之母"论。血为气之基，气赖之而为用："中焦受气，取汁变化而赤，是谓血。"（《灵枢·决气》）血由水谷化生，乃人身之宝贵物质，血和则经脉流行，营复阴阳，内著骨髓，通于五脏，"以奉生身，莫贵于此。"（《灵枢·营卫生会》）血是气的物质基础，气的功能正常，是与血分不开的。血不断地为气提供水谷精微，使之持续地得到补充。血足则气旺，血虚则气少，血竭则气脱，血瘀则气滞。故血为气之基，气赖之而为用。血为气之府，气赖之而循经。"血之与气，异名而同类。"营气在血中，血中含气，血气阴阳相系，密若一体。"阴阳相随，外内相贯，如环之无端。"（《灵枢·卫气》）血为气之守，气赖之而静谧；夫气为阳而主动，其升也，无过；其降也，有度；其行也，无妄；其浮也，无脱。盖因血属阴，与气阴阳相配，故气静谧平和。血不守气，则气将飘浮无定而无所归。血失则气泄，血脱则气越。血为气之载，气赖之而畅行；平人之血，畅行脉络；人身之气，游于血中，充达肌肤、灌注脏腑、五官、百骸，流通无滞。故血能载气运行，血瘀则气滞。血与气的关系在临证应用上，有以下几个方面。

（一）养血补气

由于血为气之基，故临证上应当注意血病累气。由于失血过多，或者脏腑虚弱，血虚气少，表现为面白无华、唇爪淡白、头晕眼花、心悸气短、身体倦怠等，治疗宜养血补气。

病例：

林某，女，32岁，2000年2月22日诊。

主诉：头晕、周身乏力、不胜劳作，动则气喘。现诊见患者面色苍白无华，眼睑尤甚，面略浮肿，口唇爪甲淡白，头晕不能久坐，心悸失眠，手足发麻如蚁行，腰膝酸软，舌质淡，舌苔薄白，脉细无力，纳谷不香。询知月经后期，来则拖延不止，淋漓不断，经色淡，无血块。此证因失血、生血不足，而致血虚、头晕，治当补血。然气与血，相互资生，气虚无以生化，血可因之而虚少，故补血应与补气并用，以达到补气生血之效。方用八珍汤加味。

药用：当归12克，白芍12克，熟地黄20克，川芎10克，太子参10克，茯苓10克，白术10克，鸡血藤15克，阿胶12克，陈皮10克，甘草5克。嘱服5剂。

二诊：上方服5剂后，头晕减，睡眠安，心悸消失，面色已较前红润，四肢稍有力。但纳食仍差，便溏，脉舌如前。此盖阴药碍胃也。宗前法酌加醒脾温胃之品。前方加黄芪20克，炒谷芽10克，炒麦芽10克，春砂仁6克。再服10剂。

三诊：患者面色红润，四肢有力，纳食香，大便正常，头已不晕，经尽腰膝已不酸软，可劳动。嘱原方继服10剂。增加营养，可进阿胶、鱼胶之类补品。

（二）活血行气

载气者，血也，血瘀则气滞。血瘀气滞，临证上有多种证型。治当以活血行气为务，血行则气畅，血充则气旺，瘀去则痛止，瘀去则新生。

病例：

胡某，女，26岁，未婚，1977年3月12日诊。

痛经2年，经来则痛苦不堪。今适经至，痛而来诊。症见患者面容痛苦，双手抱下腹，腰弯不伸，面色略显青黑，询知昨晨经至，腹痛即随，经色紫暗有块，乳房胀痛，小腹自觉有癥块刺痛，脉弦涩，舌质紫暗且见瘀斑，舌苔薄红。此证为血瘀气滞而致痛经。治宜活血行气。方选少腹逐瘀汤加减。

药用：当归尾12克，赤芍12克，川芎10克，生地黄10克，桃仁10克，红花5克，干姜3克，桂枝7克，蒲黄9克，小茴香5克，延胡索9克，五灵脂8克（炒），柴胡6克，青皮9克，甘草3克。嘱服3剂。

二诊：上方服3剂后，泻下瘀块甚多，经色渐红，痛少，诸症松解，脉舌如前。上方去红花、桃仁、青皮，嘱再服5剂。

三诊：已无任何症状。予丹栀逍遥丸一盒。嘱下次月经来再诊。

后经来再诊时已无任何不适，经量、经色均正常。

活血化瘀乃是治疗血瘀各证之总则，在临证时当根据不同之病因，适当配合理气、散寒、清热、凉血、泻火、益气、滋阴、温阳等法，方可奏效。而在临证遇大出血气脱危急之际，则应特别注意"气为血之帅"，以补气救急为先。毕竟是"有形之血，不能速生，无形之气，所当急固"。

临证体验中，把握"血为气之母"，血与气阴阳相随、互为依存的关系，血证注意调气，气血同治乃至补气固脱，有着重要的意义。故《素问·至真要大论》云："气血正平，长有天命。"

六、"异病同治"临证经验

异病同治乃是中医学的一个治疗法则。对于这一法则，不能简单理解为不同的病采用相同的治法来治疗。因为中医学之治病法则，并非着眼于病之异同，而是着眼于病机之区别。"异病"之可以"同治"，其关键在于辨证。

中医治病，不外乎理、法、方、药四个步骤。理明，可以立法；法立，方可选方用药。异病同治必须严格按照这四个步骤进行。这里姑且从著名的外科方剂——阳和汤说起。阳和汤是外科治疗阴疽证的著名方剂，出自清代王洪绪的《外科证治全生集》。方由熟地黄、鹿角胶、肉桂、炮姜、麻黄、白芥子、甘草组成。方具补血益精、助阳、宣通血脉、散寒祛痰之功，用于阳虚阴寒之证，犹如离照当空，阴霾自散，可化阴霾而使阳和。方证的主要病机是素体阳虚，阴寒内盛，但它所指的阳虚是指肾阳不足。肾阳不足，命门火衰，不能温煦五脏六腑、气血经脉。此方与另外一首外科名方仙方活命饮为外科治疗阴阳二证的主要方剂。

由于阳和汤的方证病机是（肾）阳虚，因此它除了能够治疗（肾）阳虚所致的一切外科阴证之外，对于具备（肾）阳虚这个基本病机的内科、妇科疾病如哮喘、水肿、痹证、久泻、寒厥、痛经等证，都具有很好的治疗效果。以下举数例病例以兹说明。

病例1：

陈某，男，60岁，1988年1月4日诊。

患者患支气管哮喘、肺气肿20余年，每遇劳、遇冷则喘剧，喘息咳嗽不能平卧。本次发作咳嗽喘息胸闷，气不得续，心悸。选用中西药物均不得缓解。今诊见患者呼吸短促难续，每以深吸为快，张口抬肩，动则喘甚，四肢厥冷，面色青，唇微黑，言语低微，痰白清稀，舌淡苔白，脉沉细迟缓，腰酸溲多。此证为肾阳虚衰，下元不固，肾不能纳气，肺不能降气，水饮不化，上逆于肺而作喘。治宜温补肾阳。予阳和汤加味。

药用：熟地黄15克，鹿角胶15克，麻黄6克，老南桂3克，附子10克，干姜6克，苦杏仁10克，白芥子9克，法半夏10克，细辛4克，五味子6克，甘草6克。嘱服3剂。

上方服3剂后，患者即觉喘咳已明显减轻，原方再服5剂，喘平咳止，四肢转温，面色红润，胃纳精神俱佳。及后以此方酌加冬虫夏草、紫河车、山萸肉、山药等隔日1剂，调理月余，且嘱以后入冬前即先服药数剂。自此极少复发。

此方直补肾阳，温化水饮，俾其肾能纳气，则肺气降而咳喘止，在应用上确比单纯用小青龙汤更有效。

病例2：

连某，男，30岁，1998年3月12日诊。

患者水肿3年余，曾多次因肾炎、慢性肾炎住院，迭用中西药治疗，病情稍平稳。然体质虚弱，易感外邪，感冒后则病情有变，举凡中药补肾、益气固表，均未能巩固。今诊见畏寒肢冷，面色晦暗，倦怠无力，腰膝酸软，目胞及双下肢微肿，小便不利。脉两尺沉缓无力，舌质胖淡，舌苔白腻，化验尿蛋白（+++）。此证乃肾阳虚衰，不能运化水湿，致水肿反复，卫阳不固，故时常易感。予阳和汤加味。

药用：熟地黄20克，鹿角胶12克，麻黄5克，桂枝8克，附子10克，白芥子10克，细辛3克，白术15克，茯苓15克，干姜6克，益母草30克，甘草5克。

上方服5剂，肿稍消，服至10剂，小便通畅，面目、下肢肿消，小便化验蛋白微量，四肢转温，外感不发。继服15剂，诸症皆愈，尿蛋白消失。后以此方加减，巩固月余。至今未曾复发。

病例3：

庄某，男，52岁，2001年3月13日诊。

患者关节疼痛5年，长期服用各种中西药，病情时轻时重，曾因类风湿性关节炎多次住院。今诊见关节疼痛剧烈，痛有定处，得热痛减，遇寒痛增，手、膝关节肿胀，不能屈伸，局部皮色不红，触之不热，腰酸重，小便清长，舌淡苔白，脉弦紧，两尺沉弱。此证为风寒湿邪阻闭经络，而寒邪偏盛，且肾虚阳衰，两气相投，益增其剧。法宜温肾壮阳，祛寒逐湿，通络止痛。予阳和汤加味。

药用：熟地黄20克，鹿角胶15克，桂枝10克，附子10克，麻黄6克，细辛3克，白芥子10克，干姜6克，羌活10克，独活10克，黄芪20克，薏苡仁10克，防己10克，姜黄10克，豨莶草15克，甘草6克。

上方服5剂后，疼痛缓解，四肢温，关节略可屈伸，脉舌如前。原方再服10剂，诸症悉减，四肢有力，可以参加轻微劳动。后以此方随症加减治疗，病情缓解。全身状况良好。

病例4：

赵某，男，72岁，2012年5月3日诊。

患者小便不通数年，夜尿频数且不畅，曾因前列腺肥大、前列腺炎住院治疗，并行前列腺肥大切除手术，不能根治，长期服用"保列治"等西药。近日病情加重，小便点滴不通，时须导尿解急。诊见患者神情怯弱，懒言倦怠，微有气喘，面色㿠白，腰膝酸软，四肢发冷，小腹膨隆，虽有尿意但不能排出，舌质淡，苔白，脉两尺沉细无力。

此证为老年肾阳衰微，命火不足，致三焦气化无权，肾不纳气，肺气逆不降而微喘，不能通调水道而小便癃闭，治以阳和汤加味。

药用：熟地黄25克，鹿角胶12克，附子10克，老南桂5克，麻黄6克，杏仁10克，白芥子10克，细辛3克，牛膝10克，干姜6克，泽泻10克，车前子10克，茯苓10克，甘草5克。

上方服3剂后，喘平、小便通，已无须导尿。再服10剂，小便畅利，诸症悉减。嘱停"保列治"等西药，原方加桃仁再服20剂。后常服金匮肾气丸，以资巩固。

病例5：

肖某，女，26岁，未婚，1978年3月5日诊。

患者15岁始月经初潮，时而不调，月经后期，色淡、质稀、量少，一般经行2天即净，每次经期经后均腹痛，呕吐，痛不能忍，痛甚昏厥。初以西药"去痛片""颅痛定"可止，后需到医院肌肉注射"哌替啶"方能缓解。今次经前1周来诊，见形体瘦弱，面色少华，食少，倦怠乏力，头晕，腰膝酸楚，四肢及小腹发冷，带下清稀，舌质淡，脉沉细。此证系肾阳肾精亏虚，冲任失养，寒邪凝聚，客于胞中，即拟阳和汤，然又思及患者未婚，此大辛大热之药，犹有所虑，及至翻阅多家有关记载，遂用之。

药用：熟地黄20克，鹿角胶12克，肉桂8克，当归12克，白芍12克，川芎6克，麻黄3克，白芥子10克，干姜8克，甘草6克。

上方服5剂，经血始来，月经量增，色泽渐红，腹痛大减，已能忍受，经行3天即净。原方加白术20克，山药20克，嘱服20剂，停5天，月经又至，其色鲜红，量增，经行5天净，腹已不痛，诸症皆愈，体重增加，面色红润，精神佳。岁末结婚，翌年得子。

综上数例，病证不同，病因有异，然其肾阳虚衰之病机则一。故以同法同方治之，皆获显效，此即"异病同治"之临证表现。然须特别注意者，乃是病机相同此一关键。

七、《伤寒论》经方学习一得

中医临床理论的基础是理法方药、辨证施治，而开创并规范这一理论基础者，当推张仲景。读《伤寒论》而知后世之尊张仲景为"医中之圣"、赞其方为"众方之祖"，其实不虚。

关于读书，读《黄帝内经》、读《伤寒论》、读《金匮要略》、读许多前贤典籍，我自己，可能也还有其他一些人，其实是心知肚明的。明什么？金元学派先驱刘完素就一语道破，他说："仲景者，亚圣也。虽仲景之书未备圣人之教，亦几于圣人。文亦玄奥，以致今之学者，尚为难矣。故今人所习，皆近代方论而已。但究其末，而未求其本。"确实对于《伤寒论》这样的经典，欲究其末已是困难，而欲求其本，又谈何容易。然为医者，仲景之书，不可不读，此犹工匠之规矩。古人曰："可与规矩，不可与人巧。"规矩不可不知，然而"巧"到何种程度，则是自己的造化了。

仲景首创六经辨证，后人谓其"垂万世不易之法"。在《伤寒论》中，认的是"证"，立的是"法"，有是证即可用是法，有是法即可用是方，知是方即可用是药。此中同病异治，异病同治，法因证变，方随法移，药循方易，变化无穷。这里浅谈一下《伤寒论》之方、药。

读《伤寒论》，观仲景组方用药，确不能不"慨然叹其才秀也"。一部《伤寒论》，有方113首，药82味，他是根据什么原则来组方、统方的？

在《伤寒论》中不难看出，其方剂的组成一是配伍严谨，二是用药精准。其配伍基本上是遵循君、臣、佐、使的法则。如果在一个症状群里，只有一个主症，便选一味主药为君药。

以麻黄汤为例分析，本方药仅四味，其中以麻黄发汗为君，桂枝解肌为臣，因肺主皮毛故用杏仁宣肺佐之，甘草和中为使。在《伤寒论》中，有30多首方剂，像麻黄汤这样，仅有四、五味药物，却又各司君、臣、佐、使之职的方还有很多。

如果在一个症状群里有两个突出的症状，即选两味主要药物为君药，如柴胡桂枝汤。实际上此方取小柴胡与桂枝汤剂量之半合而成之，其中桂枝汤疏通营卫，是太阳证主方；小柴胡则和解表里，为少阳证主方。方中柴胡与桂枝各为君药，其余诸药便各司臣、佐、使之职。一般说来，伤寒方剂中由两味君药组成的方剂不多。

一方面，伤寒方用量有度，药味偏少。在全书113首方中，以2~6味药组方的最多，有80首；7~10味药组方的有25首；11味以上的有3首；单味方5首。其中还有一个特点，那便是伤寒六经主证所用的主方，大多药味简而不繁。如太阳中风之桂枝汤，太阳伤寒之麻黄汤，少阳之小柴胡汤，阳明之白虎汤、葛根汤，太阴之桂枝加芍药汤，少阴之四逆汤，厥阴之炙甘草汤等。

读《伤寒论》可以看出，《伤寒论》的组方原则是法因证设，以法统方，证变法亦变，方药亦变，而最主要的是以法统方。伤寒统六经病证，列法八门，方归七类。而在六经之中又各有主症、兼症、变症，而各立主治、兼治、变治之法。

故《伤寒论》处方一般主症不变则主方不变。若兼症变，则以主方随症加减，但都不轻易更换主方之君药。如太阳病病邪多居表，故取桂枝为君药组成桂枝汤，其加减方剂有22首。取麻黄为君药组成麻黄汤，以麻黄汤加减的有14首。少阳病病邪介于半表半里，取柴胡为君药组成大柴胡汤与小柴胡汤，以此加减的有7首。阳明病病邪已经入里，取石膏为君药组成白虎汤，以白虎汤加减的有3首。取大黄为君药组成承气汤，以承气汤加减的有9首。太阴病、少阴病、厥阴病多属虚寒证，因之以人参、附子、干姜为君药分别组成理中汤、四逆汤、真武汤等。而以这几首方加减者有21首。其他如栀子豉汤类、泻心汤类、五苓散类均为兼症、变症而设。

从上可以看出，伤寒方运用规则之一便是一方加减多变，变方顺应证候，加减遵循法度。在药物的加减、配伍上，也充分体现其严谨与灵活。

以桂枝汤及其加减方为例，桂枝、甘草配合者11首，芍药、桂枝配合者11首。这22首方剂，总共只有25味药物，大多以桂枝为君药，以桂枝汤为基本方，严格地根据辨证来加减，且加减的幅度也仅一两味药。而有的则是原方药物完全不变，仅是调整剂量，例如桂枝汤倍芍药加饴糖即为小建中汤，去饴糖加重生姜即为新加汤，原方仅加重桂枝用量即为桂枝加桂汤。其中变化虽多，却绝无烦杂拼凑。

另一方面，伤寒方在用药的时候一药可组成多方，但主药都尽其所用。如用桂枝与麻黄配伍则解肌发汗，与白芍配伍则调和营卫，与黄芪配伍则建中助气，与生姜、附子配伍则温里回阳，与甘草配伍则平惊悸，与大黄配伍则解表通里。其用桂枝以及以桂枝汤为基本方的加减变化，均有法度可循。有学者认为，桂枝汤最重要的加减法只有4种，即寒加附子、热加黄芩、虚加人参、实加大黄。

伤寒方在药物的使用剂量上也值得深研，其中有重者以斤计，如白虎汤中的石膏、桃花汤中的赤石脂均为1斤。轻者则以分计，如甘遂、芫花、大戟等。除了剧毒药之外，伤寒方中一般药物的剂量都较大。当然由于古今度量衡不同，我们在具体使用时，这些剂量都只可作为一个比例来考虑。而近代很多学者对于古今剂量的比例问题看法不一，争议也大。

伤寒方的选药，有其独到之处。

其一是寒热并用，在温热药中少佐寒性药。比如在大青龙汤麻黄、桂枝、生姜、大枣大队温药中用石膏，借以清解；在桂枝汤中加大黄，借以泄下。在寒性药中少佐温热药，如在桃仁承气汤中用桂枝、甘草，借以温散；在泻心汤中用附子，借以温补中阳。诸如此类的方剂，全书有23首。这样的用药处理，超越了一般疾病治疗中治寒以热、治热以寒的常规法则，当疾病出现阴阳并病、寒热错杂的症状的时候灵活应对。

其二是攻补兼施，在祛除病邪的时候不忘扶助正气。在伤寒方中，纯为祛邪的方剂如麻杏石甘汤、大小陷胸汤、大小承气汤等，仅30首。而其余之方，或以扶正为主，少佐祛邪；或以祛邪为主，少佐扶正，均为攻补兼施。以"邪之所凑，其气必虚"故。

其三是伤寒方用补益扶正药多以益气为主，其中特别注意顾护胃气。如调胃承气汤之用甘草，白虎汤之用甘草、粳米，白虎加人参汤之用人参，都是为了扶正，避免寒损胃气，热伤气阴。

读伤寒，究其组方选药，让我们深深体会到，仲景由于辨证准确，能在错综复杂的病情中紧抓主症，故胸有成竹，便可用较少的药物组成精猛的方剂，而不至于把一张处方开成一篇"药性赋"，繁杂拼凑；也可以看出其制方法度森严，君、臣、佐、使配伍严格。所谓君不可多而相抗，臣宜乎精而不庸，佐不可杂而无功，使宜乎纯而专一，这也是伤寒方既简却精、效专力宏，而成为"医方之祖"，予后人"垂万世不易之法"的原因。

如前所说，伤寒方中，除少数剧毒药之外，其他药物剂量一般偏大，这或许与其方中药味偏简而精有关。用之临床，只要辨证准确，药物剂量的增减幅度还是较大的，但仍要注意参照历代医家之经验，小心谨慎，切忌盲目妄为，无视法度。每观一些医生，将药物剂量无节制地提升，黄芪用至数百克，细辛用至数十克，实觉心怵。

余学医凡数十年，伤寒一书每在我侧，而终未能得其要领，以其"文亦玄奥"。然而习医欲究方术，舍仲景其谁？唯有勉而学之、学而时习之耳。

八、《伤寒论》厥阴病方证浅解

伤寒厥阴病之证候特点为寒热错杂。

一般来说，伤寒病发展至厥阴，已成危重之势，厥阴经为三阴经之尽，其病多由他经传变而来，可由太阴与少阴传入，也可由三阳经内陷。因厥阴与少阳相表里，因而其与少阳经的关系最为密切。少阳里传，病邪易传厥阴；厥阴阳复，则邪可转出少阳。厥阴病在临床上主要有肝木横逆、犯胃乘脾的上热下寒证，邪正相争互胜的厥热胜复证，与阴阳逆乱不相顺接而致的四肢厥冷证。

在本篇中，围绕厥阴病的常见证还列举了厥证、下利、呕、哕等其他证候，这已经超出厥阴本病的范围，属于类证。但正是因其属于厥阴类证，故本篇依然在这些病的证候表现、病机分析、治疗方剂上做了详细的、指导性的描述。同时，对厥阴病的预后指出正气盛、阳气回则预后良好，若阳亡阴竭则预后不良的基本判断。

"厥阴之为病，消渴，气上撞心，心中疼热，饥而不欲食，食则吐蛔，下之利不止"是厥阴病的提纲，也是阴阳各趋其极的上热下寒证的典型证候，其主方是乌梅丸。而厥阴病另一个最主要的证候是厥逆，这里主要包括蛔厥和血虚寒凝致厥，后证主方是当归四逆汤。

四逆汤

原文："大汗出，热不去，内拘急，四肢疼，又下利厥逆而恶寒者，四逆汤主之。"提出了阳虚阴盛寒厥的证治。

原文："大汗，若大下利而厥冷者，四逆汤主之。"本条提出了误治伤阳而致厥冷的治法。

原文："下利腹胀满，身体疼痛者，先温其里，乃攻其表。温里宜四逆汤，攻表宜桂枝汤。"提出了虚寒下利兼表的治则。

原文："呕而脉弱，小便复利，身有微热，见厥者，难治，四逆汤主之。"提出了少阴阳虚阴盛证的辨治。

当归四逆汤

原文："手足厥寒，脉细欲绝者，当归四逆汤主之。"本条提出了血虚寒凝致厥的证治。当归四逆汤是《伤寒论厥阴病脉证并治第十二》中最重要的方剂之一。在本证之中，"手足厥寒"并非阳虚阴盛的寒厥，也非热邪郁遏的热厥，而是血虚感寒，寒邪凝滞，气血运行不畅，四肢失于温养所致，此方功在养血散寒，温通经脉。

虽然关于当归四逆汤，张仲景只提出了"手足厥寒，脉细欲绝"等脉证，但是后世医家多认为方证要点是血虚寒凝。从"脉细"推断，细为血少，成无己说："手足厥寒者，阳气外虚不温四末，脉细欲绝者，阴血内弱，脉行不利。"由于血虚寒郁，不能荣于血脉，四肢失其温养，故现手足寒凉，为平时血虚，外感寒邪，气血为寒邪所遏，血流不畅所致。

当归四逆汤脉证与四逆汤脉证是有所不同的。前者血虚，故由当归、白芍补血虚，桂枝温经散寒与细辛合而除内外之寒，甘草、大枣益气健脾，助当归、白芍补血，又助桂枝、细辛通阳，通草疏通经脉而起到充阴血、除客寒、振阳气、通经脉之功。而后者则纯以大辛大热之干姜、附子配以甘温之甘草组成，功纯回阳救逆，与血分无涉。

根据当归四逆汤温经散寒、养血通脉的功能，后世医家除了治疗厥阴病证之外，在遇到血虚寒凝证时也大量使用此方并予以发挥，积累了大量宝贵的经验，如用于治疗头痛、腰痛、脱疽（血栓闭塞性脉管炎）、冻伤、厥疝、休息痢、腰腹疼痛、腰脚拘急、手足寒、麻痹证、瘫痪等血虚寒凝者。妇人多血病，当归四逆汤在妇科上的应用也甚广泛，如妇人腰腹拘挛、经水不调、四肢酸痛、腰脚酸麻微肿这些血虚、血寒的证候，用此方都有良效。在长期的临床实践中，我对此方的应用也颇具心得。此附两例病例。

病例1：

胡某，女，25岁，1997年10月23日诊。

患者为一产妇，5天前在某妇幼保健院足月顺产一男婴，产后母子均安。产后3天即全身出现风团，奇痒，在医院用多种抗过敏西药均无效。邀余往诊。

今诊见患者遍身布满红色风团，高出皮面，奇痒难忍，抓挠不停，烦躁不安近狂。询知自产后未食任何鱼腥蛋类、酒类等致敏食物。诊脉浮、迟而细，舌质淡白，舌苔薄腻，小腹痛，恶露未净。体温37.5℃。

此证为产后血虚寒凝，复感风邪。治当养血祛寒，散风止痒。方选当归四逆汤加味。

药用：当归10克，桂枝10克，细辛3克，干姜6克，通草6克，白芍10克，川芎8克，桃仁9克，红花4克，防风9克，大枣4枚，干地黄10克，甘草5克。嘱服3剂。

上方服1剂，痒止风团消。2剂收全功，其效如神。

病例2：

林某，男，62岁，1978年11月17日诊。

患者2周前晨起突觉右上肢无力，使用不便，逐渐发展至不能握物、执笔，吃饭拿筷不紧，时而掉落。遂住院检查，血压、血象、心脑血管无异，予营养神经药物、针灸治疗无效。

今诊见患者体质虚弱，行动迟缓，语声低微，面色苍白，四肢不温，恶寒，胃纳不佳，右上臂感觉迟钝，从指至肩，捏之不痛，握之不知，摸之冰凉，舌质淡白，舌苔薄润，舌体胖大，脉细而缓，两便正常，神志正常。查体体温正常，血压100/70 mmHg，心肺正常。

此证为血虚寒凝，血虚则四肢血行不利，寒凝则四肢冰凉恶寒，气血不能达于四肢，血不濡养四肢则致肌体痿软、不仁不用。治宜养血祛寒，通阳活络。方选当归四逆汤加味。

药用：当归15克，桂枝12克，细辛4克，白芍15克，干姜6克，大枣4枚，姜黄8克，川芎10克，甘草6克，通草7克。嘱服5剂。

二诊：上方服5剂后，右上肢感觉稍知，重捏知痛，四肢稍温，饮食有增，脉舌如前。上方加黄芪25克，鸡血藤15克，再服5剂。

三诊：右上肢感觉再佳，摸之即知，握物功能恢复，能自主高抬旋臂，精神佳，四肢有力，活动自如。嘱上方再服10剂。告愈。

九、养生治病谈五味

一个人，生赖以食，病赖以药。故食与药为人类生存的基本条件。食与药分五味，即辛、咸、甘、酸、苦。五味在正常状况以及病理状况下对身体和疾病有怎样的影响，我们可以从《黄帝内经》的记载中得到解答。

《素问·脏气法时论》云："肝色青，宜食甘，粳米牛肉枣葵皆甘。心色赤，宜食酸，小豆犬肉李韭皆酸。肺色白，宜食苦，麦羊肉杏薤皆苦。脾色黄，宜食咸，大豆豕肉栗藿皆咸。肾色黑，宜食辛，黄黍鸡肉桃葱皆辛。辛散，酸收，甘缓，苦坚，咸软。毒药攻邪，五谷为养，五果为助，五畜为益，五菜为充，气味合而服之，以补精益气。此五者，有辛酸甘苦咸，各有所利，或散或收，或缓或急，或坚或软，四时五脏，病随五味所宜也。"

把各种不同的食物（包括药物）归类，以"味"的形式指导人们养生以及治疗疾病。而中药的"四气五味"、归经归脏、是散是收、是补是泻等，就是以此作为指导原则，奠定了中医气味学说的理论基础。植物性的食物、药物和动物性的食物、药物不仅有寒热温凉四气之异，还有辛甘酸苦咸五味的不同。而不同食物、药物的作用各异，辛散、酸收、甘缓、苦坚、咸软，而且五味与人体五脏也有特定的亲和关系，如《素问·宣明五气》中就说："五味所入，酸入肝，辛入肺，苦入心，咸入肾，甘入脾。"

从指导临证治疗的角度来看，"肝苦急，急食甘以缓之""心苦缓，急食酸以收之""脾苦湿，急食苦以燥之""肺苦气上逆，急食苦以泄之""肾苦燥，急食辛以润之""肝欲散，急食辛以散之，用辛补之，酸泻之""心欲软，急食咸以软之，用咸补之，甘泻之""脾欲缓，急食甘以缓之，用苦泻之，甘补之""肺欲收，急食酸以收之，用酸补之，辛泻之""肾欲坚，急食苦以坚之，用苦补之，咸泻之"，这里是根据脏腑的生理、病理特点，结合五味的功效，提出的五脏病苦欲补泻的五味配伍原则。

这条原则对中医确立五脏病的治疗原则，以及用药的范围，都具有直接的指导意义。中医临证所用的治疗方法，如肝病气郁用辛味药组成四逆散、柴胡疏肝散，以疏肝解郁；脾病湿盛用苦温香燥药物组成平胃散，以燥湿健脾；肺病气逆咳喘者，用辛味和苦味的药物组成麻黄汤，以宣肺发表；肺病日久，肺气耗散而久咳不止者，用酸味收敛药组方，以敛肺止咳。这些都体现了五脏苦欲补泻的五味配伍原则。

以《伤寒论》麻黄汤一方为例分析，此方专治太阳伤寒表实之证，由于风寒束表，腠理闭塞，肺失宣降，故肺气上逆是其基本病机，临床上的症状表现是恶风恶寒、发热、头痛、身痛、无汗而喘咳、脉浮而紧。所以治疗上必须发汗解表，宣肺平喘，根据"辛甘、甘缓""肺苦气上逆，急食苦以泄之""病在肺，用酸补之，辛泻之"的治疗原则，选用辛苦温之麻黄为君药，辛以发表散邪气，苦以宣降肺气而止喘咳；辛温之桂枝为臣药，协助麻黄以开腠理，有发汗散表邪之功；苦温之杏仁为佐药，以助麻黄降肺气，止咳平喘；炙甘草之甘，可以缓和麻黄、桂枝峻烈之性，使其发汗而不伤正，且调和诸药，兼为佐、使。全方辛苦甘温相合，辛温发表祛邪，且宣泄肺气闭郁；苦以降泄上逆之肺气，甘以缓之调之。共奏发汗解表，宣肺平喘之功。

中医的方剂，如上所举麻黄汤一例，渗透融合了药物气味归经，严格按照君、臣、佐、使的原则组成，而不是简单的药物凑合。从养生的观点来看，饮食的性味决定食物的不同作用，且与五脏密切相关，故必须了解食物的性味和作用特点，使食物既能够充分发挥其对人体五脏的补益、滋养作用，又不致损伤人体，导致五脏的偏盛偏衰。故《素问·脏气法时论》提出"辛、酸、甘、苦、咸各有所利，四时五脏，病随五味所宜"，提醒临床上应该把饮食五味与四时、五脏疾病有机地结合起来，以养生保健、防治疾病，并点明了五谷、五果、五菜、五畜等与五脏的关系，说明养生保健、五脏宜食的各种食物。

在日常生活之中，人常有偏嗜偏食的毛病，损伤五脏，有害健康，这是五味太过而致。《素问·生气通天论》指出："阴之所生，本在五味；阴之五宫，伤在五味。是故味过于酸，肝气以津，脾气乃绝；味过于咸，大骨气劳，肌短，心气抑；味过于甘，心气喘满，色黑，肾气不衡；味过于苦，脾气不濡，胃气乃厚；味过于辛，筋脉沮弛，精神乃央。"《素问·五脏生成》亦说："多食咸，则脉凝泣而变色；多食苦，则皮槁而毛拔；多食辛，则筋急而爪枯；多食酸，则肉胝䐢而唇揭；多食甘，则骨痛而发落，此五味之所伤也。"例如摄盐过量（多食咸）可能影响血液成分和血液循环，是高血压病的致病因素之一。过食辛辣之品，可能伤津耗气，导致大便秘结，且可导致溃疡病或痔疮出血。嗜酒无度则会"腐肠烂胃，溃髓伤筋，伤神损寿。"可见饮食五味，贵在合理搭配。既不可使其匮乏，也不可偏嗜太过。正如《素问·生气通天论》所言，只有"谨和五味"，才能"骨正筋柔，气血以流，腠理以密""谨道如法，长有天命"。

　　药食五味，自古至今，中医谨遵其法。而于饮食养生方面，由于现代食品种类及营养观念与数千年前难求一致，今人回过头来看数千年前古人所列之所食所伤，不免有让人费解之处。但是，中医的可贵、伟大之处，经典的可贵、伟大之处，恰恰在于它不像西医那样，是方是圆，有形可见；含钾含钠，毫微分明。

十、《谢映庐医案》救误案辨析

谢映庐（？—1857年），字星焕，江西南城人，清代名医，其家族医学渊源甚深，少时曾攻读儒书，终因家计困难而绝意仕途，遂专心钻研医学、继承先业。谢氏在家乡行医四十余年，声誉卓著。《谢映庐医案》为其子甘澍所编纂。谢氏为医，善于探究病理，不肯拘束于一家一派之中，又善博采众长，临证重视脉诊，善用成方，从不肯用错杂之方。谢氏治学受喻嘉言的影响甚大，先议病后用药。《谢映庐医案》载治验250余案，其中多是经过他医误治失治的疑难病案。剖析误治失治的疑难病案，而嘉惠后学，不致重蹈覆辙，其意义深远。兹举其中数案，辨析如下。

（一）误治传经，引邪入少阳、厥阴

龚某，初起恶寒发热，腹痛而呕，前医以柴胡、当归之属治之，更加大热；继以藿香、砂仁温中之药，愈加病重，以致人事昏愦，言语声微，通身如火。然发热犹衣被不离，四肢时冷，有如疟状，时忽痛泻，昼夜不寐，前医欲投归脾汤、理中汤未决，谢急阻之，投以仲景附子泻心汤，1剂大便下泻，小便红赤，再剂诸症悉除。唯不寐，复投温胆汤4剂而痊。

辨析：此证全为误药，病之初起，宜用五苓散，而前医却用柴胡引邪入少阳、当归引邪入厥阴。当病情转剧之后，又误以藿香、砂仁等香燥之药而劫其胆之津液以助其火而致不寐。此时理应急通经络而兼以直降其郁火，使寒祛而热除，热除则人事清，人事清则寐安。而前医却认为是久病体虚，欲用归脾汤、理中汤补益助火之剂，幸而未服，否则将一误再误而不可救药。谢以仲景附子泻心汤，用附子以通经络，黄芩、黄连以降火，恰为对症，服后诸症悉除。继之不寐，乃因虚烦，故用温胆汤而痊。本案提示医者，治伤寒，必须谨守仲景六经之辨，绝不能混淆，否则导致传经之变，祸不旋踵。

（二）食停中焦，应用下法而未用

聂儿，8岁，体素坚实，荤腻杂进，以致面浮、腹胀、喘促。然父母犹恃其强盛，惜金勿药。迨至鼻血谵语、便艰溺短，前医用连翘、茯苓、枳壳等清轻之药，胸前愈紧，胀满愈加，四肢倦怠，奄奄一息，病情危殆，始延谢治。谢氏治以小承气汤加疏肺泄热之药，数剂始消。后因误食，腹胀复作，喘促仍加，予木香槟榔丸，数服即清，继之以六君子汤加草果、枳壳调理收功。

辨析：此证儿科最多，以小儿食无节制，食停中焦，食积伤中，变生他证，考本案起因本不复杂，奈何发展至奄奄一息之危象？盖一责在家长"恃其强盛，惜金勿药"，二责在前医辨病不清，当用下法而未用，而以"清轻之药"治之。本案之起因，皆为停食中焦，转输未能，以致肺气壅塞。脾主运气，肺主治节，二脏俱病，故"鼻血谵语、便艰溺短"。前医药不及病，故"胸前愈紧，腹胀愈加，四肢倦怠，奄奄一息"。谢氏临证，知势在非下不可，故以小承气汤推荡脏腑壅塞，加以疏肺清热而效。后因食复施之以木香槟榔丸清之，六君子汤而善其后。在本案的治疗中，谢氏能抓住时机，使用下法扭转病势，实为有识有胆。

治病汗、吐、下三法，其中下法，每为医患所畏，然苟能辨证准确，放胆使用，则效如桴鼓。

（三）四肢肿痛，热痹误作血虚生风

王某，年近三十，孀居十载，春天四肢肿痛，手掌足跗尤甚，稍一移动，其痛非常，迨至俯仰转侧不敢稍移，日夜竖坐者，业经两旬，身无寒热，两便略通，但痛经数月而面色不衰。前医以养血祛风治之，肿痛渐加。谢氏诊得两尺弦数，两颊赤色，肢体关节近乎僵硬，而痛楚彻骨，手不可摸。遂定此证必为热伤营血，血液涸而不流，是为痛风之证。处龙胆泻肝汤，加桃仁、泽兰清火逐瘀，同入竹沥、姜汁，外以泽兰捣敷肿处，内服外敷，治10天肿痛渐除。然尚关节不利、步履艰难，续以清肺之药，清利关节，缓急柔肝，调理半月，乃得痊愈。

辨析：本案应属热痹之证。至谢氏接诊之时，已脉"两尺弦数，两颊赤色，肢体关节近乎僵硬而痛楚彻骨，手不可摸"，而初起"四肢肿痛，手掌足跗尤甚，稍一移动，其痛非常""俯仰转侧不敢移动，日夜竖坐"，一派湿热浸淫之征。此时治法，当清利湿热，滑利关节，如桂枝白虎、三妙之属。奈何前医竟以"养血祛风治之"，且药用鹿茸、附子，大辛大热，伤津动火，焦筋灼骨。况若气虚血少之证，安得不可触摸，且数月之苦，面色不为病衰？寒热虚实不辨，此误之深矣。再者病者为寡居孀妇，平日必多郁，郁则少火变为壮火，壮火食气、郁火焚血，恶血结而不行，失其周流灌溉之常，增加其关节肿痛。此时用龙胆泻肝汤降肝火，清湿郁之热，加桃仁、泽兰、竹沥等逐瘀通利之品而取效，续以清肺之药，则因其是秋令将至，恐燥气焚金，肺热叶焦，痿软无力。盖肺主周身之气，必得肺气清肃，则关节清利矣。且肝强劲急，也借金以利之，用药丝丝入扣，得以纠偏救误，力挽狂澜而收全功。

（四）湿热腰痛，误用补肾

徐某，长途至家，醉饱房劳之后，腰痛屈曲难行，延医数天，前医谓腰乃肾之府，房劳伤肾，唯补剂相宜，进当归、枸杞、杜仲之类，渐次沉困、转侧不能，每日晡，心狂意躁、微有潮热、痛热异常，卧床一月，几成废人。谢氏断为湿热聚于腰肾，予桃仁承气汤加附子、延胡索、藿香，数剂下恶血数升而愈。

辨析：本证谢氏断为"湿热积聚腰肾"，用"桃仁承气汤加附子、延胡索、藿香"，数剂而愈。按此法之治，必应有瘀血积聚之征象，考此证湿热之邪积聚腰肾，本应清利湿热，而误在用补。盖因前医耽于"腰乃肾府，房劳伤肾"之惑。查病患先因长途扰其筋骨之血，后因醉饱乱其营卫之血，随因房劳耗其百骸之精，内窍空虚，湿热扰乱，血未定静，乘虚而入，聚于腰肾之中。此时治法，若不推荡恶血，必然攒积愈固，及后治疗必难上加难。

谢氏于本案中，并未诊脉、舌，仅凭病因、诊状而断。一般而言，此时脉应紧涩，舌应有紫黑瘀斑，但谢氏诊断，紧紧抓住"痛"之一字，且谓"妙在有痛，使无痛则正与邪流，已成废人"。在临证中，一般肾虚腰痛，其痛绵绵，并无屈曲难行、转侧不能、痛热异常之象，如此之痛，多见腰部闪挫、瘀血阻络、久痛入络之证。这也提醒医者临证之时，必须抓住一个最主要、最突出的症状作为主要诊断依据，不能囿于病名俗套。

（五）清阳不升，误用发表

曾某，六月外出，舟中被风寒所客，恶寒头痛，前医连用发表法，头痛愈甚。又予桂枝、附子、川芎、白芷之属，痛愈增剧，呻吟床褥。谢氏诊得脉浮缓，二便胸腹如常，问其所苦，仅云头痛，问其恶寒，亦唯点额，又问饮食若何，则曰腹中难过，得食稍可，又不能多食，所以呻吟也。谢氏断为中气大虚，清阳不升，浊阴不降而致头痛。投以益气聪明汤，1剂而愈。

辨析：大凡风寒所客之头痛，属于表证，川芎、白芷之属，本无不妥，然本案"脉浮缓，二便胸腹如常"，恶寒并不为甚，更兼"腹中难过"而"得食可解"，故断为清阳不升，中气大虚。若是为表寒头痛，则脉必浮紧，何来浮缓？且恶寒必甚，而"得食可解""腹中难过"，则中虚无疑，故过辛过温之药，当非所宜，案中记载谢氏本拟用补中益气，使清阳可升，浊阴可降，则头痛可除，后因考虑前医辛温过亢，肾水已被劫，舌苔黄，小便短赤，故改用益气聪明汤，足见其审证用药之周详。

（六）火烁金伤，误作血虚生风

某患者得足痛病，前医误为血虚生风，以疏风养血之药，自春至夏，任服无间。迨至七月燥金用事，足不能移，形体羸瘦，又加痰饮呕逆不已。始延谢治。谢氏以大补阴丸及虎潜丸合法，重加石斛、桑叶汁，30剂痊愈。

辨析：大凡痿证多由阴精亏损，阴不制阳，相火妄动，阴阳失衡，水火失济而致阴虚火旺，足膝疼热。肝主筋，肾主骨，肾精肝血亏损，则筋脉失其营养，筋骨失其濡润，而致肢体筋脉弛缓，软弱无力。《素问·痿论》中说："肝气热，则胆泄口苦，筋膜干，筋膜干则筋急而挛。"此时脉证，必脉细弱或细数，舌必质红少苔，治当滋阴降火，填补肝肾，濡润筋脉能解急，而最忌辛燥动风生火之品。前医之误，恰误于此，错认为血虚生风，以疏风养血之药，自春至夏，任服无间，而致伤津伤阴，火烁金伤，阳明失节，酿成重疾。谢氏于大补阴丸、虎潜丸中重加石斛、桑叶汁，滋阴降火，强壮筋骨，生津补益，通利关节，并救前医之所误。堪为对证之治，故30剂告愈。

（七）表里风热，误作血虚、风湿、痰饮

江某，下元素虚，今秋四肢十指肿痛，手足不能运动，似恶寒，或微热，舌苔灰白，二便略通，面色枯黑，口不作渴。前医有以血虚为治，有以风湿为治，有以痰饮为治，竟无一效，卧床贴席，转侧维艰，始延谢治。谢氏诊得脉紧而数，时劲于指，遂认定为表里风热之证，并许以三天之内即安。予防风

通圣散，每天连进2剂。1剂而大便通，肿消肢软，2剂连泻黑便2次，遍体得汗，痛止身轻，次早即能下榻，周身轻快，唯步履尚艰，犹须扶持，舌苔变黄，颇思饮茶，令原方再进1剂，腹泻2次，原方中除芒硝、大黄，加葛根，遂泻止渴住，安睡进食，其痛如失。续以白皮梨日进四五枚，后进熟早米稀粥，调养两旬，诸症悉痊。

辨析：本案前数医之误，应是脉诊不精。若谓之血虚，脉应细弱；若谓之风湿，脉应浮滑；若谓之痰饮，脉应濡滑。今脉弦紧而数，时劲于指，是为表里风热，故凡补血、祛风湿、蠲痰饮诸法，动风助火，均非所宜。此八纲不辨，治岂有效，徒增病情。盖本案病机，必先有饮食不节，后受外入之风，因体虚不先伤卫，故不病身热拘急而外邪直入于营，发为筋挛肿痛，外邪与身中向有之热凝聚经络。风无定所，走注疼痛，或左或右，流注关节。风入既久，郁而成热，未经解散，久之必入于胃，胃主束骨而利关节，阳明既病，机关不利，手足即不能运动。至于恶寒发热，则为表邪之证，舌苔灰白乃伏热之验，据此可断此证为上中下三焦表里俱实。谢氏治病，惯用成方，所选之方防风通圣散，疏风散表，泻热通便，专为外感风邪，内有蕴热，表里皆实之证而设。方中麻黄、荆芥、防风等药，能逐在表之风热从皮毛而出；石膏、芒硝、大黄等药，能祛在里之风热从二便而出；风热深入于营，有川芎、当归引表之药而入于营；风热淫聚于中，有黄芩、白术引里而入于中；而川芎、当归、白术、白芍，又赖以扶持正气，令上中下表里之邪从上中下表里而出，且汗不伤表，下不伤里，确为对证。及后治疗，随症状而进退加减，步步为营，毫不紊乱，三天收功，二旬痊愈。

（八）独阳不化，误用凉泄

都昌舟子，大小便秘，腰屈不伸，少腹胀痛，前医以车前草及六一散加大黄服之，愈加胀痛难忍，势甚可骇。谢诊之见面色正赤，鼻准微黄，额汗如珠，舌苔黄。小便二日并无半沥，大便亦闭。因谓之曰：鼻黄者多患二便秘，淋秘鼻黄者势必危，仲景云，无尿额汗者死，恐难救治。病者闻言大哭，为之恻然，姑且诊之，脉得尺寸濡小，幸劲指有力，许以可治。遂定六味地黄合滋肾作汤，大剂以进，外用捣葱合盐炒热布包熨脐，通中以软坚。自午至戌，内外按法不辍，俾得通关，二便顿解遂愈。

辨析：本案前医投以"车前草及六一散加大黄""愈加胀痛难忍"，此为冷结关元，考其脉象证候，固非无阳，且似有火，然为何寒之而反重者，实则《黄帝内经》有云，"诸寒之而热者取之阴，所谓求其属也"，当遂无阴则阳不化之旨，予六味地黄合滋肾之法，最为对症。另外治以捣葱合盐炒热布包熨脐之法，余临证也常仿效，确有效验。

（九）木郁不舒，误用利水止泻

许某，春月腹痛泄泻，小水短涩，门人以五苓散利水止泻，尿愈闭，腹愈痛，痛泻不耐，呼吸将危，急请谢诊。谢氏谓门人曰，此《黄帝内经》所谓木敛病也，处方以六君子汤加防风、升麻、桑叶，数剂随其条达，病遂愈。

辨析：此病发于春月，其"腹痛泄泻"，乃因春月肝木当令，木气抑郁敛束。所谓木敛之病，盖木者肝也，敛者束也，肝喜疏放，木气当升，治当疏散肝木之郁，而门人反用渗利沉降之药，致令生气愈不得舒，是有秋冬而无春夏，安能望其疏散？本案提醒医者，治病当时刻注意四季时令、五运之气。疾病的发生与时令关系重大，一个相同的疾病，发生在不同的季节，其诊断思路、辨证用药就会有很大的不同。

所谓救误，乃指挽救前医或者病家之误，也或有医者本人初诊时辨治有误，再诊时自救自误。对于医者，成功有验之病例固然可贵，然而误治后经救误转复之病例，尤为难得。若能从中深究误诊误治之因由，总结经验，吸取教训，则更为可贵，对提高医者辨证论治的水平必将起到更大的促进作用。

十一、配伍与对药

　　闲来无事，偶翻读吕景山先生所著《施今墨对药》一书，饶有兴趣。书中较详细地介绍了施今墨先生临床常用对药370余对，包括每对药的组成、单味功能、伍用功能、主治病证、常用剂量及临证经验。施老先生以其丰厚的理论基础、临证经验，在中医近代史上占据了重要一席。吕先生不愧为其高足，不独自己学有所成，成为有突出贡献的中医专家，且对师传解读甚精。读是书获益不少。

　　所谓对药，是指用相互依赖、相互制约的两味药物组方治病。考古人原以单味药入方，谓之单方。后则体会到多味药物之配合运用，较之单味药疗效更强，此即药物配伍之功效。由是后世有七方之分类，方剂学遂成为中医学的一个重要组成部分。也就是说："药物从单味到复合，从复合而成为方剂，这是一个发展过程。"（《中药概论》）

　　对药也称药对，在元代以前，药对以"学"出现于医籍之中，可谓是一个专门的分类，有专门的论著。但自元以后，则渐亡佚。也有学者认为，"药对学不等同于药物学，因为它有简单的配伍性；它也不等同于药方学（指方剂学），因为它不具备药方学那样配伍的完整性。"这种认识是极有道理的。虽然他也同时指出："从药物学上升到药方学，不去研究药对学，那么自己就不会去处方，也绝对处不好方。"但是毕竟方剂是严格按君、臣、佐、使的配伍原则而形成的，不是简单的药物搭配。比如说，甘草与桔梗、白芍与甘草，都是很好的药对，但甘桔汤、芍药甘草汤，就不是简单意义上的药对了。所以学习、研究对药固属重要，但是学习、研究方剂中药物的配伍更为重要。作为曾经的一种中医学分类知识，其传世专著逐渐亡佚，自有其一定的原因。

　　在长期的学习及临证实践中，我深感学习和研究方剂中的配伍、剂量具有极为重要的意义。下面谈一谈此中心得。

　　从《伤寒论》中可以看出，"四逆汤"方中之附子合干姜，伍以甘草。"大承气汤"之大黄配芒硝，伍以枳实、厚朴。附子合干姜，大黄配芒硝，都能加强其药效。而人参、甘草之与干姜、附子，枳实、厚朴之与芒硝、大黄，则更具深远意义。盖药物的作用，常因配伍的关系有加强（协同作用）和抑制（拮抗作用），以变更其方向；而用量的多少不同，亦往往可呈相反的作用。以附子为例（目前多用制附子），在"桂枝加附子汤"中，附子（强心）加一枚，主治汗漏恶风；而"桂枝附子汤"中，附子（镇痛）用至3枚，则治风湿烦疼。

黄芩，在方剂中有几种配伍。配柴胡治气分结热；配黄连则治湿热中阻。其道理在于柴胡能开气分之结，不能泄气分之热；黄连能治湿生之热，不能治热生之湿。这样严密的配伍，才能有不同的疗效。

四物汤，夏禹铸说："四物汤补血，内有熟地。若心有火而血热，以生地易熟地，却是慧思。若心无火，血不热，而亦以生地易熟地，便是鄙见。"生熟之用，何等分明！

再以《伤寒论》言，书中113方中，用人参有18方。如新加汤、小柴胡汤之用人参，则以桂枝、柴胡以达表，而以人参和阴。白虎加人参汤、竹叶石膏汤，则以石膏退阳，而以人参救阴。附子理中汤、吴茱萸汤则以刚燥之剂，唯恐其伤阴，而以人参养阴以配阳。

香连丸，用黄连以泻火，配木香以治痢。交泰丸，以黄连配肉桂，使心肾相交而治不寐。水火散，用黄连之苦寒，配干姜之辛热，燥湿逐寒散冷。姜黄散，用黄连、生姜散表寒以止呕。又黄连配细辛，寒温互济，直达少阴，可治口疮。以上皆一冷一热，寒因热用，热因寒用，阴阳相济，尽显配伍之妙。

再以黄连一药，朱丹溪曾言"治吞酸腹满，必以黄连为主，而佐以吴茱萸。其治腹痛，则倍用山栀，而以炒干姜佐之"。考丹溪之寒热互施者，皆因火热郁结之病，郁结宜散。吴茱萸、干姜盖资其散，不资其热也，且云助者，其量不多，自无掣肘矛盾之虑，而有相助之益。其配伍之妙，临证屡有效验。

而在分经配药上，方法尤多。如李杲曾言："头痛必用川芎，如不愈，各加引经药。"如太阳配羌活，阳明配白芷，少阳配柴胡，太阴配苍术，厥阴配吴茱萸，少阴配细辛。此皆临证验之有效之妙用。

临证中屡有奇效之配伍方法，不胜枚举。再以桂枝汤一方为例，此方适用于营卫不和，表虚有汗之外感发热，而在方中另加一味不同的药物，便可以治疗不同的疾病。如加附子，常用以治阳虚背部恶寒之外感；加饴糖倍芍药，为小建中汤，治虚寒腹痛，效验卓著；小儿寒性呕吐，加玉枢丹，甚效；加龙骨牡蛎，可治心阳虚而汗淋者；表虚里实，大便不通，加大黄，即可和表通里；加石膏治太阳阳明表热证；加入小柴胡汤治少阳证而太阳证尚在者，服后则二阳均和；加黄芩治感冒咽痛；加党参治表虚体弱之外感。

以上是临证实践中的一鳞半爪、些微体会，说明了方剂配伍对临床治疗的重要意义。准确的配伍，可以增强药物疗效，调和药性，也可用以兼制某些药物的毒性以满足复杂病情的需要。

药物的配伍，不是简单的凑合，也不是机械的相加，而是严格按照君、臣、佐、使的原则合理的组合。中医处方，不能是通篇"药性赋"，而应是"一纸汤头味"。

笔者是潮汕人，潮语"伍""偶"同音，有时偶发冥想、触类旁通，总觉得"伍"与"偶"、"配伍"与"配偶"似有某种相同相通之义。何者？"配伍"乃中医学名词，专指方剂之结构组成原则；"配偶"为夫妻关系，是组成家庭的主要支柱。配伍得当，则方药效专而力宏；配偶和谐，便家庭幸福。

十二、说麻黄

麻黄为辛温解表第一药，其性味辛温微苦，归肺与膀胱二经，其功用为发汗、平喘、利水。《本草纲目》谓"麻黄乃肺经专药，故治肺病多用之"，《神农本草经》谓"主中风、伤寒头痛、温疟。发表出汗，去邪热气，止咳逆上气，除寒热"，李东垣谓"轻可去实，葛根之属是也"，《汤液本草》谓"治卫实上药"，《本草经疏》谓"轻可去实，故疗伤寒，为解肌第一"，《本草通玄》谓"轻可去实，为发表第一药"，《景岳全书》谓"麻黄以轻扬之味，而兼辛温之性，故善达肌表，走经络，大能表散风邪，法除寒毒"，《药品化义》谓"麻黄，为发表散邪之药也。但元气虚及劳力感寒或表虚者，断不可用。若误用之，自汗不止，筋惕肉瞤，为亡阳症"，《医学衷中参西录》谓"受风水肿之症，《金匮》治以越婢汤，其方以麻黄为主，取其能祛风寒能利小便也"，《本草正义》谓"麻黄轻清上浮，专疏肺郁，宣泄气机，是为治感第一要药"，《滇南本草》谓"治鼻窍闭塞不通、香臭不闻，肺寒咳嗽"。

在用麻黄的方剂中，张仲景《伤寒论》《金匮要略》为最著。其中如小青龙汤、射干麻黄汤、麻杏石甘汤、厚朴麻黄汤、越婢加半夏汤、麻黄汤、三拗汤、华盖散等。尚有《扶寿精方》之定喘汤、《外科症治全生集》之阳和汤等。

综观历代医药学家对麻黄的解述及应用，可知此药在肺经疾病发汗、平喘、利水中所起的作用，非其他药物所能轻易取代。但是由于麻黄发汗力较强，容易伤津耗气，重者能致虚脱。故临床使用中必须特别注意其禁忌证，如表虚自汗，阴虚盗汗，素体虚弱，由肺虚肾不纳气引起的喘咳、失血，产前产后等，有的须慎用，有的则禁用。因此历代医家对麻黄的使用抱着较为谨慎的态度。

余曾闻一实事，有一医生出诊，回家至半路，忽然往患者家赶，问他所为何事，并不言语，只是神情紧张。待赶到患者家，见药尚未煎服，才松了一口气，嘱患者家拿出药方，将原来方中的麻黄3克改为2克，可知谨慎如斯。

笔者家乡潮汕，因处南方炎热之地，特别是夏月，赤日炎炎，人多汗出，医者用麻黄更是谨慎，有的甚至近愚。本地有父子为医，数十年来就死守一条"祖训"："夏月不得用麻黄"，而查多种药学书籍，未见此条规矩，此亦投鼠忌器之甚耳。

其实麻黄无毒，亦非特别峻烈之药，所虑者只在其发汗力猛。时分春夏秋冬，地有东西南北，对人的身体有所影响者，在治疗用药上应有所考虑。但若时邪已内侵，病已形成，则有是证用是药，只要辨证准确再结合患者体质，对于一些药物便要大胆使用。气候因素应该结合考虑，但绝不能干扰辨证思路、立法用药。若此才不致良方（含麻黄之方）废置，治病无门。诚如吴鞠通言："若真能识得伤寒，断不致疑麻桂之法不可用。"

肺系疾病是多发病，外感喘咳在临床，特别是在儿科临床上极为多见，而以麻黄为君药或含麻黄的方剂在治疗此类疾病时的作用，远非一般方剂可比，余之历验，印象颇深。兹举数例于下。

病例1：

洪某，男，3岁，1978年5月15日诊。

患儿感冒3天，发热咳嗽，经服用消炎退热西药，肌肉注射青霉素等治疗。今诊见患儿面红唇赤，烦躁口渴，气喘痰鸣，鼻翼微煽，腹胀，大便干结，夜有谵语，饮食不下，脉数，关纹色紫，舌质干红，舌苔黄，体温39.5℃，两肺闻及湿性啰音。

此证为外感风邪，入肺化热，肺失清肃，热壅肺胃。治宜清肃肺胃，宣肺化痰，荡涤邪热。方选麻杏石甘汤加味。

药用：麻黄2克，苦杏仁6克，石膏15克，大黄3克（后下），黄芩6克，连翘5克，知母5克，川贝母4克，桔梗6克，前胡5克，金银花5克，蝉蜕5克，甘草1.2克。嘱服1剂后回话。

二诊：咳喘渐平，烦渴亦减，大便已行2次，为臭秽之物，腹不甚胀，但痰仍多、黄，脉微数，舌红苔黄。两肺湿啰音减少，体温38℃。邪热渐退，宜透风清热，止咳化痰。

药用：麻黄（蜜炙）2克，苦杏仁6克，石膏15克，瓜蒌皮5克，知母5克，桔梗5克，金银花5克，连翘5克，川贝母4克，黄芩5克，莱菔子5克，甘草1.5克。嘱服3剂。

三诊：咳喘已平，体温正常，思饮食，口不渴，舌质仍红，舌干苔薄，脉细。邪热已退，肺阴受损。

药用：南沙参7克，麦冬7克，玉竹7克，天花粉8克，川贝母4克，知母6克，桔梗6克，麦芽6克，甘草1.5克。嘱服3剂。告愈。

此证用麻杏石甘汤，取麻杏相合，以平喘止咳，石膏清热且协同麻黄透发里热，甘草缓急而调和诸药。首诊加大黄以下肠胃积燥而釜底抽薪。因病由表入，故仍以金银花、连翘、蝉蜕引之外透，至于化痰清热之药，当在所必用。

病例2：

陈某，男，1982年8月12日诊。

患者素有喘证，曾于某医院诊断为慢性支气管炎、肺气肿、肺源性心脏病，此次因感风寒病发，迭经中西医治疗乏效来诊。今诊见患者形体消瘦，面色黧黑，恶寒、发热（体温38.5℃），着衣厚实，鼻塞声重，喘急痰鸣，咳吐白沫，咳甚则头微汗，关节疼痛，口渴饮水不多，食后腹胀，脉滑数而细，时有结代，舌质红，舌苔薄黄。

此证属风寒外束，痰火内盛，本当外散表寒，内清里热，但观前医之方，乃生脉散合杏苏之属，迭进数剂，病不退而进。当然，考虑患者本有肺阴、心阴亏损之证（肺源心），今又脉见结代，故医者之虑，固在必然。然此时表寒不去，则邪不能祛，里热不清，痰喘何平？法取外散风寒，内清里热，兼以养津护心。方选麻杏石甘汤、参苏饮加味。

药用：麻黄（蜜炙）4克，苦杏仁10克，石膏20克，紫苏叶6克，半夏10克，桔梗10克，薄荷5克，桑白皮10克，陈皮10克，南沙参10克，麦冬10克，五味子5克，甘草3克。嘱服1剂复诊。

二诊：上方服1剂后，恶寒消失，热退，咳喘亦平，唯痰尚多，脉濡细，舌质红，舌苔薄白。前方麻黄减为3克，石膏用煨石膏，紫苏叶易为紫苏子9克。再服2剂。

三诊：诸症悉平。以生脉散（用太子参）合二陈汤再服3剂。告愈。

此证体质本虚，又兼心肺气阴亏损，若论用药，麻黄当在所忌。然证属风寒束表，肺热痰壅，又何以堪，故只能谨慎从事，前后制约护卫，放胆而用，果能奏效。

病例3：

赵某，男，38岁，1978年7月12日诊。

患者农民，因田间劳动淋雨涉水，初为感冒，继则咳喘。今诊见咳喘抬肩，胸膈满闷，咳音重浊，喉中痰声漉漉，咯痰稠黏、量多，舌苔厚腻，脉浮滑。

此证属寒饮，郁塞胸肺，肺失宣降。《金匮要略》云："咳而上气，喉中水鸡声者，射干麻黄汤主之。"

药用：射干10克，麻黄7克，半夏10克，细辛4克，五味子5克，款冬花10克，橘红10克，桔梗10克，前胡10克，生姜3片，大枣3枚，甘草5克。嘱服3剂。

二诊：上方服3剂后，咳喘大减，咯痰量少清稀，胸膈满闷减，已能安卧，饮食亦增，舌质淡，舌苔白腻，脉来濡缓。药已中的，再宜涤痰宣肺，以善其后。方选二陈汤加味。

药用：陈皮10克，半夏10克，茯苓12克，前胡10克，紫菀10克，百部10克，浙贝母7克，款冬花10克，桔梗10克，黄芩10克，甘草5克。上方继服3剂后告愈。

射干麻黄汤乃消痰化饮、散寒降逆之方。方中取射干清咽喉，降火解毒，麻黄透邪定喘，生姜、大枣、细辛、五味子、半夏温肺逐饮止咳，款冬花、紫菀镇咳平喘化痰。本方用于咳逆、哮喘而偏寒者疗效甚佳，临床上使用较多。

病例4：

李某，女，56岁，1977年12月23日诊。

患者有哮喘病史十余年，时发时愈，每逢秋冬则甚。本次发作1周，某医院诊为慢性支气管炎急性发作、肺气肿、肺部感染，经用多种抗生素、解痉镇咳祛痰药乏效来诊。诊见患者面色灰垢，喘咳呕痰，痰出量多，气急不能平卧，发热（体温38.5℃），恶寒，背部尤甚，自觉头痛，时有呃逆，烦躁，小便短少，六脉浮数，舌质淡白，舌苔厚腻。

此证属外感风寒，内动水饮。《伤寒论》曰："伤寒表不解，心下有水气，干呕、发热而咳，或渴、或利、或噎，或小便不利。少腹满、或喘者，小青龙汤主之。"方选小青龙汤加味。

药用：麻黄6克，桂枝8克，干姜5克，细辛4克，五味子5克，白芍10克，苦杏仁10克，半夏10克，石膏20克，甘草5克。嘱服3剂。

二诊：上方服3剂后，患者咳喘大减，痰出较少，呃逆止，已能平卧，不觉烦躁，精神转佳，能饮食，体温正常，脉浮缓，舌质淡，舌苔白腻。表证已解，痰喘仍有。原方加紫菀10克，百部10克，款冬花10克，浙贝母8克。嘱再服3剂。

三诊：诸症悉平。唯动则微喘，时觉手足不温，腰膝酸软，头晕耳鸣，脉沉弱，舌淡苔白。痰喘已平，然露肾虚之象，宜温肾纳气。方选金匮肾气丸加紫石英15克，当归10克，厚朴8克，浙贝母10克，苦杏仁10克，半夏10克，前胡10克，甘草5克。嘱上方连服5剂。告愈。

小青龙汤为仲景治伤寒内寒外饮、支饮、溢饮、肺胀等疾患之方剂。方中麻黄、桂枝相伍以解表平喘，细辛、五味子相伍以镇咳，干姜、半夏相伍以温降逐饮。患者开始因有热象，出现烦躁脉数，故加石膏以清内热。而平素咳喘常作，责在肾气虚损不能纳气而致肺不降气，故终须肾气丸以善其后。

综观以上病例，多为有宿疾者，心、肺、肾亏损。然当彼外感风寒，或外寒束表，或内积痰热因而作喘之时，均需以麻黄剂解之，方能解急，医者若能从《伤寒论》《金匮要略》深研发掘，自能获益。

十三、群方之魁桂枝汤

桂枝汤，就如中医这道万里长城中的一个关隘，数千年来，无数医者，凭着它守疆卫土，建功立业。余从医数十年，读方用方也多，茫茫之中，情有所钟者，桂枝汤乃其一也。然以余之浅薄，欲释经方，探其精微，又谈何容易？仅以临证经历，略谈几点粗浅体会。

桂枝汤居《伤寒论》众方之首，在《伤寒论》113方中，桂枝汤及其加减方有22首，约占1/5；方中有桂枝者共35首，近1/3。由此可见，桂枝在《伤寒论》中所占地位之重。《伤寒论》中桂枝汤证的原文为："太阳中风，阳浮而阴弱，阳浮者热自发，阴弱者汗自出，啬啬恶寒，淅淅恶风，翕翕发热，鼻鸣干呕者，桂枝汤主之。太阳病，项背强几几，反汗出恶风者，桂枝加葛根汤主之。（组成）桂枝三两（去皮）、芍药三两、甘草二两（炙）、生姜三两（切）、大枣十二枚（擘）。"

桂枝汤证亦称表虚证，由风寒外袭，腠理不固，营卫失调所致。卫为阳，行于脉外，具有温分肉、肥腠理、司开阖的作用；营为阴，行于脉中，具有营养五脏六腑、四肢百骸的功能。两者相互为用，营卫调和，则腠理之卫外功能正常。若风寒袭表，卫外失职，则恶风寒。但因汗出，故恶风较恶寒为重。卫气与邪气相争则发热。由于卫气不固，腠理开，营阴不能内守，而有汗出。太阳经气不舒而见头项强痛。风寒犯表，肺气不宣则鼻鸣。胃失和降则干呕。此为桂枝汤证之病理机制。

此方为治疗太阳中风的主方，具有调和营卫、解肌发表的功能。方中桂枝宣阳，令气运行。芍药和阴，通调血脉。桂枝与芍药为伍，能调和营卫。生姜辛散，温胃止呕，佐桂枝以通阳。大枣、甘草甘缓，益气调中，助芍药以和阴。协力以赴，而达助正祛邪、安内攘外之功。服用本方，尤须啜粥以助药力，令谷气得充，充养汗源，则病可微汗而解。

临证中，对于桂枝汤的表现症状，必须紧紧抓住"热自发""汗自出""恶寒""恶风"这几个重点，即"表虚"这个病理特点。当然，由于

"表虚"兼"邪袭"，临证中还会出现许多由此引发的兼证进而表现出其他症状。疾病的表现症状不可能诸症悉全，但只要突出症状有其一二，便可依方而用。

在这里面，有两个问题须予以注意。一是桂枝汤证之发热，不一定是体温升高，也有可能是患者自觉发热。同时桂枝汤证为"营卫不调"，有收有合，发热与散热同时而发，故其热势应比"表实"证弱。二是头痛，若头痛剧烈又兼呕者，须警惕有无"脑膜刺激征"。

"表虚""邪袭"之证，只要审证准确，用桂枝汤确实有桴鼓之效，而在临证中，其应用范围之广，也为多年体验所证。

在外感疾病治疗上，桂枝汤应用甚多，如治疗普通感冒、流行性感冒、呼吸道炎症等。

明、清时期，温病学派达到鼎盛，其实这并不奇怪，因为随着感染性疾病的日趋增多，以及它对人类的健康乃至生存所构成的威胁越趋严重，温病学派的发展及其地位就越来越重要。无须言喻，这个学派的发展及其所取得的成就，是人类健康及生存的一个福音。在抗生素尚未出现之前，温病学派的理、法、方、药，无疑是对付感染性疾病的重要手段。南方气候炎热，一般医生对温病方的应用多在伤寒方之上。对于外感疾病的治疗，偏重于寒凉或辛凉，桂枝汤已淡出甚至被束之高阁，这不能不说是一种遗憾。现代药理学对某些清热解毒、辛凉解表类中药的抗菌、抗病毒作用的研究，更是推助了这种现象，认为"炎"字由两"火"叠成，要消"炎"治病，总以辛凉泻火为"妥"，于是"桑菊""银翘"大行其道。

这是混淆了伤寒与温病的概念，背离了辨证施治以及六经辨证治疗原则的结果。因而在当前，亟宜厘清这种认识与治疗中的概念。在这方面，应该读读丁甘仁的书，他开了中医学术界伤寒、温病统一论之先河。记得数年前，曾经治疗一病患，印象深刻，聊以记之。

患者为一中年男性，自称"感冒"20余天，迭更中药、西药口服，肌肉注射，静脉滴注，不愈且渐加重。诊时见患者面白，神疲乏力，行动迟缓，周身不舒，纳谷不香，胃脘微痛，时有干呕，小便微赤，大便溏薄，头晕，微恶风寒，自觉皮肤湿润，咽喉微红，微咳，脉浮缓，舌质淡红，舌苔白。经治西药不详，中药为银翘散、栀子豉汤之类。予桂枝汤加黄芪，3剂而愈。

由于营卫不调而引起的自汗，"病常自汗出"，这种自汗是表虚，可以不因外感而发生，而作为一个独立的病证出现，用桂枝汤治疗效果也很好。

曾治一妇，50余岁，患自汗月余，其丈夫为中医，先后自捡当归六黄汤、秦艽鳖甲汤、玉屏风散等方，服之无效。诊见患者精神尚可，无恶风寒，无发热，纳呆，周身汗出湿润，四肢酸楚，舌白，脉缓且细。此营卫不调，表虚自汗。予桂枝汤，3剂汗止，加黄芪再服5剂而愈。

桂枝汤在许多内伤疾病治疗中的应用，也极为广泛。桂枝汤加饴糖即为小建中汤，小建中汤加黄芪倍饴糖即为黄芪建中汤。此二方特别是黄芪建中汤治疗脾胃虚寒型的胃脘痛，其效神且速。

2000年3月，有男性乡邻自加拿大返家祭祖，顺便来余处看病。其人年近60，在加拿大开中餐馆，由于饮食无序，时间不固定，潮汕人谓之"食三饿四"，患胃病多年，西医诊为十二指肠溃疡，经多种药物治疗，时好时坏，且曾胃出血。诊见面形虚胖，精神差，舌淡苔白，脉沉且缓，自诉饥则作痛，少食则稍安，过则腹胀。予黄芪建中汤，嘱服20剂。后自加拿大来电告知，服药后未曾作痛，且神气俱佳。嘱再服20剂，以资巩固，后10余年未见复发。

对于某些由血凝气滞所致之关节痛，宗仲景法以桂枝汤加减治之，着重以"通"立法，加当归、狗脊、川芎等，经治多例，效果甚佳。

桂枝汤类如炙甘草汤、苓桂术甘汤等在治疗心血管疾病方面的应用甚多，特别是炙甘草汤对于心脾气虚之心悸、怔忡疗效更佳。另外，桂枝汤在治疗五官、皮肤等其他疾病中，也疗效卓著。余曾治一名30岁男子，患过敏性鼻炎多年，迭经各种中西疗法，效果不佳。诊见患者鼻流清涕，鼻塞，泪出，自称鼻痒难耐，头晕，脉浮，舌白。予桂枝汤加苍耳、辛夷花、葶苈子、蝉蜕。10剂症状减半，服药30剂，多年顽疾遂愈。

又治一少年，患风疹2周，在医院以荨麻疹治疗，时止时发，诊见皮肤风团遍身色红，奇痒难忍，微恶风，微发热，微咳，脉浮，舌红苔薄白。此乃外受风邪，营卫不调。予桂枝汤加防风、蝉蜕、连翘。嘱忌鱼腥、鸡蛋、热浴。服药5剂而愈。

总之，桂枝汤这一千古名方，只要谨依脉证，在临证中，其发挥余地极为宽广，值得深研而用之。

十四、苓桂术甘汤临证浅谈

"伤寒，若吐、若下后，心下逆满，气上冲胸，起则头眩，脉沉紧，发汗则动经，身为振振摇者，茯苓桂枝白术甘草汤主之。""心下有痰饮，胸胁支满，目眩，苓桂术甘汤主之。""夫短气有微饮，当从小便去之，苓桂术甘汤主之，肾气丸亦主之。"苓桂术甘汤是温阳化湿、温化痰饮的常用方剂，由茯苓、桂枝、白术、炙甘草四味药物以4∶3∶2∶2的比例组成。方中以茯苓淡渗利水，白术健脾燥湿，炙甘草补益脾胃，配桂枝以通阳气，正合"病痰饮者，当以温药和之"之意。

苓桂术甘汤证的主要证候是心下逆满，气上冲胸，呕吐清水痰涎，头目昏眩，短气或心悸，苔白滑，脉沉紧。其病机是脾阳振，以致水饮停聚于中，逆攻于上，故见心下满逆，气上冲胸。脾虚水停，胃失和降，故呕吐清水痰涎。水饮阻中，清阳不升，故头目昏眩。水气上逆，影响于心则心悸，影响于肺则短气。因水气内伏，故舌苔白滑，脉沉紧。

在长期临证治疗中，余对本方治疗各类头眩体会尤深，略举数例。

病例1：

陈某，男，55岁。2002年2月3日诊。

主诉头晕1周，加重2天来诊。今诊见患者头眩目昏，颈项沉重，心悸怔忡，夜寐不宁，恶寒喜温，不能久坐，走路不稳，困倦乏力，咳嗽痰白，时觉气上冲胸，胃纳呆滞，时有干呕嗳气，脉象沉滑，舌质淡，舌苔白。诉患胃痛多年，高血压病5年（最高血压在180/100 mmHg左右），有服西药控制。今次量血压150/100 mmHg。数天来已服天麻钩藤饮加减。此素体脾胃阳虚，水饮阻于中焦，清阳不升，故头目昏眩，水气凌心则心悸，非天麻钩藤等一派伐阳伤中之药所宜。故予苓桂术甘汤加减。

药用：茯苓20克，桂枝10克，白术10克，附子8克，代赭石20克，川芎10克，砂仁6克，浙贝母10克，泽泻10克，甘草5克。嘱服5剂。

二诊：上方服5剂后，头晕大减，夜寐安，胃纳佳，行走正常，脉舌如前。上方加黄芪20克，嘱再服10剂而安。

病例2：

林某，女，38岁，1999年6月3日诊。

头晕3天。诉平时有支气管哮喘病史，常服抗生素、糖皮质激素、氨茶碱等。现诊见患者头晕目眩，咳嗽喘促，痰多色白，心下似有水声漉漉作响，脉缓沉滑，舌质胖淡，舌苔白厚且腻，纳呆，大便溏。此痰饮湿邪，犯肺则喘，犯上则眩。宜温化痰湿，助阳补中，降气定喘，予苓桂术甘汤合射干麻黄汤加减。

药用：茯苓20克，桂枝10克，白术10克，射干10克，麻黄6克，干姜5克，细辛3克，半夏10克，款冬花10克，紫菀10克，苦杏仁10克，苏子10克，甘草5克。嘱服3剂。

二诊：上方服3剂后，头晕已减半，喘嗽也减，脉舌如前。上方加五味子6克，川芎8克，嘱再服5剂。

三诊：前症悉平，纳香，大便正常，夜卧正常，行动劳作已不气喘，腻苔已退，脉象有力。以陈夏六君子汤加减再服10剂而安。

病例3：

陈某，男，32岁，2011年6月2日诊。

主诉头晕1年。现诊见患者头晕耳鸣，时轻时重，睡眠不安，多梦易醒，健忘，心悸怔忡，神疲乏力，面色苍白，纳呆便溏，舌苔薄白，脉虚弦，时觉脑后掣痛。1年前曾夜路滑跌，伤及后脑，之后即患是疾。脉症合参，证属中阳不振，湿瘀阻络。治宜温阳祛湿，兼活血通络。予苓桂术甘汤加味。

药用：茯苓20克，桂枝10克，白术10克，附子10克，赤芍10克，红花5克，桃仁10克，川芎10克，细辛3克，天麻10克，甘草5克。嘱服3剂。

二诊：上方服3剂后，头晕、头掣痛大减，舌苔薄白，脉虚弱，四肢有力，大便正常，纳食增加。原方加当归10克，黄芪20克。再服10剂，即告痊愈。

头晕之证，证型多种，若证属脾气虚衰、湿阻中阳者，用苓桂术甘汤效果极佳。余于临证上，多有效验，然必病机脉舌确应，方可用之。若有其他兼症，则当随症加减，方能获效。

十五、四逆散临证浅谈

《伤寒论》云："少阴病，四逆，其人或咳，或悸，或小便不利，或腹中痛，或泄利下重者，四逆散主之。"

四逆散由甘草、枳实、柴胡、芍药四味药物组成。方用柴胡宣阳解郁，使阳气外达，枳实破滞气，芍药和血，甘草缓中调胃解郁热。柴胡、甘草同用，和中疏郁；枳实、芍药同用，通经散结。四药合用，有疏肝利胆、健脾和胃、解郁止痛之效。但是，从本方宣达郁滞的功效来看，与少阴病之证治是不相符的。

少阴病的四逆，乃是阴寒内盛，阳衰于外，甚至亡阳。其所出现的厥逆乃是危重之证。非干姜、附子、甘草之四逆汤不能回其阳而救其逆。长期以来，在《伤寒论》的研究中有关四逆散证治的问题出现了很多的争议。有学者认为："此证虽云四逆，必不甚冷，或指微温，或脉不沉微，乃阴中涵阳之证，惟气不宣通，是为逆冷。"（李士材）有学者则直言其非："此方虽云治少阴，实阳明少阳药也。"（汪苓友）"此病盖少阳之类证，决非少阴。"（陆渊雷）而此中最为大胆者，莫如刘世祯、刘瑞瀜所著的《伤寒杂病论义疏》，干脆将其归入少阳篇，并认为少阴病原四逆散是由甘草、附子、干姜、人参组成。当然，此种观点有失偏颇，乃一家之言耳。

窃以为，少阴病下利清谷，手足逆冷，脉微欲绝。太阴病腹满而吐，食不下，自利益甚，时腹自痛，手足不温。太阴病属脾胃虚寒，少阴病则阳衰寒盛。此二经之症状与病机均与四逆散方证不符。四逆散方义及治证之病机应该是肝胆气郁，肝气横逆，而导致脾胃不调、肝脾不和，故其主要证候应是胸胁痛满，脘腹作痛，泄泻，呕吐，更类于少阳证。故柯韵伯认为"条中无主证，而皆是或然证"。事实上，经无数医家长期研究及临证实践，证明四逆散确实对肝胆系、妇科、内科疾病中胁、脘、腹部表现出来的不同类型之痛证，均有很好的疗效。试举所经治数病，以兹佐证。

病例1：

林某，女，38岁，1987年3月12日初诊。

诉腹痛3年，时好时作。曾以胆囊炎、泥沙样胆结石多次住院治疗后缓解，但每饮食不慎则发，发则疼痛难忍。今诊见患者痛苦面容，弯腰抱腹，两胁胀痛，以右上腹为甚，右胁掣痛引背，恶心干呕，厌油腻食物，大便溏而不爽，小便赤，月经后期，两眼未见黄染，口苦，脉滑稍数，舌质红，苔白腻。本证系肝胆湿热，胆热犯胃，胃失和降。治宜疏肝利胆，清热和胃。予四逆散加减。

药用：柴胡10克，白芍15克，枳壳10克，甘草8克，金钱草30克，木香8克，川楝子10克，延胡索10克，黄连6克，黄芩10克，半夏8克。嘱服5剂，忌油腻食物、蛋品。

二诊：干呕止，胁痛大减，右胁仍胀闷，纳呆便溏，脉舌如前。上方加党参10克，鸡内金10克。再服10剂，诸症悉平。

病例2：

陈某，男，23岁，2001年2月12日诊。

患者2个月前因急性阑尾炎、腹膜炎在某医院手术，出院后恢复不佳，虚弱不堪，并发肠粘连，抗感染治疗效果不佳。今诊见患者面容痛苦，面色憔悴，肤色不荣，弯腰走路，不能直立，稍走动则汗出，下腹痛如刀割，痛有定处，痛处拒按，纳食少，大便完谷不化，每天2~3次，脉细沉涩，舌质淡，舌苔白厚。本证系气滞血瘀，运化失职，脾胃虚衰。治宜理气活血，健脾和胃，扶正祛邪。予四逆散加减。

药用：柴胡8克，白芍15克，枳壳8克，甘草5克，黄芪15克，白术10克，五灵脂10克，三七5克，当归10克，桃仁10克，延胡索10克，白花蛇舌草20克，木香6克。嘱服5剂。

二诊：腹痛稍减，食稍增，大便完谷不化，便中带有黑瘀之物，脉舌如前。原方倍黄芪至30克，加减红花1克（冲服），嘱再服10剂。

三诊：腹痛大减，精神稍转，已能直立走路，虚汗少，舌苔转薄，脉弦柔和，自诉大便仍是黑酱样。上方加鸡内金10克，嘱再服10剂，进食清淡。

四诊：患者精神倍增，面色红润，腹痛消除，按之无感觉，行走正常，饮食正常，大便日行1次，质软且颜色正常，舌苔薄白，脉象有力，体重增加。以六君子汤加白花蛇舌草、黄芪，调理1月而安。

本证治疗2月，前后判若两人，恢复迅速，这与其正值青年，生气正旺关系甚大。

病例3：

林某，女，28岁，2011年6月3日初诊。

自诉2010年5月生产后少腹时常作痛，少腹右侧自摸有一鸡蛋大症块，妇科检查诊断为慢性盆腔炎，经服中西药近1年无解。现诊见少腹痛掣，痛处不移，每逢月经来潮则其痛益甚，经色紫暗有块，白带多，脉沉弦，舌质淡，有瘀斑，且因病延日久不愈，神情焦急，每因心情不舒而诱发加重。本证系冲任损伤，气血凝瘀，肝失条达。治宜活血化瘀，疏理肝气，调经止痛。予四逆散加减。

药用：柴胡10克，枳壳8克，白芍12克，当归10克，川芎8克，生地黄10克，丹参12克，茯苓10克，延胡索10克，琥珀2克（冲），甘草5克，益母草20克，佛手10克。嘱服5剂。

二诊：服药5剂后，腹痛明显减轻，脉舌如前。上方去益母草加桂枝8克，香附10克，嘱再服10剂。

三诊：腹痛基本消失，自觉少腹症块已摸不到，睡眠、饮食均正常，劳动正常，精神状况良好。嘱上方再服10剂。随访两年，未见痛作。

在长期临证中，深觉四逆散对于因气机不畅，升降失常，肝气内郁，阴气凝结而出现之胸胁、脘腹疼痛之症，疗效甚佳。盖肝主疏泄，性喜条达，七情内郁，极易影响肝经功能而出现一系列肝经症状。另外，依叶天士"久痛入络"之观点，若症见有瘀者，可在本方基础上酌加活血祛瘀之药，则气行瘀消，其痛也止。

四逆散在临证中应用广泛，对于少阳头痛、痹证、癫痫、妇人乳房胀痛、月经不调，苟能辨证准确，随症加减，均可获得满意疗效。

十六、经方肾气丸临证浅谈

肾气丸方出自《金匮要略》，为温肾补阳名方。方由干地黄、山药、山茱萸、茯苓、泽泻、牡丹皮、桂枝、附子八味药物组成。后《济生方》以肉桂易桂枝，加牛膝、车前子，即为济生肾气丸，加重其治肿利小便之功。

滋补肝肾、三阴并治之六味地黄丸（方出自《小儿药证直诀》），便是由此方去附子、桂枝而成，取其"壮水之主，以制阳光"。而肾气丸之立方是在大堆滋补肾阴、滋补肝脾的阴药之中用少量的桂枝、附子（其用量只为干地黄的八分之一，山药、山茱萸的四分之一）以温补肾中之阳，意在微微生长少火以生肾气，乃"阴中求阳""益火之源，以消阴翳"之法。故肾气丸治证范围为肾阳不足、命门火衰所致之腰痛脚软、少腹拘急、下半身冷感、小便不利或小便反多、尺脉沉细、舌质淡而胖、舌苔薄白不燥，以及脚气、痰饮、消渴、转胞等证。在临床上不论内科、儿科、妇科，还是一些老年性疾病，肾气丸的疗效都十分可靠。下面是两例应用此方治疗的病例。

病例1：

林某，男，84岁，2013年10月10日诊。

患者为退休老教师。平素有高血压病，服药不规范。1个月前晨起突感头晕、呕吐，继而昏倒。急送汕头某医院，诊为脑出血，继发肾功能衰竭。住院治疗近1个月，于今晨出院。

今诊患者卧床，臀部已有铜钱大小褥疮出现，处半昏迷状态（呼之尚知），意识模糊，不能进食，大便不知，小便由导尿管排出且量极少（居室可闻氨味），上下肢均不能动弹，提捏有感觉，喉有漉漉痰音。六脉微弱，两尺尤甚，舌质淡，苔白。考此证肾阳虚衰已极，不能化气行水，痰浊上蒙心窍，下闭膀胱，症情朝不虑夕。以肾气丸加味治之。

药用：干地黄25克，山茱萸12克，山药12克，茯苓15克，牡丹皮5克，泽泻10克，附子5克，桂枝5克，菖蒲10克，车前子10克，怀牛膝10克，丹参10克，甘草2克。嘱先服2剂头煎，小口喂服。另予安宫牛黄丸每天2次，每次

1丸。

二诊：病略见转机，尿量略增，神情稍清，眼睛转动有神，痰音稍减，脉舌如前。前方改附子为8克，桂枝易安南桂4克，加浙贝母8克，天麻10克。嘱再服3剂。安宫牛黄丸每天1丸，分2次冲服。

三诊：病情再见好转，精神清醒，思饮食，导尿管除，自主排小便，尿量增，双上肢可以活动，稍有握力，脉较和，舌有薄腻苔，血压165/95 mmHg，遵前法，嘱再服前方5剂。

四诊：四肢可以动弹，可以自主翻身，头脑清醒，可以言语交谈，小便清长，大便每日1次，饮食增，脉两尺沉弱，舌淡苔白。

药用：熟地黄20克，山药12克，山茱萸12克，牡丹皮5克，泽泻9克，牛膝12克，丹参12克，附子7克，安南桂4克，黄芪20克，炒谷芽10克，甘草2克。嘱再服5剂。

五诊：已能在家人帮助之下下床行走数步，言语、思维清楚，饮食、小便均正常，唯大便溏，脉舌也和。前方加淫羊藿10克，白术10克，嘱再服10剂。

后以此方出入，调理月余，完全恢复，翌年元宵节，即能参与祠堂祭祀。至今数年，日间每荷锄种菜自娱，偶还来我处聊天。

病例2：

林某，男，91岁，2015年11月14日诊。

患者平素有高血压病、高血压肾病，1个月前因中风在汕头市某医院住院治疗，诊断为高血压病、脑梗死、高血压肾病、尿毒症，未行透析，家属与医院沟通后自行出院。

今诊见患者体形胖大，呈昏迷状态，然大声呼喊，尚有反应，目光迟滞，四肢不能动弹，不能饮食，无法自主小便（出院时留置鼻饲胃管及导尿管），小便量极少，双下肢凹陷性浮肿，颜面浮肿，咳痰有声，六脉沉细、时有结代，舌质胖淡，舌苔厚腻。血压190/105 mmHg。居室满屋氨味。此证系老年肾阳虚极，命门火衰，火不制水，水气上凌心肺，蒙闭清窍，痰浊壅堵下焦，脉结代。方选肾气丸合真武汤加减。

药用：干地黄25克，山药12克，山茱萸12克，老南桂4克，牡丹皮5克，泽泻10克，附子7克，茯苓20克，车前子12克，怀牛膝12克，天竺黄8克，胆南星6克，白术10克，生姜3片，甘草3克。嘱服2剂头煎，分多次鼻饲。另予安宫牛黄丸每天2次，每次1丸化服。

二诊：上方服2剂后，患者稍为清醒，呼之有应，喉中痰声略减，尿量略增，眼有转动，双下肢浮肿略消，双上肢微有屈伸，脉舌如前，居室氨味有减。嘱前方再服3剂，安宫牛黄丸照服如前。

三诊：病有转机，尿量再增，水肿再消，精神好转，已能对答，四肢均可以动弹，双下肢已能屈伸，鼻饲食增，咳痰少，脉舌如前，唯腹有胀气，大便数天1次。前方加大腹皮12克，黄芪12克，嘱再服5剂，安宫牛黄丸改为每天1丸。

四诊：已能自主小便，口能进食，撤鼻饲管及导尿管，尿量增，六脉和，舌质淡，舌苔薄腻，全身水肿消退。嘱前方再服5剂，停服安宫牛黄丸。

后宗此法，仍以肾气丸、真武汤、生脉散等方加减，酌用补肾温阳和阴之药，调理月余，完全恢复。不止行走、饮食、思维正常，且以90余岁高龄，每天还自雇三轮车至仙城上街访亲买菜。

取温补肾阳之法以肾气丸为主方治疗老年心脑血管病、中风后遗症、肾病等证，多有效验。目前关于高血压病、冠心病等心脑血管病之中医治疗，多从肝肾阴亏、水不涵木、肝阳上亢、瘀血阻络等论证入手，治疗上强调滋阴潜阳、活血通络，这也有可能老年人肾阳虚弱、命门火衰这一生理必然趋势。故临床诊治上在这一方面是有很大的探究空间的，值得深研。

实际上，许多肾气亏损所引起的病证，如老年人夜寐不能、昼则欲睡、思虑迟钝、耳鸣视昏，乃至中年人头晕体倦、抑郁多怒、理智减退、或狂或痴等证，在滋补肾气之药物中，加入极轻剂量的肉桂、附子，引纳虚火归下，往往效果甚佳。另外，对于肾水下趋之消渴证、肾病等，肾气丸可封护蛰藏；对于虚火引起之齿痛、口糜、喉痹，肾不纳气引起的喘满等证，肾气丸可以引火归元，有很好的疗效。

肾气丸之所以可贵，是因为其在许多领域都可以发挥作用，并不以治疗某个疾病为目的，而是以重建肾气为能事。修复肾气之残破，续肾气之绝亡。对肾气丸之组方，柯韵伯论之甚详，其曰："命门之火，乃水中之阳。夫水体本静而川流不息者，气之动，火之用也，非指有形者言也。然火少则生气，火壮则食气，故火不可亢，亦不可衰。所云火生土者，即肾家之少火，游行其间，以息相吹耳。若命门火衰，少火几于熄矣，欲暖脾胃之阳，必先温命门之火，此肾气丸纳桂、附于滋阴剂中十倍之一，意不在补火而在微微生火，则生肾气矣。故不曰温肾，而名肾气，斯知肾以气为主，肾得气而土自生也。且形不足者温之以气，则脾胃因虚寒而致病者固痊，即虚火不归其原者，亦纳气而归封蛰之本矣。"

而有学者则从易学方面对肾气丸的方名、药物组成及其分量、肾与他脏的关系、主治功效等方面进行分析。认为肾气丸其实就是在太极、阴阳、八卦、五行等易学思想的指导下组合起来的一首方剂。如刘雪堂先生认为，肾气丸不言补肾，而曰"肾气"，是有其深意的。因为"气"统御人的全身，不外乎一气之旋转。肾于时为冬，于象属水，于卦为坎。而肾位居下，为黄泉之分，坎卦外阴内阳，恰似阳气藏于黄泉之中，静极而复动，故冬至一阳生。以人体生理而言，火在水中，暖暖而内含光，是阴平阳秘之象。故古人认为肾乃阴阳之宅，精气之海，生死之窦。只要肾气长盛不衰，则生命长驻。肾气丸就是根据这一思想制定的。肾气强壮则高下相召，水火相济，金木和谐，升降不息，斡旋脾土，灌溉四旁。生命之神，栖息于土，怡然自得，指挥若定。所谓"神与形俱，度百岁乃去"，祛病延年，两相得之，故肾气丸诚可谓是千古一方。

从肾气丸方的用药剂量来说，方中于地黄为八，山药、山茱萸各四，泽泻、牡丹皮、茯苓各二，而肉桂、附子仅各一，恰似坎卦一阳爻居两阴爻之中，取象于火涵水中，藏而不露。山药厚其土以藏之；山茱萸敛其气以秘之；气寒之牡丹皮，则如冰雪覆于大地，而阳气之藏于大地更为坚固。肾为水火之藏，必防微于火，杜渐于水，火则防其炎而炽，水则防其泛而滥。今火既封蛰，又用茯苓、泽泻以助肺通调，脾之转输而疏导于下。如此，火则不亢不衰，水则不漫不竭，水中之火，缓缓蒸腾。肾气可以旋乾坤而交天地，行春夏而令秋冬。人体依赖肾气之旋转，推动气血，纳水火于升降出入之道。肾气左旋而上升至肝，肝于时为春，于象为木，于卦为震雷巽风，风雷激荡，万物当之而惊惧，生长之机，蠢然而动。

肾气丸中，山茱萸、干地黄、山药与肉桂、附子为伍，味则甘酸凝重，无异于沃土，以养肝木；气则温厚升发，如春令之氤氲，催生枝叶之芽。且山茱萸大补肝气，肝气一旺，五脏六腑皆春。阳气上升至心而盛，阳即是火，故心于时为夏，于象属火，于卦为离。肾气丸中肉桂、附子宣心阳而益神明，并为诸药之通使，因其辛温香窜之性，能在倏忽之间周遍脏腑筋骨、经络腠理，是张心阳之唯一神品，与茯苓、泽泻、牡丹皮等味为伍，更能引导心火下交于肾，引肾水上济于心，成水火既济之象。

肺为气之本，肾气丸补精生气，肺气有源，则气血水液奔腾不息。所以，善养气者，应从肾开始。肝气升于左，肺气降于右，便构成了人体气机的升降运动。方中泽泻既能使在下之水蒸腾而上，又能使在上之水倾泻而下，茯苓则能敛心气之浮越，令炎上之心火下伏于肾，佐山茱萸之酸平敛抑肺气，以成三秋之令。金不冷则不降，水不寒则不清，方中牡丹皮辛寒入金水之脏，能肃金气之降，澄水液之源。方中用牡丹皮一味，确是一叶下梧桐，报道金秋到人间。

　　脾居中央，寄旺于四季，脾气之运转不息，则水火既济，金木和谐。故"木非土不生，火非土不荣，金非土不成，水非土不事，土扶危助衰"，肾气丸益命门之火以助脾土，如果土中无火，则万物生机停歇，故以附子、肉桂益火之源；若是土中无水，万物便失长养之资，故以干地黄、茯苓、泽泻、山茱萸、山药、牡丹皮壮水之主，以小量之肉桂、附子入大剂滋阴之中，培育不亢不衰之少火，以生脾胃之气，此即所谓少火生气。

　　肾气丸制方之严密、周到、合理，难怪用之得当则效如桴鼓。同时也提醒我，每一首古方，特别是经方，都是古人智慧的结晶。其中的奥妙、玄机需要人们去不断探究、反复推敲。

十七、眩晕证与泽泻汤

　　眩晕乃临床上常见之病证。此证历代医籍论述甚多。《素问·至真要大论》谓"诸风掉眩，皆属于肝"；《灵枢·口问》谓"上气不足"；《灵枢·海论》谓"髓海不足"；《素问玄机原病式·五运主病》谓"风火皆属阳，多为兼化，阳主乎动，两动相搏，则为之旋转"。《丹溪心法·头眩》则偏主于痰，有"无痰不作眩"之论，提出治眩当以治痰为先。《景岳全书·眩晕》认为"眩晕一证，虚者居其八九，而兼火、兼痰者不过十中一二耳"，强调"无虚不作眩"，在治疗上当以治虚为主。

　　综观诸家学说，眩晕一证，大体上可分为肝阳上亢、气血亏虚、肾精不足、痰湿中阻几个类型。治疗当分不同证型而论。临证中，对于痰湿中阻型眩晕，大体以半夏白术天麻汤随症加减治之。然余长期以来，每以仲景《金匮要略》之泽泻汤为主方，或全方照用，或随症加减，每获良效。

　　泽泻汤出自仲景《金匮要略·痰饮咳嗽病脉证并治第十二》，由泽泻、白术两味药物组成。原文为"心下有支饮，其人苦冒眩，泽泻汤主之。"方中泽泻用量为白术之二倍半。《本草纲目》谓泽泻气平，味甘而淡，淡能渗泄，气味俱薄，所以利水而泄下。脾胃有湿热，则头重而目昏耳鸣。泽泻渗去其湿，则热亦随去，而土气得令，清气上行。天气明爽，故泽泻有养脏、益气力、治头眩、聪明耳目之功。另外，据现代药理学研究，泽泻含有大量钾盐，而"利水不伤阴"。从《金匮要略》原文可以清楚看出，该方症为"冒眩"，病因为"心下有支饮"，这明显与痰湿中阻型之眩晕证相符。余曾于1965年第10期《中医杂志》中发现《王文忠氏眩晕治验》一文，即以泽泻汤加牛膝治疗。遂师其法，辨证用之，果屡屡有效。举病例如下。

　　病例1：

　　林某，女，42岁，1978年3月21日诊。

　　昨夜凌晨眩晕顿作，视物昏花，时欲作呕，耳鸣心慌，几欲跌倒于地，其丈夫扶其卧于床上，今晨不能下地，请余出诊。

诊见患者侧卧于床，动则天旋地转，如处云雾中，闭眼不敢睁开，时有呕吐，饮食不纳。脉来濡滑，舌质胖淡，舌苔腻滑且厚。血压140/90 mmHg，心肺听诊偶见早搏，两肺少许湿啰音。体温正常。证属痰湿中阻，清气不升，浊气不降，而致晕冒。法宜化痰降浊。方选泽泻汤加味。

　　药用：泽泻25克，白术10克，牛膝10克。嘱服2剂，明天回话。

　　翌日，其丈夫前来回复，谓服药2剂之后，眩晕大减，呕止能进食，已能下地。嘱原方再服3剂。告愈。

　　病例2：

　　陈某，女，54岁，2012年3月15日初诊。

　　患者头晕时作时止，发则天旋地转，呕吐不休，不能下床，延续数天，曾以颈椎病数度住院，近来发病频繁。昨夜又作，今晨家人携来就诊。

　　诊见患者面色苍白，体形肥硕，头晕不能久坐，时时作呕，诉平时有胃病，时常泛酸干呕，气逆上冲，大便溏薄，食欲不振。诊脉细弱而缓，舌质淡胖，舌苔滑腻。血压100/70 mmHg。证为中虚气寒，水饮痰湿中阻，清阳不升，浊气不降，而致眩晕、呕吐。法宜燥湿化痰，健脾和胃。予泽泻汤合半夏白术天麻汤。

　　药用：泽泻15克，白术10克，牛膝10克，天麻10克，半夏10克，茯苓10克，陈皮10克，代赭石20克（包煎），竹茹10克，生姜3片，甘草3克。嘱服3剂。

　　二诊：上方服后，头晕已减，呕吐止，可久坐，饮食知味，唯体位移动尚晕，脉舌如前。前方去竹茹加党参、柴胡。嘱再服5剂。

　　三诊：诸症悉消，唯久坐、久动尚觉稍晕，时有心悸，胃气时觉上逆，纳食香，大便软。脉细弱，舌质淡，舌苔薄白。此湿浊虽化，气机渐畅，然中气仍虚。方选归脾汤加减。

　　药用：党参20克，白术12克，黄芪25克，当归10克，茯苓15克，远志8克，酸枣仁10克（炒），龙眼肉10克，木香6克，砂仁7克，半夏10克，陈皮10克，天麻10克，乌药10克，甘草5克，川芎10克。嘱服10剂后继服香砂六君丸3个月。随访3年，眩晕未发。

　　痰湿中阻型眩晕，临证所见甚多，且女性居多。临证余用泽泻汤。诊断要点以脉舌为主，必舌偏胖淡，舌苔偏腻或滑方可应用。一般而言，此病多反复，且患者多中气虚衰，故若痰浊化，晕退呕止，则须补益脾胃，固护中气，以兹巩固。

十八、镇肝息风汤临证应用

镇肝息风汤一方出自张锡纯《医学衷中参西录》。关于本方，张氏自己论道："方中重用牛膝以引血下行，此为治标之主药。而复深究病之本源，用龙骨、牡蛎、龟板、芍药以镇息肝风，赭石以降胃降冲，玄参、天冬以清肺气，肺中清肃之气下行，自能镇制肝木。……茵陈为青蒿之嫩芽，得初春少阳生发之气，与肝木同气相求，泻肝热兼疏肝郁，实能将顺肝木之性。麦芽为谷之萌芽，生用之亦善将顺肝木之性，使不抑郁。川楝子善引肝气下达，又能折其反动之力。方中加此二味，而后用此方者，自无他虞也。"其对本方之解释，可谓极为透彻。要之，本方之功在镇肝息风、滋阴潜阳。

临床上，用本方治中风（类中风），或纯用中药，或配合西药，建功不少。中风一证，由外邪侵袭而引发者称为外风，又称真中风；无外邪侵袭而发病者称为内风，又称类中风。《医经溯洄集·中风辩》言："中风者，非外来风邪，乃本气自病也。"《景岳全书·非风》言："凡病此者，多以素不能慎，或七情内伤，或酒色过度，先伤五脏之真阴，阴亏于前而阳损于后，阴陷于下而阳乏于上，以致阴阳相失，精气不交，所以忽尔昏愦，卒然仆倒。"叶天士《临证指南医案·中风》言："精血衰耗，水不涵木……肝阳偏亢，内风时起。"以上这些论述，基本上说明了临床上所指之中风，主要是以内因引发，如偏枯、偏风、身偏不用、痱风等，类于现代医学之脑血管意外疾患。

对于中风（类中风）一证，其病机、病因，不外乎阴虚、气虚、肝火、心火、肝风、内风、风痰、湿痰、气逆、血瘀，但最根本的是肝肾阴虚。如《临证指南医案·中风》中说："肝为风脏，因精血衰耗，水不涵木，木少滋荣，故肝阳偏亢，内风时起。治以滋液息风，濡养营络，补阴潜阳。"因而在临床治疗中，对于肝阳偏亢所引起的中风，采用张氏之镇肝息风汤，依症加减，每获良效。兹择经治数例陈述之。

病例1：

李某，男，56岁，1983年10月15日诊。

患者有高血压病史6年，时有头晕头痛，长期服用降压药物控制。今天晨起骤感头晕严重，下床站立行走不稳，继而左手握拳乏力，左脚抬动限制，上下肢有麻木感觉。家人携来就诊。

诊见患者口角斜，左眼睑下垂，口角流涎，语言謇涩不清，行走不便，左手下垂，不能握拳，左脚拖地不能抬举，头晕，面红如醉，耳鸣目眩，舌质红绛，舌苔薄黄，六脉弦硬稍数。血压190/105 mmHg，血糖正常，心电图示左心室肥厚，ST段改变。此为肝肾阴虚，风阳上扰，风中经络之证。治宜滋阴潜阳，息风通络。方选镇肝息风汤加减。

药用：怀牛膝25克，代赭石（打碎）30克，龙骨30克，牡蛎30克，龟板15克，白芍15克，玄参12克，茵陈10克，天冬10克，麦芽12克，川楝子10克，天麻12克，钩藤12克，甘草3克。嘱服3剂。平时所用降压药照服。

二诊：上方服3剂后，头晕头痛减，语言较清楚，口角仍斜，左手握拳抬举改善，左脚行走仍拖地，大便3天未解，脉舌如前。血压170/95 mmHg。上方加大黄10克（后下），嘱服2剂。

三诊：上方服2剂后，大便通畅，上下肢活动较前进步，头晕头痛减，口角略正，语言较前流利，胃纳佳，睡眠佳，脉弦，舌如前。上方去大黄加地龙12克，藏红花1克（冲），丹参12克，全蝎3只，嘱再服5剂。

四诊：患者精神转佳，头晕头痛失，上下肢活动基本自如，口角转正，语言清楚，睡眠佳，胃纳佳，舌质红，舌苔薄腻。上方去麦芽，加杜仲12克，嘱服10剂。

五诊：诸症悉愈，唯偶有头晕，血压150/90 mmHg，嘱上方隔日1剂常服，适当运动，降压药续服，定时测量血压，定期复诊。

病例2：

黄某，男，60岁，1985年11月23日诊。

患者有高血压病史10年，2型糖尿病史5年，长期服用降压药、降糖药控制。今晨突发头晕头痛，口眼㖞斜，行走不便，家人来请出诊。

诊见患者卧床不起，舌强语謇，表达不一。血压195/105 mmHg，血糖未测，心电图示ST段改变，心肌缺血。此证为平素心肾阴亏，肝阳上亢，津液亏损，风阳内动，走窜经络，半身不遂，中风之中经络者也。法宜滋阴潜阳，镇肝息风，填肾阴以治消渴，通经络而救偏。方选镇肝息风汤加减。

药用：怀牛膝25克，白芍15克，代赭石30克，龙骨25克，牡蛎25克，龟板15克，玄参12克，麦冬12克，丹参12克，天麻12克，钩藤12克，生地黄12克，豨莶草20克，茵陈10克，川楝子10克，甘草3克。嘱服3剂。降压、降糖药照服。

二诊：上方服3剂后，上下肢略能活动，左下肢可以自行抬举，头晕头痛减少，夜寐稍安，口仍渴，小便频，语言表达仍不流利，口角仍斜，脉细数，舌红无苔。血压165/100 mmHg，尿糖（++）。上方加三七8克，石斛12克，嘱服5剂。

三诊：上方服5剂后，诸症均有改善，已能下床并在家人扶助下行走，上肢能动，但握物无力，口干渴减，头痛头晕减，可入睡，思饮食，语言较为流利，口眼较正，流涎止，脉舌如前。前方加地龙15克，嘱再服5剂。

四诊：上方服5剂后，行动已较自如，不需别人扶助，左手可握物，大便正常，胃纳佳，小便长，口不甚渴，面红退，脉细弦，舌淡苔薄白。血压150/90 mmHg，尿糖（+）。前方加秦艽12克，嘱再服10剂。

五诊：行动自如，仅左手略感无力，头晕头痛失，口不渴，肌肉渐增，面色红润，语言表达清楚，口眼正，脉细弱，舌淡苔白。嘱前方加黄芪20克，隔日1剂，间服六味地黄丸。定期测量血压、血糖，定期复诊。

随访1年，病情稳定。

病例3：

陈某，女，57岁，1998年12月25日诊。

高血压病史6年，平时服药不规律，血压时高时低，3天前突发头痛呕吐，继而昏迷伴半身不遂，住院治疗。CT示脑梗死，家属提议结合中医药治疗，医院同意。

今诊见患者面色潮红，唤之能醒，半昏迷状态，呕吐已减，但仍时有，头痛头晕，项背强硬，语言不清，目赤，小便赤，大便通，舌质红绛，舌苔黄厚，六脉弦数，时有咳嗽，痰黄。血压180/100 mmHg，生化检查示血脂高、血糖高，胸片示两肺炎症，心电图示心肌缺血。此证为素体肝肾阴亏，肝阳上亢，肝风内动，心阴不足，肝热挟痰上涌，蒙闭心窍。急宜清热化痰，镇潜肝阳，泄浊开窍。方选镇肝息风汤合羚角钩藤饮加减。

药用：怀牛膝25克，白芍12克，代赭石25克，龙骨25克，牡蛎25克，生地黄12克，栀子10克，黄芩12克，羚羊角3克（水牛角代，另煎），天麻10克，钩藤12克，菊花10克，菖蒲10克，天竺黄6克，川贝母6克，甘草2克。嘱服2剂。另安宫牛黄丸2粒，每日1粒竹沥水送服。

二诊：上方服2剂后，神气略清，已能言语，左下肢能抬动，头晕头痛减，呕吐止，血压下降为160/90 mmHg，舌红苔薄黄，脉细数，咳减痰少。上方去羚羊角（水牛角代），加秦艽10克，防风8克，嘱再服3剂。安宫牛黄丸续用。

三诊：神清，上下肢活动较前进步，语言较前流利，头晕头痛再减，大便通畅，思饮食。脉舌如前，血压150/90 mmHg。

药用：怀牛膝25克，代赭石25克，龙骨25克，牡蛎25克，白芍15克，生地黄12克，玄参12克，龟板12克，天竺黄7克，丹参12克，三七7克，麦冬12克，天麻10克，钩藤12克，川芎8克，甘草3克。嘱再服5剂。

四诊：患者已出院，可在家人扶助下行走，语言表达流利清楚，纳食香，睡眠好，无头晕头痛，脉舌如常，血压、血糖正常。

药用：怀牛膝20克，代赭石25克，龙骨25克，牡蛎25克，白芍12克，天麻12克，钩藤12克，龟板15克，丹参12克，三七7克，黄芪20克，当归尾10克，川芎8克，石斛12克，麦冬12克，甘草2克。嘱再服10剂，降压、降糖药照用，定期复诊。

十九、芍药甘草汤临证应用

在《伤寒论》113首方中，芍药与甘草配伍使用的有24首，可见此两味药配伍成方的重要性。芍药甘草汤由芍药、甘草两味药物等量组成。方中芍药酸甘，益阴和营，甘草补中缓急，二药合用，酸甘化阴，阴复而筋得所养则脚挛急自解。正如成无己说："挛急，用甘草以生阳明之津，芍药以和太阴之液，其足即伸，此即用阴和阳法也。"故全方有柔肝舒筋、缓急止痛、敛津液、养阴血之功。在《伤寒论》中，其原文为："伤寒，脉浮，自汗出，小便数，心烦，微恶寒，脚挛急。反与桂枝欲攻其表，此误也。得之便厥，咽中干，烦躁吐逆者，作甘草干姜汤与之，以复其阳；若厥愈足温者，更作芍药甘草汤与之，其脚即伸；若胃气不和，谵语者，少与调胃承气汤；若重发汗，复加烧针者，四逆汤主之。"

芍药甘草汤是仲景为外感疾病误用汗法造成脚挛急一证而设的。此挛急病虽为外感，辨证却属阴虚，病机是肝阴营血亏损，凡肌肉挛急所致的痛证皆适用，而非独脚挛急证。考肌肉挛急之病因有内、外之别。其外有风、寒、热、湿热之不同；其内则有肝虚、血虚之分。《黄帝内经》曰："寒则痉挛。""湿热不攘，大筋软短，小筋弛长。软短为拘，弛长为痿。"《诸病源候论》曰："筋挛不得屈伸者，是筋急挛缩，不得伸也。筋得风热则弛纵，得风冷则挛急。"《证治准绳》认为"挛皆属肝"，即肝藏血主筋，肝血充盈，筋得所养；肝血不足，筋的功能就会发生异常。

综上可知，肌肉痉挛之主要病机为病邪侵犯经络筋脉，致使经络失常，血不养筋。而芍药甘草汤之所以能为历代医家推崇并运用，就在于它敛津液、养肝血、柔肝舒筋、缓急止痛之功效。

由是，芍药甘草汤之临床应用甚广。余于长期临证实践之中，有所体验，兹举经治数例于下。

病例1：

赵某，男，48岁，2006年8月23日诊。

患者为农民，劳作之人，患腰腿痛数年，时发时止。发则疼痛难忍，以至于临厕尚难。曾于医院检查，CT示腰椎间盘突出。今天由家人搀扶来诊，状极痛苦。询知发作已2天，服西药（"西乐葆""路盖克"）可止一时之痛，旋又复发。诊见腰痛及右腿痛，腰弯不伸，右腿屈曲，动则号痛不已，大便2天未解。脉弦紧而涩，舌质红，中有瘀斑，舌苔微黄，胃纳尚可。此证属肝肾素虚，肝血虚，不能营养筋脉，且平日劳作过甚，扭转伤腰，夹有瘀滞。治宜柔肝舒筋，缓急止痛。方选芍药甘草汤加味。

药用：白芍30克，甘草20克，牛膝15克，泽兰10克，杜仲15克，何首乌20克，续断12克，当归尾10克，酒大黄10克（后下）。嘱服3剂，卧床休息。

二诊：上方服3剂后，腰腿痛大减，腿可屈伸，已能下床走动，大便通畅，无须再服西药止痛，脉舌如前，唯腰部定点刺痛未减，此瘀未通也。前方去酒大黄加红花6克，乳香10克，没药10克，桃仁10克，嘱再服3剂。

三诊：行动基本如常，尚时感腰酸。再以柔肝养血，养肾，通瘀。

药用：白芍20克，甘草15克，续断10克，黄精12克，枸杞子10克，狗脊10克，杜仲12克，菟丝子12克，泽兰10克，何首乌15克，当归尾10克，川芎10克，骨碎补10克。嘱继服10剂。

随访1年未见复发。

病例2：

林某，男，30岁，2001年3月23日诊。

患者每至夜间则感双小腿深处抽筋、酸麻重着，必须反复重力捶打方可缓解，严重时须起床跑跳方安，严重影响休息、睡眠。曾在某医院诊为不安腿综合征，迭经各种中西药治疗无效。近日更增头晕目眩，心烦不寐。患者平素性情内向，惰动多思。诊见两颊微红，躁动不安，腰酸绵绵，时有口干，舌质淡红，舌苔薄白，脉象弦滑。此证属肝肾本虚，肝阴不足，兼脾虚。法当养阴柔肝补肾，缓急止痹，佐以健脾。方选芍药甘草汤加味。

药用：白芍40克，甘草30克，木瓜20克，薏苡仁20克，怀牛膝15克，酸枣仁（炒）10克，枸杞子10克，远志8克。嘱服5剂。

二诊：上方服5剂后，小腿酸麻、抽筋大减，夜寐已安，头眩、腰酸减，脉舌如前。唯腹微胀气，此阴药碍也。

药用：白芍30克，甘草12克，木瓜15克，薏苡仁20克，怀牛膝12克，酸枣仁（炒）12克，枸杞子10克，远志8克，陈皮10克，佛手10克。嘱再服10

剂。告愈。

病例3：

周某，女，35岁，1982年6月3日诊。

患者胃痛多年，时好时作。胃钡餐透视示慢性浅表性胃炎、十二指肠球部溃疡，服制酸药有时可以缓解。昨天痛又发作，服药无效来诊。诊见胃痛抱腹，呃逆泛酸，腹不甚胀，饮食少进，稍多痛增，两便正常。舌质淡红，舌苔薄白，脉弦细。两天来频服"胃舒平""颠茄合剂"及中药半夏泻心汤不解。此证属脾胃中气素虚，肝阴不足，肝气犯胃。法当柔肝安土，缓急止痛。方选芍药甘草汤加味。

药用：白芍30克，甘草15克，浙贝母10克，枳壳8克，木香7克，海螵蛸12克，香附10克，延胡索10克。嘱服2剂。

二诊：痛已大减，泛酸止，可进糜粥，脉舌如前。唯周身乏力，中气虚也。予黄芪建中汤加味。

药用：白芍20克，炙甘草10克，桂枝8克，干姜3克，大枣4枚，香附子10克，黄芪20克。嘱服5剂。

三诊：胃痛不再，胃纳佳，体力较前好。嘱前方隔日1剂，连服1月，同时配服香砂六君丸。再无发作。

病例4：

刘某，女，30岁，2002年5月12日诊。

患者为服装厂工人，身痒旬余，以过敏性皮炎、荨麻疹服中西药多天，疑为绒毛过敏，已停工多天，未见好转。今诊见患者周身风团如铜钱大，色红，奇痒难忍，举凡"扑尔敏""开瑞坦"仅能解一刻之痒，旋即再发，且抗过敏西药服后又觉天旋地转，头眩几不能站立，烦躁不安，脉来弦稍数，舌质红，舌苔微黄。此证属肝阴血虚，血虚即生风，风盛即痒。治宜养肝血以和其阴，祛风止痒。方选芍药甘草汤加味。

药用：白芍30克，甘草15克，蝉蜕8克，当归10克，防风10克，地肤子10克，苦参10克，生地黄12克，何首乌12克，牡丹皮8克。嘱服3剂，忌鱼腥、禽蛋、热浴。

二诊：痒已大减，周身风团基本消失，脉舌如前。效不改方，前方照服6剂告愈，照常上班。

病例5：

柯某，男，60岁，2001年3月12日诊。

患者身体素健，1周前晨起忽感面部肌肉时有抽搐，初不经意，近日增重。今诊见面部肌肉不时抽搐，连同眼皮、口角，左侧尤甚，时感心烦，夜寐不安，口干，脉来弦细，舌质淡红，舌苔薄黄。查血压、心肺正常，饮食及大小便正常。此证为肝血不足，筋失所养，虚风内动。治宜养血柔肝，镇痉舒筋。方选芍药甘草汤加味。

药用：白芍30克，甘草15克，僵蚕8克，钩藤15克，羌活10克，全蝎2只，蝉蜕8克，薄荷6克，当归10克。嘱服5剂。

二诊：上方服5剂后，面痉挛抽搐大减，仅偶尔发病，夜寐安。脉舌如前。前方去羌活加鸡血藤20克，再服8剂，即告痊愈。

考芍药甘草汤中，芍药、甘草剂量相等。然据文献报道及历验，若两药等量应用，出现浮肿，一旦停药则肿消。若甘草减半，则未见此现象。

二十、谈桂枝汤在儿科中的应用

桂枝汤历来被尊为群方之冠。关于它的应用，历代医家之论述，何止千遍万遍。而在儿科临床上，也常有医家论及；有从理论上加以阐发者，也有从实践上加以验证者。予后学者诸多学习参考，从中获益匪浅。

桂枝汤为仲景治太阳中风之主方，由桂枝、白芍、甘草、生姜、大枣5味药物组成。其主要功能是调和营卫、解肌发表。在儿科临床上，桂枝汤的应用甚广，这主要就是因为其调和营卫、解肌发表的功能。

小儿的生理特点是形体未充、稚阴稚阳、肌肤柔弱、肺脾不足，而这更易导致营卫不调、气血不足。从桂枝汤的组成来看，其中桂枝、生姜扶卫暖中，祛风除寒，寓有少火生气之意；白芍、甘草、大枣酸甘化阴，生津养营，有资助化源之用而宜于小儿。

余家乡潮汕，南方炎热之地，时病之多，小儿尤甚。而其见症，尤多发热。是以每有医者，耽于炎火，一见发热则不辨风寒燥火、不辨脉舌、不视唇目、不观咽喉、不察二便，唯体温计之度数是依。起手便是桑菊、银翘、白虎之属，此误之深矣。另有"世俗见其汗出不止，神昏不醒，便以慢惊为名，妄用参芪术附，闭塞腠理，热邪不得外越，亦为大害。"故"凡治小儿之热，切须审其本元虚实，察其外邪重轻。"（陈复正）而吴鞠通言："儿科用苦寒，最伐生生之气也。小儿春令也，东方也，木德也，其味酸甘……故调小儿之味，宜甘多酸少。"

吴鞠通乃温病大家，十方九寒；陈复正乃儿科大家，然审证辨因、立法用药，绝无犯偏。彼等小儿用药之论，即可资证。

考发热为伤寒、中风（外感病）症状之一，当以脉、舌、咽喉、汗、二便等其他症状而别风寒、风热、温病、脏腑病。凡小儿中风、伤寒，见脉浮弱（或浮稍数）、汗自出、舌淡苔白、咽喉无红肿、咳痰不黄、口不大渴、小便清长，则虽有发热，但可用桂枝汤。以方中桂枝为君药，发散卫阳；白芍酸寒，酸能收敛，寒走营阴。桂枝配白芍乃于发汗中寓敛汗之旨，白芍伍桂枝是于和营中有调卫之功。生姜辛助桂枝以解表，大枣佐白芍以和中，甘草调和中气、调和表里、调和诸药。以桂芍之相须，姜枣之相得，借甘草之调和阴阳表里，气卫血营，并行而不悖，刚柔相济而相和。以下举数病例。

病例1：

林某，女，2岁，1979年10月12日诊。

患儿感冒发热3天，迭经西药退热抗炎未愈，反增虚烦。今诊见患儿面色㿠白，自汗出，发热（体温38.5℃），咳痰清，时或恶寒，便下溏薄，不思饮食，精神萎靡，舌质淡，舌苔白，咽喉微红，脉浮略细、略数。此证为表邪未解而卫气先虚，卫虚邪恋。法宜疏解，调和营卫，忌一味耗散。方选桂枝汤加味。

药用：桂枝4克，白芍4克，生姜2片，大枣2枚，黄芩6克，桔梗5克，浙贝母4克，菊花5克，桑叶5克，紫苏4克，甘草1.5克。嘱服2剂。

二诊：上方服2剂后，热退，汗止身凉，精神振，思饮食，大便日行1次，脉舌如前，仍有微咳。前方加苦杏仁、前胡各5克。继服3剂告愈。

病例2：

赵某，男，1岁，1979年12月23日诊。

患儿反复发热已经1月，体温波动于38℃左右，迭经中西药治疗乏效。今诊见患儿面色㿠白，体形瘦弱，皮肤有汗，发热，不思饮食，动则汗甚，夜寐不安，两便如常，唯小便略赤，咽喉无异，舌质淡红，苔薄白，脉浮。观前医之方（西药不详），有作潮热治、有作阴虚发热治。实则此证为营卫不调，法当调和营卫。方选桂枝汤。

药用：桂枝3克，白芍3克，生姜1片，大枣1枚，白薇4克，淡豆豉4克，栀子5克，甘草1.5克。嘱服3剂，避风寒。

二诊：上方服3剂后，体温退至37.5℃左右，反复不大，自汗止，精神稍振，思饮食，脉舌如前，然仍时有虚烦不眠。前方加龙齿12克，牡蛎12克，嘱再服3剂。

三诊：体温已数天正常，患儿神清气爽，纳食恢复。前方去栀子加黄芪8克，嘱再服3剂。告愈。

病例3：

林某，男，6岁，1987年12月23日诊。

患儿因体质虚弱，胃纳不佳来诊。诊见患儿形体消瘦，面色萎黄，肌肤湿而冷汗出，饮食不思，大便溏薄，小便清长，神疲乏力，无恶寒发热，舌质淡红，舌苔薄白，脉细弱。此证为营卫虚弱，气血不足，卫外无权，看似不若仲景桂枝证，然桂枝汤也非专走肌表，不治他证之方。观此证虽不发热，但禀赋薄弱，汗多纳呆，娇嫩消瘦，时易感邪。方选桂枝汤合玉屏风散加味。

药用：桂枝6克，白芍6克，甘草2克，生姜2片，大枣2枚，黄芪10克，白术7克，防风4克，当归4克，党参7克，炒谷芽7克，茯苓7克。嘱服5剂。

二诊：上方服5剂后，患儿汗出减少，肌肤有温，胃纳转佳，大便成形，面色稍华，脉舌如前。前方加陈皮3克，嘱再服5剂。

三诊：患儿胃纳大增，汗止，脉静神爽，面色红润，肌肉渐充。守前方再服10剂告安。

病例4：

黄某，男，10岁，2010年12月15日诊。

患儿初因感冒，继而咳嗽，已历半月，问医数次未愈，服药情况不详。今诊见患儿咳喘连连，痰多青白，汗出较多，胃纳一般，腹微胀，大便溏，舌质淡胖，舌苔薄腻，脉浮弱而滑。此证为表邪未解，因便利而邪陷，邪不得宣，痰浊不清，故咳而喘。法当解肌疏表，宽中下气。方选桂枝加厚朴杏子汤加味。

药用：桂枝4克，白芍5克，半夏7克，苦杏仁7克，厚朴6克，生姜2片，大枣2枚，莱菔子5克，紫菀6克，百部6克，陈皮4克，茯苓6克，川贝母4克，桔梗5克，甘草2克。嘱服3剂。

二诊：上方服3剂后，咳喘渐平，汗止，大便不溏，胃纳亦佳，脉舌如前。嘱前方再服3剂。后告愈。

病例5：

庄某，男，3岁，1998年10月23日诊。

患儿疝气反复发作，每因饱食、腹胀、跑跳或哭闹则下坠如鸡卵大，痛苦不堪。曾于某医院行回纳手术，不久即复发。今诊见患儿左疝肿大如鸡卵，时坚时软，脐腹胀痛，弯腰啼哭，饮食不思，大便溏薄，舌质淡，舌苔薄腻，脉弦紧。此证为寒湿入里，脾胃湿滞，肝肾虚寒之所致。治宜温通化湿。方选桂枝加桂（肉桂）汤加味。

药用：桂枝3克，安南桂2克，白芍5克，干姜3克，大枣2枚，木香3克，延胡索4克，槟榔5克，橘核4克，小茴香4克，青皮3克，荔核5克，厚朴4克，甘草2克。嘱服3剂。

二诊：上方服3剂后，患儿痛减大半，已可安睡，睡则疝回，大便日行2次，稍软，脉舌如前。前方加胡芦巴5克，嘱再服5剂。

三诊：数天疝不下坠，胀痛不作，大便正常，纳食也香。再宜健脾温肾，以资巩固。

药用：安南桂2克，白芍5克，煨生姜3克，大枣3枚，白术5克，小茴香3克，山药6克，茯苓6克，巴戟天5克，仙茅5克，胡芦巴5克，山茱萸4克，泽泻4克，甘草2克。嘱再服10剂，隔日1剂。后未见复发。

二十一、七味白术散治疗小儿泄泻

七味白术散方出自《小儿药证直诀》。由人参、茯苓、白术、甘草、藿香、木香、葛根七味药物组成。本方系四君子汤加味，以藿香辛温芳香化浊祛湿而和中止呕，木香辛苦温行气而止痛，葛根甘辛平鼓舞胃气上行而止泻，有健脾止泻之功。

清代陈复正对此方推崇备至，评价极高，称其为"幼科之方，独推此为第一"，他在《幼幼集成·泄泻证治》中说："此方治小儿阳明本虚，阴阳不和，吐泻而亡津液，烦渴口干。以参、术、甘草之甘温补胃和中；木香、藿香辛温以助脾；茯苓甘淡，分阴阳，利水湿；葛根甘平，倍于众药，其气轻浮，鼓舞胃气。"如此解读，诚为到位。

从陈复正之评论及临证经验看来，本方最主要的病机是阳明本虚，吐泻而伤津液；最主要的症状是久泻不止、烦渴口干甚至口渴无度。我在长期临证中深深体会到，对于小儿泄泻，苟能抓住主症，应用此方，便可获良效。兹举2例。

病例1：

李某，男，10个月，1985年10月12日诊。

患儿因发热泄泻已住院2天，经消炎补液、调整电解质紊乱等对症支持治疗，仍泄泻不止，今晨来诊。诊见患儿口渴嘴张，频频欲饮，泄泻不止（水样），小便极少，腹胀无矢气，发热，体温38℃，神疲。哭尚有泪，目不凹陷（连续补液故）。舌质红胖，舌苔干焦，脉细，关纹淡滞。此证为脾胃虚弱，湿邪内阻，清浊不分，湿郁化热。法宜和胃祛湿，方选七味白术散加味。

药用：党参4克，白术4克，茯苓5克，藿香4克，木香2克，葛根7克，车前子4克，猪苓4克，泽泻3克，桂枝1.5克，甘草0.8克，蝉蜕3克。嘱服2剂头煎，隔天回话。另，麝香0.5克、抱龙丸1粒贴脐。

二诊：上方服2剂头煎及贴脐后，热退泻减，腹胀大减，矢气连连，小便略长，患儿精神转佳，舌质红，舌苔稍润。病有转机，嘱前方再服3剂。

三诊：泄泻已止，腹胀已消，小便清长，大便每天2次，已稍成形，能进饮食，精神佳，脉细，舌苔薄润。宜健脾和胃，方选参苓白术散加味。

药用：党参4克，白术4克，茯苓5克，薏苡仁4克，山药4克，陈皮3克，炒扁豆3克，炒谷芽4克，芡实4克，木香1.5克，甘草0.8克。嘱服3剂。

后再诊，以此方调理1周而安。

病例2：

林某，女，1岁，1985年7月15日诊。

患泄泻2周，历经数医，中西药治疗未愈。今诊见患儿精神困顿，身体惰动，面色萎黄，口渴引饮，泻水样大便每天十五六次，时时欲呕，小便短赤，腹胀，脉细弱，舌质淡，舌苔厚白。此证为暑湿伤中，脾胃虚弱；宜祛湿和中，淡渗分利，兼扶脾胃；方选七味白术散加味。

药用：党参5克，茯苓6克，炒白术5克，藿香5克，木香2克，葛根7克，佩兰5克，苍术3克，厚朴3克，通草3克，甘草1.5克。嘱服3剂。

二诊：上方服3剂后，大便减至每天五六次，小便清长，腹胀减，有矢气，思饮食，口已不甚干渴，时或啜之即可，面色已转红，脉细，舌苔薄白。前方加炒谷芽5克，陈皮3克，薏苡仁6克，继服5剂而安。

七味白术散组方严谨、配伍恰当，虽然部分成分药性偏温，但总体平和。既有温养脾胃之功，又无耗阴竭液之虑。故临床一般无须拘泥于发热与否，因泄泻肌热也可有之。然必须注意是否外感发热或者移热于肺，若此则宜增删，以免妨碍其效专力宏之功。

二十二、泻黄散在儿科中的应用

泻黄散一方出自《小儿药证直诀》，由藿香、栀子、石膏、甘草、防风五味药组成。其功用为清泻脾胃伏热，主治热在肌内、口燥唇干、口疮口臭、烦热易饥及脾热弄舌等证。临床上应用此方，最主要的病机是脾胃伏热。因而举凡脾胃伏热引起的疾病或症状，用本方治疗都可获效。以下病例可资说明。

病例1：

李某，男，3岁，1974年12月25日诊。

患儿发热5天，口腔糜烂3天，口服、注射西药罔效。今诊见患儿面色红赤，精神烦躁，哭闹不安，微欲呕吐，口腔咽喉红肿，口唇、舌尖溃烂，舌面、舌尖有白色脓点，口不能合，唾涎自出，不能纳食，小便短赤，大便2天未行，脉数，体温39.5℃。

此证为脾胃伏热，心脾火旺。盖唇为脾之外候，舌乃心之苗窍，唇舌溃烂，责在心脾。法宜清泻心脾伏火，方选泻黄散加味。

药用：藿香5克，防风5克，石膏20克，栀子5克，大黄3克（后下），竹茹4克，车前子5克，灯心草4克，金银花5克，连翘4克，蒲公英6克，紫花地丁6克，甘草1.5克。嘱服2剂。

二诊：上方服2剂后体温即降，口唇、舌尖溃烂渐收，大便已通，呕吐止，可进冷米汤，脉平。前方去大黄，加生地黄5克，嘱再服3剂。

三诊：口唇、舌尖溃烂基本消退，能进饮食，小便清长，脉静身凉，患儿精神佳，已能玩耍。

药用：生地黄5克，麦冬5克，栀子5克，藿香4克，防风3克，灯心草4克，甘草1.5克，麦芽5克，车前子4克。再服2剂而安。

病例2：

林某，女，8岁，1975年10月12日诊。

患儿干呕已近2个月，起初父母不以为意，及后渐趋严重，始延医治疗。中有谓胃炎，有谓胃火，有谓食积，终不能愈。今诊见患儿精神尚可（仍上学读书），面色泛红，呕声连连而洪亮，呕时伴有少量涎水，口时渴，口臭易饥，然闻油腥则呕甚，大便干结，小便略赤，舌质红，舌面中心苔黄，皮肤面目未见黄染，脉细数。观前医数方，举凡降逆止呕、健脾和胃、辛开苦降、疏肝和胃，均已用过，然均乏效。

思此证应是原来脾胃积热，不予理会，渐至损及胃阴，胃气上逆所致。当今之要，仍宜清泻脾胃伏火，洁源庶可清流，方选泻黄散加味。

药用：藿香9克，石膏20克，防风7克，栀子8克，竹茹8克，枇杷叶7克，天花粉7克，石斛8克，玉竹8克，甘草1.5克。嘱服3剂。

二诊：上方服3剂后，干呕止半，呕声也较低微，脉静面白，饮食渐趋正常，大便仍干结，小便已清长。此乃脾火渐退，胃阴渐复。仍宗前法，前方加滑石8克，嘱再服5剂。

三诊：诸症悉消，不闻呕声，饮食如常，大小便正常。予益胃汤以善其后。

病例3：

周某，男，12岁，1978年10月14日诊。

患儿头痛旬余，初诊以川芎茶调散合白虎汤治之稍安，近日头痛益增复来诊。诊见患儿抱头唤痛，以前额及二眉骨处痛尤甚，如裂如钻，目痛鼻赤，无汗口渴，口臭唇红，大便秘结，小便赤，舌质红绛，舌苔黄厚，脉来弦数。

此证为脾胃伏火，火热循经上扰。盖足阳明胃经起于鼻翼之两旁，挟鼻上行，左右侧交于鼻根部，旁行入目至前额。今脾胃火盛，循经上扰，经气不通，故而作痛。治当以清泻脾胃伏火为主，疏经通络为辅，方选泻黄散加味。

药用：藿香9克，石膏25克，栀子9克，防风8克，知母8克，葛根10克，川芎8克，赤芍9克，白芷8克，生甘草2克。嘱服3剂。

二诊：上方服3剂后，头痛大减，已能入睡，脉静身凉。生石膏改为煨石膏，加白芍8克，菊花8克，嘱再服5剂。

三诊：头痛已愈，诸症悉失，予沙参麦冬汤加减以善其后。

病例4：

林某，男，7岁，1990年9月17日诊。

7岁小儿，每天弄舌舔唇，极不雅观，更口臭异常，至幼儿园小朋友均不愿意与之玩处，父母苦恼，因携来诊。今诊见患儿面色红赤，目红，不时张口伸舌舔吮嘴唇，唇因之红肿，状极难目，咽喉检查微红，双侧扁桃体不大，未见龋齿，口味甚臭，大便干结，小便黄赤，时欲饮冷，脉细略数，舌质红绛，舌苔黄腻，询知月前曾腹泻、呕吐。

此证为以前脾胃湿热未清，隐伏中焦，心脾受热。法当清泻脾胃伏火，方选泻黄散加味。

药用：藿香8克，栀子8克，石膏20克，防风6克，升麻6克，生地黄8克，牡丹皮5克，黄连3克，通草5克，枳壳3克，甘草1.5克。嘱服5剂，并忌辛辣、鱼腥。

二诊：上方服5剂后，弄舌、口臭明显减轻，舌苔已化，脉平，大便软，小便略赤，唯口仍时感干渴。前方加天花粉9克，麦冬8克，嘱再服5剂。

三诊：诸症皆失，不弄舌，口无异味，小便通畅，大便软，脉舌如常。予沙参麦冬汤加天花粉、石斛善后。

病例5：

李某，女，2岁，1988年12月17日诊。

患儿眼睑赤烂，反复发作3个月，经眼科清洗，口服消炎西药时好时作。今诊见患儿羞明畏光，眵多刺痛，目睑赤烂，肿痛难忍，且见溃处结痂，内则藏脓，渴喜冷饮，唇红，大便干结，数天行1次，小便短赤，舌质红绛，舌苔黄厚，脉浮而数，关纹色紫。

此证为脾胃伏热，以胞睑属脾，脾与胃相表里，热毒蕴伏脾胃，循经上攻，气血凝滞，壅阻胞睑，因发是疾。法宜清泻脾胃伏火，方选泻黄散加味。

内服方药用：藿香5克，栀子5克，石膏12克，防风5克，金银花7克，连翘5克，夏枯草7克，车前子6克，赤芍5克，生地黄6克，龙胆草4克，紫花地丁7克，蒲公英7克，土茯苓7克，甘草1.5克。嘱服5剂。

外洗方药用：黄连、金银花、连翘、蒲公英、紫花地丁、龙胆草、防风、桑叶、菊花各等分。煎汤熏洗，每天3次。

二诊：上内服外洗方用5天后，目红、目肿、胞睑溃烂均大减，痒痛也减，大便通畅，小便清长，脉细，舌质淡红，舌苔薄黄。上内服方去龙胆草加密蒙花5克，嘱再服5剂；外洗方仍用。后告愈。

二十三、竹叶石膏汤治疗小儿暑泻

竹叶石膏汤方出《伤寒论》，原是张仲景为治伤寒、温热、暑热之后，余热未清，气津两伤，身热多汗，心胸烦闷，气逆欲呕，口干喜饮，虚烦不寐，脉虚数，舌红苔少而设。其功用主在清热生津、益气和胃。多年来，余在临床中用此方治疗小儿暑湿泄泻，每获良效。

小儿暑湿泄泻多发于农历六月、七月、八月、九月这几个月份，其中包括西医之"秋季腹泻"（轮状病毒引起）。粤潮炎热之地，季节影响相对推迟，因而此病可延至农历九月或之后。考竹叶石膏汤一方所列主治各证，并无治泻之述，然暑热泄泻之源，实因肺受暑热所伤，治节无权，不能敷布水谷精微而使之直趋下行，故作泄泻。即《时病论》所言："暑热下逼，先伤乎上，夫五脏之位，惟肺最高，……且暑中有火，肺体属金，火未有不克金者也。"若是肺胃清肃，水道通调，则能行一身治节之令，此时邪热可除，而泻亦止。因而清肃肺胃、保护津液，便成为治疗暑泻之重要措施。竹叶石膏汤之功能恰在于清热生津、益肺胃气阴，是不治泻而收止泻。方中重用石膏，石膏之功用如张锡纯所言："其气轻也，可以逐热上出，其质重也，可以逐热下行。俾胃腑之气化升降皆湛然清肃。"历代医家治暑湿热泻之方如《温病条辨》三石汤、《小儿药证直诀》玉露饮等，均用石膏。且暑之为邪，最易伤人气阴，而一旦作泻，易致阴液耗损；小儿稚阴稚阳之体，气阴亏耗，更尤为虑。竹叶石膏汤中之人参、麦冬、甘草等恰担此责。是以用此方加减而治小儿暑湿热泻，堪为对症，仅举数例以证。

病例1：

周某，男，3岁，1978年7月25日诊。

患儿2天前发热、呕吐，继之泄泻。经口服西药、补液未愈。今晨来诊。诊见患儿发热，体温39℃，泄泻水样大便，日十余次，量多，腹微胀，面红目赤，目眶稍陷，口渴无度，捧水杯而不肯离手，哭无泪，哭声嘶哑，小便短赤，烦躁不安，唇舌焦干，脉细数。此证为暑月泄泻，暑热未去而气阴已伤，急宜清热救津，方选竹叶石膏汤加味。

药用：竹叶一把，石膏20克，南沙参8克，麦冬6克，法半夏3克，寒水石10克，滑石5克，香薷4克，扁豆花4克，厚朴2克，车前子6克，通草3克，甘草1.5克。嘱速服2剂头煎，明日回话。

二诊：上方服2剂头煎后，体温已退，口不甚渴，面不红赤，哭已有泪，小便增长，佳象也。泻虽未止，然次数已减，日五六次，舌质红，舌面薄白苔，脉细略数。宗前法，原方减石膏为15克，加茯苓6克，嘱再服2剂。

三诊：患儿精神转佳，脉静身凉，大便稀，日二三次，小便清长，腹不胀，已不饮水而进米汤，舌质淡，舌苔薄白，脉细。此暑热已退，气阴稍复，不宜再进凉泄。予七味白术散加通草、车前子，2剂告愈。

病例2：

陈某，女，4岁，1978年7月25日诊。

患儿昨天起即发热、呕吐，继之暴泻，补液退热，症情依旧，邀余往诊。今诊见患儿高热烦渴，饮凉无度，体温高达40℃，烦躁不安，泄泻如水，不可计次，小便几无，目眶凹陷，哭而无泪，皮肤干皱，捏之不回，舌干无苔，脉细而数。此乃暑泻之重证，急宜泄热救阴，方选竹叶石膏汤加味。

药用：羚羊角1.5克（水牛角代，另煎服），竹叶1把，石膏25克，麦冬7克，寒水石12克，滑石9克，半夏3克，通草3克，车前子6克，葛根8克，天花粉7克，猪苓5克，甘草1.5克。嘱速服2剂。

二诊：上方服2剂后，热稍退（体温38.5℃），渴稍止，精神稍佳，泻有间停，偶有小便，唇舌仍干焦，脉细数。前方加南沙参8克，嘱再服2剂。

三诊：发热已退，口渴再减，但仍欲饮，大便转稀，日七八次，已有小便，腹微胀，舌质红，有薄黄苔，神仍疲，脉濡细。此乃气阴大伤之证，亟宜再补气阴，宗前法。

药用：西洋参1.5克（另炖），茯苓6克，猪苓5克，泽泻4克，白术4克，车前子5克，通草4克，葛根7克，藿香4克，木香2克，甘草1.5克。嘱服2剂。

四诊：患儿精神转佳，口已不烦渴，脉静身凉，日行稀便三四次，小便通长，思进米汤，腹不胀，皮肤润泽，舌质淡红，有薄腻苔，脉细。不宜再进凉泄，须扶养胃气。

药用：党参6克，白术5克，茯苓6克，木香2克，藿香梗4克，葛根7克，薏苡仁6克，扁豆6克，车前子6克，甘草1.5克。

再服3剂。后告愈。

病例3：

赵某，男，8岁，1977年7月25日诊。

患儿发热泄泻已历1周，延医3次未愈。今晨来诊。诊见患儿发热（体温39℃），头痛，面色焦垢，神情烦躁，口唇干焦，微咳，渴欲冷饮，每天泻下水样大便近10次，量中，里急后重，腹不胀，小便短赤，肛门灼热，舌质红绛，舌面光红，脉细数。此证为暑热伤中，伤及津气。观前医之方，乃葛根黄连黄芩甘草汤（葛根芩连汤）合五苓散。虽然，患儿有发热泄泻、里急后重、肛门灼热等葛根芩连汤症，然医者无视病由暑伤肺金而致肺之治节无权、敷布不能、清浊不分而引泄泻，治本应以消暑泄热、清肃肺金、护津养液为法，俾其暑热消退、肺金得清、水道通调则泻自止。奈何见泻治泻，本已津液大伤，仍用黄芩、黄连苦燥伤津，二黄利水损阴，此其不效之故。方选竹叶石膏汤合香薷饮加减。

药用：竹叶一把，石膏25克，半夏3克，南沙参8克，麦冬8克，寒水石10克，飞滑石7克，香薷5克，扁豆花6克，厚朴3克，车前子8克，灯心草5克，甘草2克。嘱服2剂。

二诊：上方服2剂后，热退，烦渴减，大便转稀，日行六七次，小便增长，患儿精神转佳，舌质红，舌有薄苔，脉细略数。前方减石膏为15克，加葛根9克，嘱再服3剂。

三诊：热退泻止，小便通长，神清思食，舌脉如常。予七味白术散加减收功。

夫暑之为邪，最易伤人气阴，而小儿暑热泄泻，来势急骤，极易耗阴损气乃至亡阴、亡阳，故临床须特别注意。关于扶气救阴，余经验两味药物单用，效专力宏，且见效神速。其一为羚羊角（水牛角代），其一为西洋参。虽然，此两味药均非止泻药，然治病重在调和阴阳，倘若"阴秘阳平"，何愁泻不止而病不愈。

考羚羊角（水牛角代）虽性"最寒"，然"清乎肺肝"，善能养阴生津退热。小儿暑泻，若见高热不退，烦渴不止，冷饮连连，急以羚羊角（水牛角代）煎服或者酌情加入石膏、灯心草、麦冬、竹卷心等，往往可收退热、止渴、生津止泻之神效；若见泄泻日久，面白无华，气息低微，口渴欲饮，泄泻不止者，可用西洋参单味先服，收益气固脱之功。

　　总之，暑热易伤元气，故临床见热退渴止，便不能一味凉泄到底，宜中病即止，时时顾护胃气。是以竹叶石膏汤清热生津、益气和胃之功，确乎对症，而方用沙参、党参、西洋参，应随症而定，灵活使用。

二十四、小儿咳喘常用方剂临证浅谈

咳喘一证，乃儿科最为常见之疾病。临证中依证型、表里、寒热、禀赋之异，选用不同方剂，而用方不在多，苟能脉症相符，选用得当，加减得宜，便可获效。试以临证几首常见治咳之方，结合经验释之。

（一）风温咳嗽——桑菊饮

风温初起，咳嗽往往为必有之症。此时治法，亟宜辛凉解表、清泻风热，不能见咳治咳，仅可兼顾。若表解热清，则其咳亦止。方由桑叶、菊花、苦杏仁、连翘、芦根、薄荷、桔梗、甘草八味药物组成。若咳重可加川贝母、瓜蒌皮、前胡等药。

（二）风热犯肺——麻杏甘石汤

方由麻黄、苦杏仁、生石膏、甘草四味药物组成。本方辛凉宣泄、清肺平喘。当外感风热，身热不解，咳逆气急（喘），口渴，有汗或无汗，舌苔薄白或黄，脉浮滑而数宜用。本方麻黄配伍生石膏，意在泻肺热而发郁阳；配伍苦杏仁，则在宣肺气而平咳喘；甘草以和诸药。故本方作用不在发表而在宣畅肺气、清泻肺热。本方与大青龙汤比较，两方都属于外解表邪并清内热之方。然大青龙汤用于外寒重而内热轻者，故麻黄量重，且配伍桂枝，石膏量轻，是重在峻发其汗以解外寒，而兼清里热。麻杏甘石汤则不配伍桂枝而重用石膏，要在清泻肺热外达肌表。故大青龙汤用于不汗而烦者，而本方则不问有汗无汗，只要肺有郁热而喘者，便可应用。然此中有汗无汗，尤需慎辨，若是肺中热甚，蒸迫津液，固然有汗；若津液大伤，则汗少或无汗，此时用药，石膏宜重，或加入桑皮、芦根、知母、麦冬等以生其津。若无汗而恶寒，此为表邪未解又入里化热，用药宜加荆芥、薄荷、淡豆豉、牛蒡子等疏表之品。总之要审无汗之故，或加清热生津，或加辛散解表。

潮汕地处南海之滨，天气炎热，特别是夏月。人多腠理疏开，本自汗多，汗多则易伤津液，汗血同源，故医者多畏麻黄，用之甚慎。余识一医，父子相传，暑月绝不用麻黄，此亦忌之过正、刻舟求剑耳。实则只要审证准确，分别原因，分别体质，注意固护津气，或药分生、炙（蜜），则当用则用。不然方无君何以成，病又何以得除？且岂有某药某月绝不能用之理？

（三）肺燥干咳——清燥救肺汤

本方由桑叶、石膏、人参、苦杏仁、麦冬、黑芝麻、枇杷叶、阿胶、甘草九味药物组成，为喻嘉言治肺燥干咳主方。其症见咽喉干痛，口燥唇裂，痰稠难咯，口渴引饮，大便干燥，舌燥少津，脉象细软者。方取桑叶宣肺，石膏清热，苦杏仁、枇杷叶润肺止咳，麦冬、阿胶、黑芝麻滋阴润燥，人参、甘草健脾。凡温邪燥灼肺津者，用之每效。临证时，若热重可加桑皮、牡丹皮，津亏可加生地黄、玄参、天花粉、玉竹，痰燥可加瓜蒌、川贝母、桔梗等。

病例：

周某，男，4岁，1981年9月诊。

患儿干咳2周，初起发热，咽喉肿痛，咳嗽无痰，经西医治疗后（用药不详），热退咳增。诊见患儿两颊微赤，干咳不止，咳则无痰，烦躁不安，入夜更甚，几无止歇。咽喉微红，口干欲饮，大便干秘，舌质红，舌苔干粗，脉象细数，纳食不佳。证在秋末，燥邪犯肺，肺津已伤。法宜清润，方选清燥救肺汤加味。

药用：桑叶8克，煨石膏15克，北沙参8克，胡麻仁9克，苦杏仁8克，阿胶6克（烊冲），麦冬8克，枇杷叶7克，川贝母4克，瓜蒌皮8克，甘草2克。嘱服3剂，忌辛燥、鱼腥、煎炸之品。

二诊：上方服3剂后，干咳大减，夜则尚甚，咳有痰出，口舌不干，咽喉不红，两便如常。前方加地骨皮6克、桑白皮6克，再服3剂而安。

（四）肺燥阴亏——补肺阿胶汤

补肺阿胶汤由阿胶（蛤蚧粉炒）、马兜铃、牛蒡子、苦杏仁、甘草、糯米六味药物组成。本方主治肺虚有火，嗽无津液而气哽者。此因火盛而阴亏，液少则气哽。方中有马兜铃（注意：本品含马兜铃酸，可引起肾脏损害等不良反应；儿童及老年人慎用；孕妇、婴幼儿及肾功能不全者禁用。2020年版《中国药典》已将此药剔除。）清肺降火，牛蒡子利膈滑痰，苦杏仁润燥止咳，阿胶滋阴养肺。盖气顺则不哽，液充则火退。加甘草、糯米以养脾胃，培土以生金。李时珍谓阿胶、糯米为补肺正药，同时甘草亦有缓急润肺止咳之效。常可加沙参、麦冬、天冬、百合、石斛，以及紫菀、款冬花、桑白皮、川贝母之属，分别增强滋阴润肺、止咳化痰之功。若见有肺气虚，面白易汗，卫阳不固者，可加人参、黄芪扶正之品。

病例：

赵某，男，5岁，1977年3月12日诊。

患儿素有哮证，咳嗽已久，咯痰不畅，时有自汗，口常干渴，渴饮不多，舌红无苔，胃纳不佳，脉细濡稍数，大便干结。此乃肺气素虚，阴弱痰结之证。予补肺阿胶汤加减。

药用：阿胶7克（烊冲），北沙参7克，马兜铃（2020年版《中国药典》已将此药剔除，见本书第85页）5克，款冬花6克，牛蒡子7克，苦杏仁7克，糯米20克（包煎），紫菀6克，橘红4克，甘草2克。嘱服3剂。

二诊：上方服3剂后，咳嗽大减，痰吐爽利，唯舌尚无苔，仍以上方滋养肺气兼以化痰。调理旬余而愈。

方中马兜铃一药，有催吐之作用，服药后可有呕吐、呕痰，加糯米用以养护胃气，可减轻呕吐之伤，此亦用方深意。

余曾用此方治一女性教师，脉证与本方对应，遂原方照用。不料药店不备糯米，也以为无关紧要，遂不嘱其自购下之。服药后呕吐不休，连痰带食，病家紧张询告，急以姜竹茹煎服方止。随后数剂，追加糯米，服之不呕食，病也告愈。

（五）风寒咳嗽——麻黄汤

麻黄汤由麻黄、桂枝、苦杏仁、炙甘草四味药物组成。此方是仲景《伤寒论》为治太阳表实证而设。症见风寒阻表，无汗，恶寒发热，咳嗽鼻塞，脉浮紧，舌苔薄白者。以南方火热之地，即便风寒感冒，也易化热动火，故麻黄、桂枝少用。然临证若见腠闭无汗、风寒咳嗽、舌白脉紧、口不甚渴、咽喉不红肿者，即可放胆用之，每获良效，但须中病即止，谨防辛燥伤耗肺阴。如咳嗽咽痒，可加百部、桔梗、前胡开泄肺气，止嗽效果更佳。痰多可加半夏、川贝母，作呕可加陈皮、生姜。若内有痰饮，则可用小青龙汤，以干姜、细辛、五味子、白芍配麻黄、桂枝以蠲饮解表，止咳平喘。又麻黄、苦杏仁、生甘草三味即为三拗汤。方中麻黄不去节，苦杏仁不去皮尖，甘草生用。麻黄宣肺而不发汗，苦杏仁疏解发散而降肺气，甘草和中缓急止咳。临床多用于百日咳，配以百部、川贝母、天竺黄润肺止咳，再加桔梗、桑白皮、紫菀开降并施。

病例：

林某，女，8个月，1975年4月13日诊。

患儿咳嗽月余，初则发热，医院胸部X线拍片显示支气管炎。曾经中西药治疗，热退喘咳不减，近日益增。诊见呛咳气逆，痰阻不畅，二便尚调，舌苔薄白，关纹浮。此证为风寒未化，肺失清肃。法宜宣肺化痰止咳。方选麻黄汤加减。

药用：麻黄2克，生甘草2克，苦杏仁5克，紫菀5克，紫苏子4克，竹茹4克，陈皮3克，半夏3克，白芥子3克，黄芩4克。嘱服3剂。

二诊：上方服3剂后，咳嗽减，舌苔白腻，大便溏。痰湿尚重，聚于肺胃，为二陈汤症。

药用：陈皮4克，半夏3克，茯苓4克，苦杏仁4克，厚朴3克，紫菀4克，竹茹4克，甘草1.5克。

继服5剂而安。

（六）治咳平剂——止嗽散

止嗽散由荆芥、桔梗、紫菀、百部、白前、橘红、炙甘草七味药物组成。余之所以称其为治咳平剂，乃因此方温润和平，不寒不热。既能宣肺祛痰，又不发散过当。故为外感咳嗽中平稳之剂。在长期临证中，治小儿之嗽，使用最多，屡用屡验，实为古方中之良方。

本方中，荆芥辛香解表；桔梗苦辛开肺；白前、百部润肺降气，清肃止咳；橘红、紫菀苦辛微温，化痰止咳；炙甘草补气和中。用药准确，配伍得当。

病例：

刘某，女，3岁，1977年9月23日诊。

患儿肺气素虚，时犯咳喘，今岁秋凉又作。诊见面白唇稍红，咳嗽频作，略有微喘，哭声稍哑，痰阻不爽，胃纳不佳，二便如常，舌质稍红，舌苔薄白，脉濡带滑。此证为初感风寒，肺气不宣。法当宣肺开音，化痰止咳。方选止嗽散。

药用：荆芥4克，桔梗3克，橘红3克，白前5克，紫菀6克，百部6克，紫苏子4克，苦杏仁6克，川贝母4克，甘草2克。嘱服3剂，慎风寒，忌鱼腥、油腻之品。

二诊：上方服3剂后，咳嗽大减，痰稀白，脉舌如前。前方加半夏4克，再服4剂而安。

（七）脾虚痰盛——六君子汤

六君子汤由人参、白术、茯苓、陈皮、半夏、甘草组成。加胆南星、白附子即为星附六君汤。若小儿肺脾两虚，痰湿不化，咳嗽痰多，迁延不愈，纳谷不香，大便溏薄，此因脾失健运，水谷不化精微，反而凝聚成痰，上贮于肺，痰嗽因作，此时六君子汤加减最是适宜。方中六君补脾胃、肺气，功专益气健运，燥湿除痰；而胆南星、白附子蠲痰化饮，则喘嗽可愈。临证若脾虚便溏或泄、面色萎黄，方中可加山药、白扁豆、干姜、薏苡仁等。

病例：

林某，男，8个月，1978年4月24日诊。

患儿咳喘近1个月，西医诊断为迁延型肺炎。现已无发热，但患儿面白神疲，四肢不温，咳少痰多，喉鸣不止，乳食少进，大便溏薄，舌质淡胖，舌苔白腻，脉细弱。此证为肺脾两虚，聚湿生痰，痰浊恋肺，故喘咳不止。法当扶脾胃之气，杜痰浊之源。方选星附六君汤加味。

药用：党参4克，白术3克，茯苓5克，陈皮3克，半夏3克，胆南星2克，白附子3克，川贝母4克，甘草1.5克。嘱服3剂。

二诊：上方服3剂后，咳喘大减，精神佳，夜可安寐，脉舌如前，但胃纳尚差，大便尚溏。前方加炒谷芽5克，薏苡仁6克，再服5剂，诸症悉除，后宗此法调理2周而安。

总之，小儿咳喘之方，古往今来，不胜枚举，然则"千方易得，一效难求"。只要临证理明法当，选方范围便可集中，毋嫌简单，而要在精准。

二十五、浅谈望诊在儿科诊断中的意义

　　望、闻、问、切，是中医临床诊断疾病的4种方法。在具体应用的时候，必须四诊合参、相互配合，不可偏废、孤立地看待某一面。

　　但望诊在这四诊之中地位明显较高。日常生活中，常听人说"看病"（看者望也），少听人说"问病""切脉（病）"，更没有听说"闻病"的。而小儿由于生理、病理的特点，其生长发育和疾病反应与成年人都有区别，且婴幼儿不能言语，父母替诉也多不能准确反映病情，年龄较大者虽能言语，但问诊也困难。再加上就诊时患儿多哭闹，影响脉象气息，诊脉困难。故儿科自古称"哑科"，因而有"宁治十成人，不治一小儿"之说。正如明代董凤翀在其所著《活幼精要》中说："小儿有疾最难医，口不能言辨是非，惟在揣摩而测度，听声察色探元微。"在这种情况下，望诊就成为儿科诊断中的重中之重。

　　余从医40余年，由于多种原因，日门诊量均在200人以上，其中儿科疾病占十之七八。几十年来日积月累，经验固不敢言，一些体会还是有的。其中最重要的一条，就是望诊在儿科疾病的诊断中有极其重要的意义。作为一名中医儿科医生，没有娴熟敏锐的望诊技能，是很难胜任儿科工作的。

　　望诊的具体内容，首先是神色，其次是形态，最后就是舌、目、耳、口、鼻、皮肤、二阴、二便、指纹。虽然成年人疾病的望诊也是这些内容，但由于小儿肌肤娇嫩，脏腑的病证形诸外，就比成人更为明显。

　　儿科望神色，主要是观察小儿的面部气色和精神状态。在这里，精神状态更为主要。一般来说，凡两目有神、表情活泼、面色红润、呼吸调匀，都是气血调和、神气充沛的无病之症。即便有病，也多轻而易治。反之，如果精神萎靡不振、二目无神、面色晦暗、疲乏嗜睡、表情呆滞、呼吸不匀，就是有病的表现，而且病情较重。

　　在望神色中，历代典籍及医家均有精微的描述。《灵枢·邪气脏腑病形》中说"十二经脉，三百六十五络，其血气皆上于面而走空窍"。在面部望诊中，主要的观察方式就是五色主病，五色是指红、青、黄、白、黑。

明代龚信所纂辑《古今医鉴》中有一首《观面部五色歌》，歌词曰"面赤为风热，面青惊可详，心肝形此见，脉证辨温凉。脾怯黄疳积，虚寒㿠白，若逢生黑气，肾败命须亡"。其叙述了面部五色所主的证候，特别强调了面色忽然发黑，预后绝对不良。同时指出在观察面色时，必须参合脉证，辨别寒热。而证之临床，确实发现一些儿科重症、绝症，都现面黑。至于风热面赤、脾病面黄、虚寒㿠白，这些都是普遍的医家通识。其中特别要注意的是面现青色，一般都是将要发惊的征兆，临床上许多小儿惊厥抽搐之前，大抵均面现青色。

关于面部察色应病，明代徐春甫在其所著《古今医统大全》中这样描述："两腮肝肺位，鼻准内斯脾。正额为心主，颏间三肾随。有内斯形外，观之识病机。面赤唇青者，伤寒热证推。惊风青黑应，唇脸所由知。面黄多积病，疳疾亦何辞？白多应是泻，痢更蹙双眉。面青肝有病，春患最难医。举金来克木，余仿此推之。"其主要叙述了观察小儿面部形色，必须划分面部的部位，配合五脏来了解五脏的病变，根据"有诸内必形之"的原理察看小儿面部的气色，除了能够知道五脏内在的变化，更可判断病变的新久和预后。

当然，关于小儿面部区域的划分和五色的浮现时间、深浅与其相对应的脏腑病变的实际情况，并不是那么严格、那么格式化、那么有章可循的。也就是说，并不是那么的明显可见。这就需要医生长年累月的细微观察以积累经验。

曾诊治一患儿，2周岁，有惊厥病史（高热惊厥）。诊见患儿面现青色，哭闹非常，哭声尖锐，双手握拳，体温不高。其父母均疑为惊厥发作，但细察片刻，见哭闹时有停顿且面色时青时白，查腹，见哭时腹硬，不哭时则腹软，脐部有一团状物，证询其父母知前天有服驱虫药，何药不详，且20小时未排大便。据此断为虫痛、虫厥、蛔虫性肠梗阻。急用麻油30毫升徐徐灌服，半小时后患儿渐趋安静并排大便，继之泻下虫团。见虫团中尚有活虫，续服"乌梅丸"汤3剂得愈。

关于诊察小儿面部形色，五代高阳生所作《小儿面部形色赋》是这样描写的："察儿形色，先分部位。左颊青龙属肝，右颊白虎属肺。天庭高而离阳心火，地角低而坎阴肾水。鼻在面中，脾应唇际。红色见而热痰壅盛，青色露而肝风怔忡。如煤之黑，为痛中恶逆传；似橘之黄，食伤脾虚吐利。白乃疳痨，紫为热炽。青遮日角难医，黑掩太阳不治。年寿赤光，多生脓血。山根青黑，每多灾异。朱雀贯于双瞳，火入水乡；青龙达于四白，肝乘肺位。泻痢而戴阳须防，咳嗽而拖蓝可忌。疼痛方殷，面青而唇口噙；肝风欲发，面赤而目窜视。火光焰焰，外感风寒。金气浮浮，中藏积滞。乍黄乍白，疳积连绵。又赤又青，风邪螈。

"气乏囟门成坑，血衰头毛作穗。肝气眼生眵泪，脾冷流涎滞颐。面目虚浮，定腹胀而上喘。眉毛频蹙，必腹痛而多啼。左右两颊似青黛，知为客忤；风气二池如黄土，无乃伤脾。风门黑主疝，青为风；方广光滑吉，昏暗危。手如数物兮，肝风将发；面若涂朱兮，心火燃眉。坐卧爱暖，风寒之入；伸缩就冷，烦躁何疑。肚大脚小，脾欲困而成疳，目瞪口张，势似危而必毙。"

"噫！五体以头为尊，一面惟神可恃。况声之轻重不同，啼之干湿顿异。呵欠连绵，知病之欲作，忽然惊叫，识火之将炜。此察证之规绳，幸拳拳而不悖。"

"此察证之规绳，幸拳拳而不悖。"作为一名儿科医生，必须把这些察形审证的秘诀牢牢记在心头，随时灵活应用，则临证便可了如指掌。

这篇赋文是儿科诊断学中极为重要的内容，陈复正评价其"临诊辨证，颇为得理，余经验既久，所以知其不诬。"在此赋中，高阳生首先根据面部划分的部位配合五脏，从五位的颜色来了解五脏的病变，比如青主惊风，红主痰热，黄主食积，白主肺虚，黑为中恶逆传。并从颜色和表情结合苗窍的变化，预测疾病的所在和预后，如二目直视面有赤色者，是为热盛生风，将发抽搐；眉毛紧皱而啼哭者，必定是腹中疼痛；痢下不定而面貌艳娇者，主预后不好；惊风而面若涂朱者，是属死证。他还特别指出"青遮日角""黑掩太阳"难医。而从长期的临床实践中，我发现确实有一些病情特别严重的患儿，一旦额上发青、发黑，便濒于死亡的边缘，极难挽救。

此赋强调了诊察小儿形色，要以头面为主，适当结合其他证情，全面分析。这是因为五脏六腑的精华，皆上荣于面，可以反映内脏的病变，而其中的关键，尤在于神气的存亡。

对病儿形体、形态的观察，也是望诊的一个重要内容，通过病儿的形体强弱、肥瘦和活动状态，可以推测疾病的轻重和变化。形体上，要观察患儿的头囟、躯体、四肢、肌肤、毛发、指甲、趾甲等。营养良好、胎禀充足的患儿，大多筋骨强健、毛发黑泽、姿态活泼；反之筋骨软弱、肌瘦形瘠、皮肤干枯、毛发萎黄、囟门逾期不合、姿态呆滞的，多是后天不足且多病。"五迟"证的表现就是头方发少、囟门迟闭。而婴幼儿泄泻气虚液脱，则见皮肤干燥，甚至提起皮肤久久不能回还，眼眶凹陷。如果头发稀疏额上青筋显现，则多为疳证。若指甲菲薄、苍白质脆，则多是营血亏虚的重症。若见指甲色紫或呈杵状，则多是心阳不足、气血瘀滞。

形态上，不同疾病也有不同的姿态。小儿喜伏卧者，为乳食内积；喜倦卧者，多为腹痛（此时尤应注意腹部触诊并询问大便情况）；喜侧卧者，多为胸胁疼痛；若仰卧少动，二目无神，则多为重病久病；若颈项强直，手指开合，四肢急抽搐，角弓反张，则为惊风；若端坐喘促，痰鸣哮吼，则多为哮喘；至若肺炎喘嗽，则见咳逆鼻煽，胁肋凹陷，呼吸急促。

小儿疾病望诊的内容还包括察舌、察目、察鼻、察口、察耳、察前后两阴、察两便、察指纹。这方方面面，对儿科疾病的诊断都有其重要意义，每一方面都不能漏掉。很多儿科疾病，比如口疮、肛裂、盘肠气结、尿布皮炎、疝气等，若不仔细诊察这些部位就不能及时发现。

关于儿科的特殊诊法——察指纹，有人认为其诊断意义不大，与疾病的符合率不及舌诊和脉诊，未免有失偏颇。察指纹是古代医家对两三岁内的小儿用以代替脉诊的一种辅助诊断方法，有其独特的意义。

指纹诊法的具体内容是浮沉分表里、红紫辨寒热、淡滞定虚实、三关测轻重。其中，浮沉分表里、三关测轻重的诊断意义是很大的，患儿危急时，"透关射甲"就屡屡可见。

当患儿抱到我的面前时，一观神色，紧接着便是握指一推，关纹现处，病情已有几分明了。

二十六、儿科望舌

辨舌是儿科望诊中一个非常重要的环节。辨舌的主要内容是舌质、舌苔和舌体3个方面。小儿由感受六淫之邪引起的外感病、由脏腑功能失调引起的内伤病，一般都能通过舌象反映出来，故有"辨舌质可决五脏之虚实，视舌苔可察六淫之浅深"之说。

正常的舌苔，就如地上的微草。一旦感受病邪，则在正常的舌苔上生垢，即另浮一层，但另浮出的这一层，尚分有根、无根之别。一般来说，无根之苔（即刮之可去），多为寒邪在表，病多属浅；有根之苔（即难以刮去），多为邪气内结，病多属深。

从外感病来说，舌苔色白而薄者，为寒邪在表。若白苔而见浮浊、浮腻、微厚而刮之不去者，则是寒邪渐欲化热之象。若初起薄白苔而呈燥刺，则系温病因感寒而发，肺津已经受伤。若因伤食积滞，则白苔润而黏腻。若苔白如积粉，则大多见于外感秽浊或者热毒盛的温疫病。白腻苔为湿邪内蕴。若白苔转黄，是为表邪入里化热之象。淡黄为热轻，深黄为热重，焦黄为热结。此外，阳虚水湿内阻者也可见黄苔，然其苔淡黄而滑润。舌苔灰黑，舌质淡白，苔若滑润属阴寒，多为寒邪所致。舌苔由薄转厚，提示病邪已经入里。厚苔表示痰、湿、积滞之邪入里渐深，病情较重。舌苔由厚转薄，提示邪有外达之机，是为病邪渐解、正气渐复、胃气渐振之兆。

若见舌面干燥，扪之无津为燥舌，粗糙而有刺手感为糙舌。此两者都表示津液不足，前者较轻，后者较重。若舌面光镜无苔，则多为阴虚已极的重病和久病。若为花剥苔（俗称为地图舌），或中有边无，或中无边有，此多是儿童禀赋不足，脾胃薄弱，脾胃阴虚。此时若见黄苔，则其邪在经者，可用凉解之品，不可大攻大泻以伤其正。

小儿舌质呈淡红色，为正常舌质。常说的"舌红色淡"即是指此。小儿舌质淡白，是为心脾虚寒，但其中的变化，则须结合脉证。若是舌质淡白，而脉色尚佳，虽有邪热，仍当清其邪热，但不可过用苦寒，以伤其正。若舌质本红，骤然转淡，则须防热盛伤阴而阴损及阳，此时在治疗上就必须顾护阳气。特别是当吐泻烦渴之时，舌质淡白，须及时温补。

舌有红刺，属邪热炽盛。舌色红绛，是热入营血。舌红而少苔甚至无苔者，为阴虚火旺。舌质紫红或紫暗，多为气滞血瘀（儿科较为少见）。若见舌体胖嫩、齿痕明显、舌质淡白，则多为脾肾阳虚。舌色深红，多为心脾积热。舌体突然胖大或肿大胀口，舌色青紫而暗者，可见于中毒或过敏。急性热病中出现舌体短缩，舌质红绛而干者，多是由于热病伤津，经脉失养而挛缩，也为厥阴寒极而致。尚有舌见黑苔者，须辨其寒热虚实。黑而滑，内有痰湿，身无大热大渴者，须用辛温以通阳化浊，不可因黑便认为火而用凉泻。舌质淡白而见黑苔薄滑或灰，此乃阳虚之证，寒痰凝聚，须予苦辛开降、通阳之法。如舌质红赤，实热邪盛，苔黑而燥，或起芒刺，腹胀拒按，腑实热结，此时急当攻泻，如三承气汤之类。若内无实结而见苔黑干燥，津液耗竭，则须急投凉润滋阴。若舌质淡而润黑，则为虚寒之证。故若见黑苔，须辨其虚实寒热而应对，以补泻温凉。

小儿重舌，较为常见，一般没有危险性，其症见舌下肿突，如舌下又生一舌。这可以引起热毒壅结，发生溃烂腐秽，导致病情恶化。木舌为舌大肿胀，麻木不灵，证情比较严重，因舌肿不仁，若不急治或者小儿经常用手拭扪，极易恶化，往往预后不良。但也有一些是因津液干燥而成木舌，每每补津给乳之后，即可不药自愈。总之，必须结合脉症、小儿神色，方不致误。舌乃心之苗窍、脾胃外候，故重舌、木舌之证，起因多为心脾积热。

尚有小儿弄舌证，指小儿将舌时露时收，频频玩弄。其于病理上说，也多属心脾积热上冲。尤其是重病未愈者，弄舌更是心脾亏损不复之象，易变痉证。此时治疗虽宜清解，但不宜过用寒凉，以免伤及脾胃津液。而有痴呆儿童，弄舌也为常见。但是，健康儿童于吮乳或口渴时，也偶有弄舌之现象，甚至于睡梦中也见。此当不作病态耳。

明代万密斋在其所著《万氏秘传片玉心书》中有《西江月·舌病》词一首，词中关于重舌、木舌之论，可资参考。但限于词体简约，亦未能尽涵病义。词曰："小儿重舌木舌，心脾蕴热攻中，舌下生舌两重重，木舌大硬肿痛。急用针刺去血，何妨鲜血流红，枯矾搽上有神功，解热消风可用。"要知，望舌虽是儿科望诊中的重要一环，但仍须注意脉症合参，尤须注意小儿神色，而其中心得，更须长期临证实践，细致观察，善于总结，方有所获。

二十七、儿科说肺

　　记得当年业师于闲聊中曾谓余曰："儿科肺脾二病通，可以为医。"另一儿科前辈则说得更"土"："咳嗽腹泻医得好，便可赚食（赚钱）。"对此当时颇觉不然，总觉疾病万千、五脏六腑、气血营卫，何以独重肺脾？是否有偏颇之嫌？及后方知此话确是经验之谈，并不虚妄。

　　这里说肺，在数十年长期的儿科临证实践中，我深深感觉到，小儿疾病，确以肺、脾二脏最为多见。许多儿科疾病都直接或间接地与肺的功能失调有着密切的关系。从临床表现来看，肺系疾病的发病率最高。在门诊中有关肺系的上呼吸道疾病、下呼吸道疾病所占的比例也最高，而在广大农村民众中更是如此。所以，作为一名儿科医生，特别是长年在农村基层中工作的儿科医生，必须高度重视肺的生理机能及病理变化，娴熟掌握肺系疾病以及与肺有关的各种疾病的诊断和治疗之法。

　　小儿的生理特点是脏腑娇嫩、形气未充。故汉语中，有"娇儿"之称，其或许与此有关。《育婴家秘》明确指出"肺为娇脏"；《小儿药证直诀·变蒸》则说："五脏六腑，成而未全，全而未壮。"因为肺为五脏六腑之华盖，居于胸中，其位最高，是清虚之体，最娇之脏。而对于小儿来说，其"娇"就显得更为突出，更为重要。故在临证中，肺的功能一旦失调，疾病就随之而生。

　　在历代的医书古籍中，有关肺的论述其多。《素问·阴阳应象大论》说："肺气通于天。"《灵枢·百病始生》则说："是故虚邪之中于人也，始于皮肤，皮肤缓则腠理开，开则邪从毛发入，入则抵深，因深则毛发立，毛发立则渐然。"《温病条辨·解儿难》提出"小儿稚阳未充，稚阴未长者也"的生理特点，又云："脏腑薄，藩篱疏，易于传变；肌肤嫩，神气怯，易于感触。"叶天士认为："温邪上受，首先犯肺，……肺合皮毛而主气。"《清代名医医案精华》说："肺位胸中为五脏华盖，最娇之脏，不耐邪侵，毫毛必病。"《难经·四十九难》曰："形寒饮冷则伤肺。"《麻科活人全书》曰："气促之症，多缘肺热不清所致。"等。这些论述，都充分说明了小儿肺的生理、病理特点。

在临证治疗上，肺占有重要的地位。由肺脏本身直接引起的肺系疾病，比如感冒、咳嗽、肺痈、哮证、喘证等，常用的治疗方法有宣肺、清肺、泻肺、补肺、润肺等。如果辨证准确，立法用药适宜，则大多数可以取得显著的效果，这里不赘述之。而对于其他脏腑的疾病，治疗时若能考虑其与肺的表里关系、生克关系，然后通过调节肺的功能，保持肺的清肃功能正常，也会起到促进的作用，达到事半功倍的效果。

这里列举两个病例，以资说明。

病例1：

庄某，女，6个月，1993年6月20日初诊。

患儿出生3周后，发现痰鸣气喘，呼吸困难，口唇指甲青紫发绀。于汕头市某医院被诊断为先天性心脏病、法洛氏四联征，并先后到多家大医院就诊检查，均因病情过重且体质虚弱不能手术，以西药保守治疗，病情未能得到控制。今诊见患儿喉中痰声漉漉，状如拉锯，喘息抬肩，点头呼吸可见三凹征，抱起稍轻，卧则喘息痰鸣更甚，日夜不能平卧，口唇指甲青紫，体形消瘦，目光无神，进食极少，指纹紫红，脉弦滑，舌质淡红，舌苔白腻，体温正常。考虑此证系先天禀赋不足，心脾阳气不振，痰浊内生，阻遏气机，肺气不宣，痰湿不降所致。此时治则应先治其标，宣肺降逆、燥湿豁痰。方取杏苏饮合二陈汤加减。

药用：炒杏仁3克，陈皮3克，川贝母3克，天竺黄3克，紫苏子2克，法半夏2克，莱菔子2克，茯苓5克，白芥子1.5克，甘草1.5克。嘱服3剂。

二诊：上方服3剂后，上述症状减轻，特别是痰鸣大减，能平卧，但卧时仍闻痰声犹如拽锯，呼吸困难。脉舌关纹如前。原方加党参3克，麦冬3克，五味子1克，桂枝尖1.5克，栝楼3克，以补益心气，强心宽中，温中祛痰。嘱服5剂。

三诊：上方服5剂后，患儿面色好转，已无发痦，喉间偶有痰鸣，呼吸微促，三凹征消失。效不更方，守原方再服5剂。诸症消失。嘱注意冷暖，慎避风寒，增加营养。及后偶逢感冒，前症有复发，但不似以前之严重。治疗上概遵前法，发作则宣肺降逆、燥湿豁痰以治其标，缓则补益气阴以治其本。20余年来，再没住过一次院。

病例2：

林某，男，5岁，2012年7月23日诊。

父母代诉，患儿自幼从不尿床，但自今年2月患支气管肺炎之后，每晚均尿床2~3次，曾服中西药治疗无效。今诊见咳嗽日久，神疲气短，面色少华，脉滑脉细，舌淡苔白。此证为肺气耗伤太过，气虚下陷，固摄无权。而观前数医之方，多从调理肾及膀胱功能入手。余则拟从肺论治，益气补肺。方选人参五味子散（人参、白术、茯苓、五味子、麦冬、甘草、生姜、大枣）加减。

药用：党参5克，白术5克，茯苓4克，五味子1.5克，麦冬3克，山药5克，益智仁4克，龙骨12克，牡蛎12克，莲须3克，川贝母3克，甘草1.5克。嘱服5剂。

二诊：上方患儿服5剂后，其父电告已不夜尿，咳嗽基本痊愈。为巩固疗效，嘱再服5剂。

另者，有妇人咳嗽日久，咳则遗尿，依此法治疗辄效。

对于因积滞日久、积久化热、上蒸肺胃、肺失清肃而引起咳嗽者，或因疳证日久、脾脏虚损、水谷不能运化、壅滞化热、热而酿痰而出现痰鸣气喘、咳嗽等肺经症状者，其病原虽不在肺，但治疗上余常以清肃肺金为法，方用生地清肺饮（桑白皮、生地黄、天冬、前胡、桔梗、紫苏叶、防风、黄芩、当归、连翘、赤茯苓，加姜、大枣为引），均取得满意疗效。

肺在儿科疾病的诊断治疗以及预防上的重要意义，应该引起每一名儿科医生的高度重视。中医对于小儿肺脏的生理、病理的认识以及其特有的治疗理念，必能对儿科疾病的防治起到越来越重要的作用。

二十八、儿科说脾

在儿科中，肺、脾两脏的发病率最高。小儿病除了因禀赋不足而致的一些先天性疾病及新生儿特有的一些疾病之外，最易发生的便是肺系疾病和脾胃疾病。作为一名中医儿科医生，对此感触最深。

《素问·阴阳应象大论》曰："中央生湿，湿生土，土生甘，甘生脾，脾生肉，肉生肺，脾主口。其在天为湿，在地为土，在体为肉，在脏为脾，在色为黄，在音为宫，在声为歌，在变动为哕，在窍为口，在味为甘，在志为思。思伤脾，怒胜思；湿伤肉，风胜湿；甘伤肉，酸胜甘。"

从上面这段叙述中可以知道，脾在人体生理机能中的作用，以及其在病理变化中的表现。而在儿科方面，由于小儿的生理特点是"脏腑娇嫩，形气未充"，正如《灵枢·逆顺肥瘦》曰"婴儿者，其肉脆、血少、气弱"；《小儿药证直诀》曰"五脏六腑，成而未全，全而未壮"。故小儿脾胃病之多，如呃逆、呕吐、腹泻、积滞、便秘、积聚以及与脾胃相关疾病，就在所必然。

胃主受纳、腐熟水谷，脾主运化、输布精微，二者对于气血的生成，维持生命活动所需要的营养，起着主要作用。小儿的消化系统未尽完善，脾胃的运化吸收功能尚未健全，于生理上反映为"脾常不足"；但是机体的发育较快，对水谷精微、营养物质的需要量也较大，而脾胃的运化吸收却有一定的限度，加上小儿尚未具备生活自理能力，寒暖不能自调，饮食不能自节，因而外易为六淫所侵，内易为饮食所伤，这就容易造成临证中常常出现的消化紊乱之病证。

一方面，由于小儿生理上处于"阳既不足，阴又未盛"的嫩弱状态，因而在疾病的发展过程中，最易变化。对此，可举例以说明。

婴幼儿腹泻，开始可为肠胃湿热之实证、热证；若因热耗津液，就容易出现伤阴；若因湿困脾阳，就容易出现伤阳。再者，由于"阴阳互根"的关系，在泄泻严重之时，就可能互相影响而导致出现阴阳两伤的危重证候。其变化之迅速，有时确令医者措手不及。

"脾为后天之本"，气血生化之源，于小儿尤为如此。故脾（胃）病（其他疾病也然）之治疗，必须刻刻顾护脾（胃）气，慎用克伐之品。即便是风寒所伤、湿热内蕴、食积所致之腹痛泄泻诸证，临证用药时，也要注意祛寒勿伤阴，清利勿损气，消导勿伤脾。

另一方面，由于小儿脏气清灵、发育迅速、活力充沛，患病易趋康复，故《景岳全书·小儿则》说："且其脏气清灵，随拨随应，但能确得其本而摄取之，则一药可愈，非若男妇损伤、积痼痴顽者之比，故谓其易也。"自然，它在这里所说的可以"一药而愈"的根本前提是"确得其本"，即诊断准确、用药准确。这也说明了小儿病易于恢复，不似"男妇损伤、积痼痴顽者之比"。然小儿病理又有寒热虚实易变、病情易变的一面。这在脾（胃）病方面，表现也极突出。寒者滥用辛燥可致热、虚者过用温补可酿成实。

总体而言，鉴于小儿生理、病理上的特点，特别是"脾肺皆不足"这一特点，在治疗中宜中病即止，慎勿伤及脾（胃）。苟或病有转变，即须重新思考。"改弦易辙"在儿科临证中乃是常事。

数年前，余曾接治一名8岁小儿，胃脘部痛。诊时见患儿面黄肌瘦，脉细弱，舌白苔薄，胃纳差，大便溏薄，其痛绵绵。20余天前因腹痛（时痛时止）在某医院就诊治疗，称肠系膜淋巴结发炎，以"阿莫西林""克拉霉素""颠茄合剂"治疗1周。二诊痛有缓解，医嘱原药再服1周，并加外医中药，方为四逆散加黄连、木香、槟榔、延胡索等；然病又转重，由原之时痛时止变为终日其痛绵绵，且增饮食减少，体虚乏力。观此证系过用消炎寒凉克伐之药，伤其脾胃，中虚作痛，予小建中汤，3剂痛止，10剂而收全功。

小儿病以肺、脾疾病与外感疾病居多，而此中尤以脾（胃）病与饮食关系最大。故为医者须特别注意，于医嘱中特别交代，方可收事半功倍之效。

小儿"脾常不足"，消化力弱，一旦患病，则脾胃功能更处于低下之状态，而致胃口不开，饮食少思。乳食幼儿，应重视乳食调摄。对此，清代徐大椿在《医学源流论·幼科论》中有言："小儿纯阳之体，最宜清凉。今人非太暖，即太饱，而其尤害者，则在于有病之后，而数与之乳。乳之为物，得热则坚韧如棉絮，况儿有病，则乳食甚稀。乳久不食，则愈充满，一与之吮，则迅疾涌出，较平日之下咽更多，前乳未消，新乳复充，填积胃口，化为顽痰，痰火相结，诸脉皆闭而死矣……，其余之不当食而食，与当食而反不与之食，种种失宜，不可枚举，医者岂能坐而守之，故小儿病之所以难治者，非尽不能言之故也。"此言在小儿患病之后，不可乳哺过量，而应注意增加饮水，否则，乳食不消，积蓄为患，病更难愈。对于年龄较大的患儿，应注意以清淡的食物为主，忌食油腻、生冷、煎炸、豆类等难以消化的食物。

多年前，有一男子带其年约4岁的儿子来诊，言称腹胀腹泻。我见其儿左手拿一根油条，右手拿一个面包，袋中还放两瓶豆奶，遂笑谓之曰："似你这般照顾病儿，我也没有本领治疗啊。"

古有"食复"一称，系指由饮食不节而导致的疾病复发，故"瘥后调理"即病后调理甚为重要。小儿脾（胃）病后，应注意饮食容易消化、容易吸收之物，但也要适当补充营养，以充脾气，使气血生化有源。同时可依据不同体质适量进补，但进补原则是勿过辛热、勿过肥腻，还是要以正常食物、正常营养、有节制的饮食为宜。苟能依此，则疾病恢复、身体康复便指日可待。

当今社会，大多数人餐桌上的食物丰富多样，徐大椿所言之"太饱""太暖"已是一个社会问题，所以"欲令小儿安，三分饥和寒"这句老话似乎就更有意义了。

二十九、小儿肾病临证浅谈

考《黄帝内经》关于"风水"的叙述，将水肿一病根据不同症状分为风水、石水、涌水，认为"其本在肾，其末在肺""诸湿肿满，皆属于脾"。《金匮要略》关于"水气"的叙述，以表里上下为纲，将之分为风水、皮水、正水、石水、黄汗等5种类型；又从五脏发病的机制及其症候，分为心水、肝水、肺水、脾水、肾水。及后，历代医家对此病各有分型，各有叙述。而后世较为定型的论述，如《丹溪心法·水肿》将之分为阳水、阴水两大类，指出"若遍身肿，烦渴，小便赤涩，大便闭，此属阳水""若遍身肿，不烦渴，大便溏，小便少，不赤涩，此属阴水"。《医宗必读·水肿胀满》以虚实为纲分别水肿，提出"阳证必热，热者多实；阴证必寒，寒者多虚"。《医学入门》则从证因脉治等方面加以分型，认为外感邪气者多为阳证；内伤正气者多为阴证。这样的分型认识，更易于为人们接受，也就形成了现在中医对此病的基本认知。

从以上论述来看，近代西医之肾病综合征、慢性肾炎，明显应归入中医水肿病之阴水范畴。此病为《小儿卫生总微论方》所说的"脾土受亏，不能治水，肾水泛溢，浸渍脾土，水渗皮肤，肌肉发肿，面肿曰风，足肿曰水，手按成窟，举手即满，唇黑伤肝，心平伤心，脐突伤脾，足平伤肾，背平伤肺"。《医宗金鉴》认为此病，是因肺、脾、肾功能失调而引起的全身性疾病，因而在治疗上就必须"先宜导其水，以杀其势，后补其火，以壮其肾，清肺以利气机，和脾胃以畅消化，通膀胱以行水泉，真气既和，机关自顺"。《黄帝内经》则有"平治于权衡，去菀陈莝，开鬼门，洁净府"之论。

总体上，此病的治疗原则，以益气健脾、温阳利水为主。而随着当代研究不断加深，也强调了清热解毒、活血祛瘀在临证中的应用，治疗效果有了一定的提高。

下面记述经治病例数例。

病例1：

周某，男，6岁，1986年5月12日诊。

患儿周身浮肿已3月，西医诊断为慢性肾炎，迭经中西医治疗，肿势反复，各项化验指标（不详）不降。今诊见患儿全身浮肿，面色萎黄，小便短少，大便稀溏，腹胀，饮食少进，舌质淡，舌苔白腻，脉细濡滑。此证为脾胃气虚，水湿阻滞，发而为肿。治宜健脾利湿，培土制水。方选四君子汤合五皮饮加味。

药用：党参6克，白术8克，茯苓12克，广陈皮3克，五加皮8克，生姜1片，桑白皮7克，大腹皮8克，泽泻5克，防己6克，车前子7克，甘草1.5克。嘱服5剂。

二诊：上方服5剂后，浮肿略消，小便增长，但腹仍胀，胃纳不佳，脉舌如前。脾不健运，法仍依前，前方加薏苡仁10克，黄芪10克，嘱再服5剂。

三诊：胃纳稍佳，大便实，小便长，患儿神色好转，然浮肿尚未完全消退，舌质淡，舌苔薄腻，脉濡细。久病体弱，脾阳气虚。法宜补脾益气，行水除湿。

药用：黄芪10克，防己10克，白术8克，茯苓12克，党参8克，广陈皮4克，大腹皮8克，薏苡仁10克，车前子7克，生姜1片，五加皮8克，桂枝3克，甘草1.5克。嘱再服5剂。

四诊：肿已全消，大小便正常，纳食香，面色已转红润，舌红苔薄白，化验尿常规正常。前方去五加皮、大腹皮，嘱再服10剂。

10剂后再诊正常。

病例2：

李某，男，8岁，1985年10月17日诊。

患儿2个月前以慢性肾炎在某医院住院2周，因病情反复来诊。今诊见患儿周身浮肿，面部及双下肢尤甚，腹部也胀满积水，小便短少，大便溏稀，精神萎靡，面色灰暗，纳食不下，脉沉不细，舌质淡，舌苔白腻。此为脾肾两亏、阳气衰微、水湿泛滥之证。法当温补脾肾，温阳利水。

药用：茯苓8克，白术7克，安南桂2克，牛膝8克，附子4克，大腹皮8克，生姜1片，泽泻6克，车前子7克，防己8克，广陈皮5克，甘草1.5克，薏苡仁8克。嘱服3剂。

二诊：上方服3剂后，面部及下肢浮肿略减，小便较通，但腹水仍满，脉舌如前。宗前法，前方加半夏5克，嘱再服3剂。

三诊：周身浮肿已退，饮食稍进，但小便短少，腹水未消，面色萎黄，脉沉舌淡。此为正虚邪恋之证，法宜攻补兼施。

药用：安南桂2克，党参7克，白术8克，附子5克，黄芪10克，大腹皮8克，生姜皮3克，商陆根7克，车前子7克，陈皮4克，茯苓8克，甘草1.5克。嘱服3剂。

四诊：上方服3剂后，腹水渐消，大便正常，小便长，面色转红润，脉较前有力。原方再服3剂。

五诊：周身浮肿、腹水均消，患儿精神状况好，饮食正常。继续温肾健脾。

药用：党参6克，白术7克，茯苓8克，附子4克，安南桂1克，牛膝6克，巴戟天6克，黄芪10克，甘草1.5克。嘱服10剂。

随后多次复诊，皆宗此法，告愈。

病例3：

林某，男，3岁，1988年12月14日诊。

患儿以肾病综合征3个月前在某医院住院治疗，尿蛋白及胆固醇均增高（具体数值不详），经用激素、环磷酰胺等药物治疗后，病情好转。月前复发住院，疗效不佳（仍未出院），今来诊，结合中药治疗。诊见患儿精神困顿，面色㿠白，形寒肢冷，眼睑浮肿，胃纳不佳，小便量少，大便溏薄，脉沉弱，舌质淡胖有齿印，舌苔薄腻，尿检蛋白（++++），胆固醇高（不详）。此证为肾阳不足，气不化水。治宜温阳扶肾利水。方选附桂八味丸加减。

药用：山茱萸5克，山药8克，熟地黄（炒）8克，茯苓9克，附子3克，安南桂1克，泽泻5克，牡丹皮4克，牛膝6克，车前子6克，生姜1片，白术4克，补骨脂6克，甘草1.5克。嘱服6剂。

二诊：上方服6剂后，面肿渐消，但病情尚不稳定，尿检时轻时重，小便频数，胃口不佳，汗多，舌苔白腻，脉沉细。此为脾肾俱衰，当温肾兼扶脾土。前方去熟地黄、牡丹皮，加覆盆子7克，胡芦巴5克，淫羊藿6克，陈皮3克，嘱再服6剂。

三诊：面色稍佳，浮肿再消，小便不频转长，大便调，胃纳稍增，舌质淡，舌苔中心薄腻，脉细弱。此为脾肾不足，温补路尚长。方选四君子汤合六味地黄丸加减。

药用：生晒参6克，焦白术7克，茯苓8克，薏苡仁8克，山茱萸6克，山药8克，菟丝子7克，淫羊藿8克，陈皮4克，甘草1.5克。嘱服10剂。

四诊：尿检正常，浮肿消（颜面仍肿，激素满月脸），小便长，大便正常，胃口佳，面色有华，脉舌如前，病情趋于稳定。肾气初复，而脾运尚弱，宜继续健脾温肾。

药用：党参6克，白术6克，茯苓7克，陈皮4克，黄芪8克，薏苡仁8克，山药8克，山茱萸6克，菟丝子7克，淫羊藿7克，甘草1.5克。嘱继服10剂，医院所配药照用，定期复诊。

病例4：

庄某，男，7岁，2001年10月12日诊。

患肾病综合征4年，数次住院，病情多次反复，长期服用激素。近日又发，查尿蛋白（++++）。今诊见患儿面部浮肿，小便通、稍黄，大便不畅，略有咳嗽，痰稀，舌质红，舌苔黄腻，脉浮濡细。此证本肾虚水泛而为肿，先予利水消肿治其标。方选五皮饮加味。

药用：桑白皮8克，茯苓8克，大腹皮8克，陈皮3克，五加皮8克，生姜1片，半夏6克，淫羊藿7克，薏苡仁9克，甘草2克。嘱服3剂。

二诊：上方服3剂后，咳嗽已止，痰少，面肿略消，大小便尚通，胃纳一般，尿检好转，舌质淡，舌苔白。此为湿邪略化，阳虚已显，宜温阳利水以治其本。方选附桂八味丸加减。

药用：熟地黄8克，山药8克，茯苓8克，山茱萸6克，泽泻5克，牡丹皮2克，附子6克，安南桂1克，淫羊藿7克，车前子7克，甘草1.5克。嘱服3剂。

三诊：上方续服3剂后，浮肿已消退，饮食进，二便基本正常，精神转佳，然脉濡细，舌质淡红，舌苔薄白，口偶干。此为肾病日久，阴分亦亏。治宜阴阳两顾，慎勿一味温阳而损阴分。

药用：干地黄8克，山药8克，茯苓8克，泽泻5克，牡丹皮3克，山茱萸6克，大腹皮7克，淫羊藿7克，菟丝子6克，女贞子6克，陈皮3克。嘱服10剂。

四诊：患儿精神好，食欲正常，二便正常，面色红润，尿检正常，舌质淡红，舌苔薄白，脉较前有力。宜再调补脾肾。

药用：干地黄7克，山药7克，茯苓8克，山茱萸6克，泽泻4克，白术7克，牡丹皮3克，淫羊藿7克，黄芪10克，菟丝子7克，甘草1.5克。嘱服

10剂，医院所配药照用，定期复查，定期中药调理。

应该说，中医水肿病中的阴水，包括西医所指之慢性肾炎、肾病综合征，至目前还是一个棘手的疾病，治疗上没有大的进展。对于部分患者，发展为尿毒症不可避免。而中医中药单独治疗的缓解率不高，西药缓解率较高，但易复发。若在使用西药控制病情的同时，加以中医辨证调理，可以提高疗效。

根据文献报道及临床观察，在患者水肿明显开始、使用激素的阶段，表现以脾肾阳虚为主者，宜采用调理脾肾、温阳利水之法。在这个阶段，使用温阳利水法利水消肿，优于益气、养阴、清热兼利水的方法。当激素剂量大而服用时间较长时，会出现阴虚火旺的症状。此时患者面色红润，食欲亢进，口干，舌红，脉数，宜采用滋阴降火、清热解毒的药物，如黄檗、知母、夏枯草、淡竹、牡丹皮、赤芍、旱莲草、女贞子等。当激素减量至一半，阴虚火旺症状减轻而出现新的阴阳失调之症状，表现为肾阳虚，有的兼见脾虚、气虚时，须应用健脾、益气、补肾的方法。停用激素后可改用补肾、温阳、健脾的药物丸剂，能显著提高和巩固激素的治疗效果。同时，补肾还可减轻对激素的依赖，使长期服用激素者得以逐步彻底停药。

激素减量过程中出现精神萎靡不振、恶心、呕吐之症状，此为肾上腺皮质功能不足。临床上宜重用温补肾阳之药，如附子、肉桂、鹿茸、仙茅、肉苁蓉、锁阳、巴戟天、山茱萸等。

在运用免疫抑制剂，如环磷酰胺之类，出现白细胞降低、造血功能不足、气血两亏时，可用补气益血法，如八珍汤等。另外，温肾阳药物如肉桂、锁阳、菟丝子、仙茅、黄精等，有促进抗体形成的作用。滋阴药如鳖甲、玄参、天冬、麦冬等，可以延长抗体存在的时间。

从临证中可以观察到，在中西医结合治疗肾病（阴水）的过程中，中药可调整机体的阴阳平衡，既减轻了大量应用激素及免疫抑制剂的不良反应，也降低了感染的概率。

三十、小儿水肿治疗浅谈

水肿一病，最早之记载见于《黄帝内经》，如《素问·平人气象论》："面肿曰风，足胫肿曰水。"《素问·水热穴论》："勇而劳甚则肾汗出，肾汗出逢于风，内不得入于脏腑，外不得越于皮肤，客于玄府，行于皮里，传于胕肿，本之于肾，名曰风水。"《灵枢·论疾诊尺》："视人之目窠上微痈，如新卧起状，其颈脉动，时咳，按其手足上，窅而不起者，风水肤胀也。"其中所述，便属水肿病，而后世医家则有阳水与阴水之分。小儿急性肾炎，则多属此中之阳水范畴。

小儿急性肾炎，根据其发病原因、症状，中医大体上可以分为以下几个类型。一是感受风邪，因风邪袭于肌表，留于肤腠，致肺气不宣，风水相搏，通调失职，风遏水阻，水溢肌肤，发为水肿。如《医宗金鉴》认为"风水得之，内有水气，外感风邪，风则从上肿，故面浮肿"。二是感受水湿，如《黄帝内经》有"久坐湿地则伤肾""诸湿肿满，皆属于脾"等记载。这说明久居潮湿之地，或涉水冒雨，水湿之气内侵，湿蕴于中，或郁而化热，湿热内困，伤及脾阳，使脾失健运，不能升清降浊，水湿内停，溢于四肢，而成水肿。三是皮肤疮疡之热毒内侵，损及脾、肾、膀胱，致肾不主水，膀胱气化失职，三焦决渎无权，小便不利，而成水肿。四是饮食不当，损伤脾胃，脾为湿困，健运失常，不能升清降浊，以致水湿泛溢肌肤、头面四肢而为水肿。五是正气虚衰，脏腑功能失调，卫外机能减弱，也是造成小儿急性肾炎水肿的重要原因之一。

小儿急性肾炎水肿，其临床主要症状是浮肿、少尿、血尿，发病年龄为3～12岁。四季皆可发病。

在治疗方面，总的治疗原则为急性期宜发汗，利水消肿，清热解毒；恢复期宜清热利湿，健脾固肾。

下面记录几则经治病例。

病例1：

周某，男，4岁，1976年10月14日诊。

患儿3天前患感冒，服退烧消炎之西药（不详），今晨发现颜面浮肿，精神不振，父母携来诊。诊见患儿颜面浮肿，尤以眼睑下肿甚，四肢略肿，按之凹陷，恶寒，发热（体温39℃），咳嗽痰清稀，咽喉微红而肿，小便少，色微赤，纳食少，腹微胀，舌质淡，舌苔薄黄，脉浮数。此证为风邪犯肺，水津不能输布，泛溢肌肤而浮肿。治当疏风清热，宣肺利水。方选越婢加术汤。

药用：麻黄2克，石膏12克，生姜1片，大枣1枚，白术2克，桑白皮7克，茯苓皮7克，金银花7克，连翘7克，车前子7克，防风4克，桔梗6克，甘草2克。嘱服3剂，慎风寒，淡饮食。

二诊：上方服3剂后，热退，颜面肿减大半，四肢仍重着，咳痰少，咽喉肿消，小便长，腹仍微胀，渐欲进食，脉浮，舌淡苔白。前方加大腹皮6克，嘱再服3剂。

三诊：浮肿基本已消，胃纳佳，腹不胀，小便清长，脉舌如前。予五苓散加减，渗湿健脾，以资巩固。

药用：桂枝2克，茯苓8克，猪苓7克，泽泻6克，白术4克，连翘6克，金银花6克，车前子7克，甘草2克。嘱服5剂。随访愈。

病例2：

黄某，男，5岁，1982年11月12日诊。

患儿于1周前无任何原因发现颜面浮肿，周身四肢略肿。某医院诊断为急性肾小球肾炎，尿检蛋白（++），红细胞（+）。诊见患儿颜面浮肿，眼睑以下尤甚，尿少，恶风，纳呆，头晕，脉浮略数，舌质红，舌苔薄黄。此证属风水。治宜清热散邪，宣发郁热。方选麻黄连翘赤小豆汤加味。

药用：麻黄3克，连翘8克，赤小豆10克，苦杏仁6克，生姜1片，大枣1枚，桑皮6克，石膏12克，茯苓8克，泽泻5克，车前子6克，甘草1.2克。嘱服3剂。

二诊：上方服3剂后，颜面浮肿渐消，四肢仍肿，小便长，已思饮食，微恶风寒，舌淡苔薄，脉濡缓。此为湿邪滞留，尚须渗利，予五苓散加味。

药用：桂枝2克，茯苓皮8克，猪苓8克，泽泻6克，白术5克，防己6克，车前子8克，桑白皮8克，猫须草10克，甘草2克。嘱再服5剂。

三诊：患儿精神佳，浮肿已消退，小便长，胃纳亦佳，尿检蛋白（－－），红细胞（＋），脉舌如前。此是湿邪伤络，应利湿清热止血。上方去桂枝，加茅根（炒黑）9克，小蓟8克，蒲黄8克，旱莲草10克，嘱再服5剂。

四诊：浮肿（颜面、四肢）全消，小便清长，大便正常，胃纳亦佳，舌质淡，舌苔薄润，脉濡滑，尿检正常。予调补脾肾。

药用：干地黄8克，山药8克，茯苓8克，山茱萸5克，泽泻5克，白术6克，甘草1.5克，神曲5克。嘱再服5剂。

5剂后复诊愈。

病例3：

赵某，男，7岁，1985年10月15日诊。

患儿咽喉肿痛3天，全身浮肿1天。今诊见颜面、四肢、胸腹浮肿，目不能开，鼻塞声重，咳嗽痰黄，咽喉疼痛，口角糜烂，小便短赤，舌质红绛，舌苔薄黄，口干，脉浮数。西医诊断为急性肾炎。此证为风热夹水。治宜疏解清利。方选银翘散合四苓汤加味。

药用：金银花8克，连翘8克，淡豆豉7克，牛蒡子8克，薄荷4克，荆芥4克，桑叶8克，桔梗5克，栀子8克，滑石10克，生甘草2克。嘱服3剂。

二诊：上方服3剂后，身热退，咽喉不痛，浮肿渐平，胃纳稍佳，小便略长，然口疮仍布，脉舌如前。再以清化。

药用：金银花8克，连翘8克，黄芩8克，通草6克，车前子8克，赤茯苓10克，泽泻6克，桔梗6克，栀子8克，滑石8克，生甘草2克。嘱再服3剂。

三诊：口疮已平，浮肿全消，小便清长，胃口佳，舌质淡，舌苔薄白。继予清利。

药用：白术6克，赤茯苓9克，猪苓6克，泽泻5克，金银花8克，连翘8克，桑叶8克，防己5克，滑石8克，甘草2克。

上方再服3剂而安。

病例4：

周某，男，6岁，1985年12月15日诊。

患儿感冒风寒3天，昨起周身浮肿，西医诊断为急性肾炎，尿检蛋白（＋＋），红细胞（＋）。今诊见微有发热，恶风寒，咳嗽痰稀白，小便短，舌质淡，舌苔薄白，脉来浮紧。此为风寒束表，证属风水，拟辛温疏表。方选仲景麻黄桂枝各半汤加味。

药用：桂枝2克，麻黄2克，白芍6克，苦杏仁6克，桔梗6克，生姜2片，大枣3枚，防风5克，茯苓8克，桑白皮8克，连翘6克，甘草2克。嘱服2剂。

二诊：上方服2剂后，已脉静身凉，面肿略存，咳嗽已平，小便清长，舌淡苔腻，脉濡滑。此为外邪已解然里湿未清。再以通阳利水。予五苓散加味。

药用：白术6克，茯苓8克，猪苓6克，桂枝3克，泽泻6克，车前子6克，大腹皮7克，桑白皮8克，生姜1片，陈皮3克，甘草2克。嘱再服3剂。

上方继服3剂后，诸症悉和，胃纳亦佳。告愈。

病例5：

李某，男，6岁，1985年5月12日诊。

患儿素体虚弱，每有气喘。数天前忽颜面浮肿，西医诊断为急性肾炎，今来诊。诊见患儿周身浮肿，咳逆气急，痰多色白，小便短少，大便溏软，脉象浮缓，舌淡苔白，胃纳不佳。此证为风邪束表，痰湿阻肺，肺气不宣，因发水肿。治宜解表祛痰，宣肺利水。方选三拗汤合五苓散加减。

药用：麻黄2克，苦杏仁7克，茯苓9克，猪苓6克，桂枝2克，桑白皮8克，防己8克，车前子8克，泽泻6克，生姜2片，甘草1.5克。嘱服2剂。

二诊：上方服2剂后，气喘渐平但咳嗽尚多，痰仍稀白，周身浮肿渐退，小便增多，然胃纳不佳，面色不华，舌质红，舌苔薄白，脉缓滑。此为肺气初宣，风邪犹恋，仍宜清宣，兼以渗利。

药用：麻黄2克，苦杏仁6克，桑白皮7克，茯苓9克，车前子8克，大腹皮7克，广陈皮5克，生姜1片，甘草1.5克。嘱再服3剂。

三诊：面色转润，然口渴少津，舌质红，脉转细数，尿检蛋白（＋），红细胞（＋）。此为湿去津耗，阴分失养，热伤血分。治宜滋阴增液，凉血止血。

药用：小蓟（炒黑）8克，黑茅根8克，黑丹皮7克，生地黄8克，黑藕节9克，玄参8克，麦冬8克，知母6克，车前子7克，旱莲草8克，甘草1.5克。嘱再服4剂。

上方服4剂后，尿检正常，以六味地黄丸合四君子汤加减善后而愈。

病例6：

林某，男，9岁，1986年10月13日诊。

患儿周身疥疮，奇痒难忍，入夜更甚，已历月余。父母起初不大理会，仅随便弄点外用药而已。近日疥疮化脓感染，发热，昨起周身浮肿，遂来诊。今诊见患儿周身皮肤布满白色疮点，部分有脓液流出，有臭味，颜面周身浮肿，体温39℃。脉浮数，舌质红绛，舌苔黄腻，腹微胀，大便溏，小便短赤，医院诊断为疥疮继发性感染、急性肾炎，化验单不详，青霉素过敏。此证属湿毒内攻，风热束表。治宜清热解毒，化湿利水。方选五味消毒饮加味。

内服方药用：金银花10克，野菊花10克，紫花地丁12克，蒲公英10克，大青叶10克，栀子6克，地肤子7克，白藓皮7克，土茯苓9克，连翘6克，苦参5克，苍术5克，甘草2克。嘱服5剂。

外洗方药用：白藓皮50克，地肤子50克，蛇床子50克，苦参50克，忍冬藤50克，硫黄粉20克。同煎熏洗。外搽疥疮膏。忌油腻、鱼腥之物，以及鸡蛋。衣被消毒。

二诊：上方（内、外）用后，热退，肿稍消，疮脓稍收，痒减，大便干，小便长，脉浮稍数，舌苔稍化，饮食有进。嘱前内服方再服5剂，外洗方继续。

三诊：诸症悉消，皮损也渐愈，唯胃纳稍差，前内服方加黄芪10克，山楂8克，嘱再服5剂；外洗方续用1周，以杜后患。

小儿急性肾炎水肿一证，多属水肿病之阳水范畴，其致病原因多为外邪。临证只要治疗及时，辨证用药得当，绝大多数预后良好。关于一些偏方草药，由于小儿稚阴稚阳之体，不耐克伐，要告诫病家必须慎重使用。

三十一、小儿泄泻浅谈

泄泻是儿科疾病中最为常见的病证之一。我曾提过，有儿科前辈这样说："咳嗽腹泻治得好，便可以'赚食'（指赚钱）了。"事实上，自古至今，泄泻这一脾胃病，都是困扰儿童健康的一个常见疾病。

泄泻一病，在内科学及儿科学中都有详尽的介绍。但对泄泻的定义，在长期的临床实践中，窃以为说得最明白的还是孙文胤。他在其著作《丹台玉案》中说："泄者，如水之泄也，势犹舒缓；泻者，势似直下，微有不同。"《幼科发挥》中说："泄者，谓水容之物泄出也；泻者，谓肠胃之气下陷也。"这是从两者性质而言的，可见泄与泻性质上具有轻重缓急的不同。这对在临床上鉴别病因、病机，指出疾病的预后及归转是有重大意义的。单从这两段话的字眼中，如"舒缓"与"直下"，"泄出"与"下陷"，就可以看出证情之轻重与缓急了。

泄泻的基本病因不外内伤与外感两大因素，其病理变化则在脾胃。《古今医统》谓："泄泻乃脾胃专病，凡饮食、寒、热三者不调，此为内因，必致泄泻；又经所论春伤于风，夏生飧泄，夏伤于暑，秋伤于湿，皆为外因，亦致泄泻，医者当于各类求之。"

儿科学把泄泻的病因病机、归结为3类。

一是感受外邪。泄泻的发生与气候有密切的关系，尤以夏秋季暑湿行令，最易发病，其他如冬春之风寒，也能导致泄泻。《证治准绳》谓"解衣乘凉，夜卧当风所致"，《儒门事亲》谓"小儿暴注水泻不止……此乃火运太过之病也"，此即《素问·至真要大论》所谓之"暴注下迫，皆属于热"。

关于风寒致泻，《素问·生气通天论》曰："因于露风，乃生寒热，是以春伤于风，邪气留连，乃为洞泄。"《灵枢·百病始生》则曰："多寒则肠鸣飧泄，食不化。"六淫外感中，风、寒多为引起泄泻之诱因，而暑、湿、热导致泄泻者，则以婴幼儿居多。故有"无湿不成泻，是泻虽有风寒热湿之不同，未有不源于湿者"之说。治疗上当分其偏湿偏热，伤阴伤阳，或阴阳俱伤，根据其他兼症，随症治之。

二是伤于饮食。其在小儿泄泻中，最为常见。《素问·痹论》指出："饮食自倍，肠胃乃伤。"《素问·太阴阳明论》则曰："饮食不节，起居不时者，阴受之，阴受之则入五脏，入五脏则腹满闭塞，而为飧泄。"《证治准绳》也曰："伤食泻乃脾胃虚弱，复为生冷果食所伤，故大便不聚而泻。"对于此类泄泻，治疗首在调节饮食，注意饮食清洁，治法则以和中消导为主，根据小儿平时体质及兼症治疗。

三是脾胃虚弱。若小儿脾胃本虚，或先天禀赋不足，运化失职，便可发生泄泻。《素问·脏气法时论》中曰："脾病者，虚则腹满肠鸣，飧泄食不化。"其治法重在健脾，依据虚寒程度，挟湿挟热，随症而治。

总体而言，以上3种证型，有时可以互相掺杂、互相转化，不能划一而治。而在临证时，要时刻注意病情的变化，分别泄、泻孰轻孰重。不论何种原因，若出现目眶凹陷、皮肤干燥松弛、啼哭无泪、哭声低微、口渴唇红、小便少或无等伤阴证，或面色㿠白灰白、四肢不温、精神萎靡、表情淡漠、睡中露睛等伤阳证，或阴阳两伤，均系危重证候，须予特别注意。

长期以来，临证经治泄泻甚多，兹举数例。

病例1：

赵某，男，8个月，1979年2月12日诊。

患儿泄泻5天，大便水样，日五六次，小便短少，微有咳嗽，有痰，腹微胀，舌苔白滑，关纹色淡，乳食如常。证属水湿内滞，水邪中阻，小肠分利失职。治宜分利。方选五苓散加减。

药用：茯苓5克，猪苓4克，泽泻4克，桂枝1.5克，白术3克，木香2克，葛根4克，车前子4克，甘草1克。嘱服3剂，并嘱乳食少进，辅以米汤。

二诊：上方服3剂后，大便每天减至2次，稠，小便转长，咳减仍有痰，舌苔白滑已退。再宜健运。

药用：茯苓5克，白术5克，陈皮3克，泽泻3克，葛根5克，木香2克，炒谷芽4克，炒扁豆4克，山楂4克，车前子4克，甘草1克。嘱服4剂。

药后大便正常，痰化咳止。

病例2：

林某，女，3岁，1981年7月12日诊。

大便溏泄5天，日三四次，发热3天，体温38℃，腹满略胀，小便微赤，纳食不佳，舌苔厚腻，脉浮略数。证属暑邪挟湿，内困脾胃，气机不畅，升降失职。治当清化暑湿，鼓动脾气，时值暑令，须注意芳化健脾，祛暑化湿，升清降浊。方选神术散加减。

药用：藿香6克，厚朴3克，佩兰6克，青蒿5克，赤苓6克，木香2克，神曲6克，白术3克，连翘4克，大腹皮4克，泽泻4克，车前子4克。嘱服3剂，乳食少进，辅以米汤。

二诊：上方服3剂后，大便次数减，体温正常，腹仍微胀，舌苔转为薄白，小便清长，诸症向愈。

药用：白术5克，藿香5克，陈皮4克，木香2克，茯苓6克，厚朴3克，炒扁豆5克，甘草1.5克。嘱再服3剂。

3剂后大便调，告愈。

病例3：

赵某，男，1岁，1982年7月20日诊。

患儿泄利4天，日七八次，大便臭秽，小便短赤，微热，神疲，舌苔薄腻，腹微胀。证属暑天受邪，暑秽夹杂，而致泄泻。治宜祛暑逐秽，以和其泻。方选香薷饮合连朴饮加减。

药用：香薷5克，扁豆花3克，厚朴3克，枳壳2克，黄连2克，藿香4克，佩兰4克，黄芩4克，连翘4克，茯苓6克，甘草1.5克。嘱服3剂。

二诊：上方服3剂后，大便次数减，臭秽减，小便清长，微热退，腹不胀，舌苔淡白，唯胃纳尚差。再拟清暑祛湿和胃。

药用：焦白术4克，陈皮3克，木香1.5克，炒山楂5克，炒谷芽5克，藿香4克，佩兰4克，甘草1.5克。

继服3剂后，病即告愈。

病例4：

周某，男，1岁，1982年7月12日诊。

患儿昨天食腥腻食物，今晨发热（体温38.5℃），呕吐，不进饮食，大便泄利，日四五次，臭秽不化，小便短赤，微咳，舌质红，舌苔薄腻。证属积滞又兼外邪发热，夹食作呕泄泻。治宜疏表消积。方选荆防败毒散加减。

药用：荆芥3克，防风3克，紫苏叶4克，陈皮3克，厚朴3克，黄芩4克，神曲5克，木香2克，枳壳2克，山楂4克，竹茹4克，滑石5克，甘草1克。嘱服2剂，禁其他饮食，淡米汤可。

二诊：上方服2剂后，热退呕止，大便仍泄，腹微胀，小便清长，舌苔薄白。再予调理脾胃。

药用：紫苏梗4克，陈皮3克，厚朴3克，神曲4克，黄芩3克，大腹皮4克，山楂4克，木香1.5克，车前子4克，甘草1.5克。

嘱继服3剂，仍淡饮食。告愈。

病例5：

赵某，男，1岁，1983年9月8日诊。

患儿泄泻3周，日二三次，量不多，小便清长，乳时欲呕，舌质淡，舌苔薄，腹满按之尚软，身凉，神稍疲，面白。此证系脾胃虚寒，升降失职，消化不良，中寒久泄。法宜温运。方选益黄散加减。

药用：陈皮3克，青皮3克，丁香1.5克，炮姜1.5克，诃子5克，木香2克，半夏3克，炒麦芽5克，茯苓5克，甘草1.5克。嘱服3剂。

二诊：上方服3剂后，泄泻好转，呕止，胃气亦和，舌淡苔白，面仍无华，身仍凉。此为脾胃虚寒，仍须温养。上方去半夏，加党参5克，白术4克。继服5剂而安。

病例6：

周某，男，10个月，1983年8月12日诊。

患儿泄利2周，近日发热（体温38℃），泻下酸臭绿便，每天七八次，腹软，小便短赤，舌苔薄黄，神情烦躁。此证为泄泻日久，脾胃已伤，复感暑热，邪热扰中，致暑湿互挟而身热泻剧。治当清热利湿和泻。方选葛根芩连汤以清表里之热。

药用：葛根4克，黄芩4克，黄连1.5克，甘草1.5克，荷叶5克，扁豆皮4克，山药4克，车前子5克，炒山楂5克。嘱服2剂，节乳食，代以糖盐水。

二诊：泄利已减，每天二三次，较稠，不甚臭秽，小便长，微赤，体温已正常，腹软，舌苔薄黄，还须渗利健运。

药用：党参3克，茯苓4克，扁豆皮5克，木香1.5克，荷叶4克，山药4克，山楂4克，黄芩4克，甘草1.5克。嘱服3剂，乳食少予。

三诊：诸症悉平。上方去黄芩再服3剂，以资巩固。

病例7：

方某，男，2岁，1982年4月3日诊。

患儿高热10天，体温39~40℃，泄利。曾用退热剂、抗生素、补液治疗。

今诊见患儿高热不退，面色红赤，肌肤灼热，大便日行五六次，便色溏绿，小便短赤，舌质红，舌苔黄腻，脉数，口渴欲饮。此证系湿困热重，湿热阻滞三焦，发热泄泻。法当清三焦湿热，化湿辟浊，宣透利尿。方选三石甘露饮加减。

药用：石膏15克，寒水石12克，滑石8克，茯苓8克，猪苓4克，泽泻3克，金银花5克，藿香5克，淡竹叶4克，陈皮10克，车前子4克，山楂4克，甘草1.5克。3剂，嘱先服2剂头煎，明天回话。

二诊：上方服3剂后，患儿体温已稳定在37~38℃，大便次数减少，小便长，思饮食，舌苔薄白，脉细，精神好转，拟再清利。

药用：淡竹叶5克，金银花4克，通草3克，茯苓6克，泽泻4克，滑石5克，车前子4克，佩兰4克，甘草1.5克。再服3剂而安。

病例8：

胡某，女，3岁，1982年6月12日诊。

患儿高热不退5天，体温38.5~39.5℃，腹满便利，便纯稀水无粪，小便短赤，舌绛苔黄，满口白屑，脉来数实，精神尚佳。曾服竹叶石膏汤，西药消炎退热补液。此为热结旁流之阳明燥实证。法当下其实热燥矢。方选调胃承气汤。

药用：大黄7克（后下），玄明粉6克，甘草2克，连翘6克，金银花6克，桑叶6克，枇杷叶6克，青蒿6克，竹叶5克。嘱服1剂回话。

二诊：上方服1剂后，便下臭矢甚多，次数减少，体温下降，是阳明腑实之热，已随大便由下泻而解的佳象。然咽舌之白屑未消，食欲未回。再予清养肺胃。

药用：连翘6克，金银花6克，桑叶6克，通草4克，车前子5克，枇杷叶6克，玄参6克，知母5克，石斛6克，竹茹5克，谷芽5克，滑石5克，甘草1.5克。嘱服3剂。

三诊：大便已正常，日一两次，小便清长，体温正常，口舌白屑已去，苔薄白，质淡红，脉细，胃纳稍佳，然汗多体虚。宜续进调扶，以养胃气。

药用：党参6克，黄芪6克，白术3克，茯苓5克，炒谷芽5克，枳壳2克，豆卷4克，甘草1.5克。嘱再服4剂，忌辛燥油腻之品。告愈。

病例9：

方某，男，6个月，1982年3月23日诊。

患儿母乳喂养，已泄泻近月，迭经中西治疗，近日犹增发热，大便日行七八次，小便一般，干渴欲饮，涕泪尚有，舌质红，舌苔黄。此证看似有伤阴之象，然小便尚通，涕泪尚有，可知阴液未损。其口渴乃脾虚不能为胃行其津液之故也。方选七味白术散，治烦渴而和泄泻。

药用：党参5克，炒白术6克，茯苓6克，甘草1.5克，藿香4克，木香2克，葛根8克，炒谷芽5克，扁豆皮5克。嘱服2剂。

二诊：上方服2剂后，脉静身凉，大便次数减半，小便清长，口已不渴，舌润，思饮食，精神转佳，然汗出较多，时尚困倦，尚须温扶脾胃，予附子理中汤加减。

药用：党参5克，炒白术5克，炮姜2克，煨葛根6克，木香2克，附子3克，炒谷芽6克，扁豆皮6克。嘱服3剂。

三诊：大便已成形，纳食正常，脉舌无异，小便清长，精神佳，汗出减少。嘱原方续服5剂，以资巩固。

七味白术散乃治泻名方，只要脉证相符，可以勿拘发热与否，用之屡屡有效。

病例10：

陈某，男，10个月，1983年5月3日诊。

患儿发热、泄泻旬日，治疗未效，遂住院，诊断为中毒性消化不良。经院方同意，邀余往诊。

诊见患儿精神委顿，表情淡漠，身热不高，泻利如注，次数频多，不甚秽臭，小便少量，皮肤干皱，捏起难回，腹满胀气，按之即哭，舌红且伴有口腔发炎，脉细而数。此证因热利而致阴阳两伤，热邪未清又伤及阴分，脾运虽虚，气亦阻滞，故腹满拒按，虚实互挟，邪热不祛，气机不畅，则恐泄久亡津。治宜清养运脾。

药用：人参须3克，葛根8克，天花粉8克，扁豆皮5克，枳壳2克，青皮3克，冬术4克，黄连1.8克，木香2克。嘱服2剂。

二诊：上方服2剂后，病未见转机，患儿形神萎靡，汗出，纳少作呕，泻利日仍八九次，小便有，舌面光干，舌质淡红，腹满而胀。此为元气大惫、伤阴耗液、阳虚之象，其势危殆。继续补液，纠正电解质失调。处以益元扶气。

药用：花旗参2克（另炖），红参2克，乌梅4克，石斛6克，诃子4克，天花粉6克，石莲子6克，谷芽6克，炒白术4克，山药5克，炮姜1.5克，甘草1.2

克。嘱服1剂。另，麝香（今已禁用）0.5克，抱龙丸1粒熔化贴脐。

三诊：泄泻次数减，但便下清谷，腹满有气，形神不振，舌光津少而质淡，体温反低，阴津已伤，阳气亦衰，证情严重，幸胃气稍动，或有一线生机。亟宜救阴扶阳。

药用：花旗参2克，开河参3克，附子3克，炮姜1.5克，石斛6克，扁豆皮6克，炒白术4克，谷芽6克，茯苓6克，乌梅4克，甘草1.5克。嘱服1剂。

四诊：泄利已见有粪，但有不化黏质，小便尚通，形神较振，胃气已动，此佳兆也。腹部虽满，按之尚软，渐露生机。宗前方，去花旗参，加肉桂1克。嘱服3剂。贴脐药照用。

五诊：病见曙光，患儿神色有转，偶有嬉笑。泻利次数减少，日三四次，小水通畅，腹部亦软，可进米汤，舌质淡红，已有薄苔，脉细弱。病已由险化夷。仍以原方加减。

药用：开河参3克，附子4克，炒白术4克，炮姜1.5克，乌梅4克，石斛6克，谷芽6克，木香2克，甘草1.2克。嘱服3剂。

六诊：诸症悉除，病情稳定，肌肉稍回，精神佳，思饮食。唯体质太弱，宗前法，调理月余告愈。

本病为阴阳两伤之重证，用药不离阴阳两救，参、斛俱用上品，斩将夺关，也赖中西并进，补液纠脱强心，庶得挽回，也为幸甚。另腹胀用麝香（今已禁用）熔以抱龙丸贴脐，甚为有效。然麝香必选正品。

病例11：

古某，男，9岁，1985年6月22日诊。

患儿家住山区，5年来反复泄泻腹痛，迁延不愈，曾在汕头市某医院被诊为慢性非特异性结肠炎，迭经中西药治疗。近日腹痛时作，脐左为甚，大便日行四五次，便夹糊状黏冻，痛泻并作。诊见面红唇赤，舌质淡净，舌苔少，脉来弦细。此证属厥阴风木为病。方选乌梅丸。曾记仲景有言，乌梅丸"又主久利"，为"治久利之圣方"。

药用：乌梅7克（醋浸），川椒3克，党参7克，附子3克，干姜2克，黄连2克，黄檗5克，当归6克，细辛2克。嘱服5剂，忌生冷。

二诊：上方服5剂后，大便减至每天一两次，偶见黏冻，腹痛也减，面红唇赤消失，舌质淡，舌苔白腻，脉沉细，纳食如常。效不更方，上方去细辛，加苍术6克，嘱再服10剂。

三诊：大便日行一次，成形，已无黏冻，腹已不痛，舌苔薄润，脉濡细。此时脾胃尚弱，再以温中调补。

药用：乌梅6克，川椒3克，党参10克，当归8克，干姜2克，肉桂2克，山药10克，白术8克，茯苓10克，甘草2克。再服10剂，诸症悉愈。

病例12：

蔡某，女，1岁，1983年12月13日诊。

患儿泄泻1周，日五六次，水样，偶见不消化之食物，小便清长，面色萎黄，毛发稀枯，舌质淡红，舌苔薄白稍腻，脉细弱。此证为脾阳受损。治当温中补脾。方选理中汤加减。

药用：党参5克，炮姜2克，焦白术5克，木香2克，诃子5克，炒麦芽5克，山楂5克，甘草1.5克。嘱服3剂。

二诊：上方服3剂后，泄泻不减，日七八次，溏薄量少，腹满尚软，舌质淡红，舌苔薄白。此为脾阳不振，泄久肠滑，应以温阳固涩为法，以补可去弱而不能固脱之故也。

药用：附子3克，炮姜1.5克，炒白术5克，木香2克，煨诃子6克，煅龙骨10克，扁豆皮5克，赤石脂10克（包煎），山药6克，陈皮3克，甘草1.5克，胡桃肉3克。嘱服3剂。

三诊：上方服3剂后，泄利减，小便清长，胃纳尚和，形神转佳，啼哭少，饮食稍进。上方去附子，加党参5克，再服3剂而安。

三十二、小儿多动症治疗初探

　　小儿多动症在现代医学上被称为轻微脑功能障碍综合征，是一种较常见的儿童行为障碍疾病。患儿智力正常或接近正常，活动过多、注意力不集中、情绪不稳、冲动任性、有不同程度的学习困难为其主要症状。发病儿童年龄多集中于6~12周岁，此病男多于女。

　　生活习惯、生活环境的改变，现代科技在日常生活中的普及，教养方式的不当与超前，导致此病日渐增多，已经成为儿科中一个值得关注的病种。中医无此病名，但根据脉症，结合病因，似可以归入"脏躁""不寐""健忘"等范畴。病因系先天不足，后天失调，或他病所伤。病机可解释为体质的偏盛偏衰，进而演变为脏腑功能失常，阴阳失调，从而导致神态异常。其本在肾阴不足，虚阳浮亢；其标则为心肝火盛，痰火扰心。在临证治疗上，主要通过调整脏腑功能和调理气血关系，以达到"五脏安定，血脉和利，精神乃居"的目的。

　　此病的具体治疗方法在于偏虚证者，当予补益；偏实证者，应予清热利湿化痰；虚实夹杂者则治以攻补兼施，同时要注重安神益智。另外，在药物治疗的同时，还应注意心理疏导、心理治疗。医生、家长、学校老师，应密切配合，方能取得较好的疗效。举病例如下。

病例1：

林某，男，12岁，2006年2月23日诊。

　　患儿为小学四年级学生，学校班主任向家长反映，近1个月来，该生上课精神极不集中，小动作不断，时常东张西望，还不时用铅笔敲打桌面，回答老师提问时语无伦次，课后甚至上课时常常对周围同学动手相扰，而且脾气暴躁，坐立不安，时渴饮水。同时多科老师均反映其所布置作业不能完成，学习成绩急剧下降。其家长均为打工农民，早出晚归，对小孩疏于管理。经学校老师反映提醒之后方予注意，也觉小孩近期行为有异，在家冲动任性，几不见温习功课做作业，所交代之简单家务亦不能完成；且饮食有异，极嗜冷冻，夜寐不安。遂携来诊。

今诊见患儿坐立不安，手足不停，口咬指甲，东张西望，回答询问时心猿意马，头发不荣，五心烦热，两颊发红，不时啜饮所带冷水。诊脉细弱略数，舌质红绛无苔。此证属肾阴不足，阴不制阳，肝阳偏旺，脑髓失充，魂失所藏。治宜滋阴柔肝，方选《柳州医话良方》之一贯煎。

药用：北沙参10克，麦冬10克，当归8克，生地黄10克，枸杞子10克，金铃子8克，白芍8克，夜交藤10克，珍珠母20克，甘草3克。嘱服5剂，同时忌食鸡肉、虾蟹、葱蒜等辛燥发物。嘱家长、老师态度勿过急躁，切勿吓骂及过重批评。

二诊：上方服5剂后，症状明显减轻，躁动减少，上课较前专心，与同学已能和平相处，能接受老师劝导，行为举止较前安静，已不整天寻啜冷饮，夜寐安，脉细，舌质红，舌苔薄白。效不更方，前方加石斛10克，嘱再服15剂。

两周后父母回话，患儿在家、在学校一切正常。

病例2：

周某，男，8岁，2013年12月23日诊。

患儿为二年级学生，因多动症不能上学已1个月，父母携来诊。诉患儿不足月出生，自幼体弱多病，时患感冒、腹泻，经常服药。两周前老师反映该生在校上课精神不集中，时做小动作，注意力不集中，多动不安，老师布置的作业不能完成，批评诱导无效；且夜寐不安，夜常梦呓。父母重视，曾带往某医院检查、治疗数次无效，更增虚弱。

今诊见患儿形体消瘦，神疲乏力，面色苍白，多动不安，动而无力，时顾四壁，注意力不能集中，回答时语无伦次，答非所问，且纳食不振，脉虚弱，舌质淡，舌苔白。索观所服药物，乃"安定""谷维素"之类。

此证属先天不足，心脾两虚，气血不足，心神失养，神不内守，神思涣散。治宜养心健脾，宁神益智。方选归脾汤加减。

药用：党参8克，白术8克，黄芪10克，当归6克，茯神8克，远志6克，酸枣仁8克，龙眼肉8克，木香2克，炙甘草3克，龙齿12克，夜交藤8克，合欢皮8克。嘱服6剂。因神疲乏力，向学校请假1周。

二诊：上方服6剂后，患儿精神好转，注意力能集中，多动不安症状明显减轻，听话通情，纳食增，睡眠好，困倦无力改善，面色较前红润，脉舌如前。已回学校读书,老师反映正常。嘱守方再服10剂。

盖此证由素体虚弱、心脾气血不足引起,本当补益气血、宁心安神,然反用镇静之物,竭耗心血,神疲乏力,由是而增,临证应以为戒。

病例3:

庄某,男,5岁,2013年6月3日诊。

患儿一进诊室,即东奔西走,一刻不肯停歇,见物动物,见其他小孩则手足相扰。其母言患儿如此已近2个月,每天登高爬下,极难带护,且又经常扰乱其他小孩,故幼儿园无奈拒收。在家中,保姆、父母、爷奶数人难以跟带。

今诊见患儿面色红赤,躁动不安,目赤有眵,舌红苔黄,脉数,小便赤,大便干硬,肺有痰声,微咳,饮食不思,烦躁易怒,多动多语,冲动任性,注意力不能集中。经询知小孩自幼家庭溺爱有加,三岁即玩手机,独霸家中电视,食则任其所欲,举凡厚味零食,一切听之任之。积习已久,见有是证,爷奶无知,反予西洋参、燕窝等补品,益增夜不入睡,烦躁愈剧。

此证实因喂养不当,调护失宜,恣食辛热厚味,致湿热内蕴,痰火扰心,心失所主,于是神思涣散,多动遂来。治宜清热利湿,化痰宁心,安神定志。方选温胆汤加减。

药用:半夏3克,竹茹3克,枳实2克,陈皮3克,茯苓6克,黄连2克,车前子4克,龙胆草3克,天竺黄3克,浙贝母3克,灯心草(朱砂染)2克,甘草1克。嘱服5剂。同时交代父母,勿任恣食,清淡为宜,远离强光,保持环境安静。

二诊:上方服5剂后,诸症悉减,小便清,大便软,痰声减,咳停,神情安静,就诊时已知人意,唯夜睡尚有哭闹,脉舌正常。前方去黄连、龙胆草,加金耳环同煎,再服5剂而安。幼儿园接收。

要之,小儿多动一证,应分别病因,分别体质,随症而治。切忌见动则镇,用药慎勿伤小儿元气,特别于痰热之症,中病即止,勿滥施克伐。且父母要耐心细致,劝导宜循循善诱,勿粗暴恐吓,特别是对年龄较大之患儿,更须注意心理疏导,亲切交流,庶几可以事半功倍。

三十三、谈口疮

口疮乃儿科常见疾病，其病名最早见于《素问·气交变大论》"民病口疮"之说。后世各家均有记载，如《医贯》"口疮上焦实热，中焦虚寒，下焦阴火，各经传变所致"，《圣济总录》"口疮者，心脾有热，气冲上焦，薰发口舌，故作疮也"，《活幼心书》口疮诗"心脾胃热蒸于上，舌白牙根肉腐伤，口角承浆分两处，有疮虽异治同方"。

口疮之临床表现为口腔内唇、龈、舌、颊、上腭等处出现淡黄色之小溃疡面，单个或多个不等，呈椭圆形，周围红晕，表面局部灼痛，满口斑烂；或有发热；或便结尿赤，舌质或红或绛，舌苔黄厚，脉数；或有咽喉肿痛，齿龈出血，反复发作，影响饮食；或疼痛啼哭不休。究其原因，或为外感风热；或为心脾积热，如胎禀本厚，养育过温；或因哺乳失节，母食膏粱厚味，七情郁火，遗热于儿；或为小儿饮食不洁，恣食辛燥动火之物。总之，此病多为心脾中焦积热引发。

30余年前，余曾接触潮阳司马蒲一老先生（女），医"嘴内病"出身，但于儿科有造诣。彼时她已年近古稀，谈及"嘴内病"时，她说："其实'嘴内'就是'肚内'。"嘴内"是口舌"，肚内"是中焦脾胃"，一语中的。老先生用药简单且有独到之处，余曾观其治一小儿风寒感冒，首药即是麻黄，且曰："麻黄治喘，也能疏表。"确实麻黄发表，比之荆防，效专力宏。怀忆前辈，姑离题记之。

口疮多由心脾积热引起，同时应考虑心与小肠之表里关系。故治疗之法，多取泻心清脾，宣热拔毒，祛其炎炽。然则此中也偶有虚证，当辨其阴虚、阳虚，随症而治。兹举数病例如下。

病例1：

黄某，男，1岁，1978年5月30日诊。

患儿持续发热已3天，体温在39℃左右。哭闹不安，面红，微咳，检查口腔黏膜有散在性红点，部分溃疡且有白色假膜，舌面布满红黄色斑点。舌尖更甚，溃疡点更大，齿龈红肿充血，咽红肿充血，扁桃体不大，舌质红，脉数，大便3天未解，小便黄赤，乳食不进。迭用抗生素（不详）、退热药无效。证属邪热实证，为心火及脾胃火热所致。舌为心之苗窍，龈为胃之络，故发而为口疮龈肿。又心与小肠相表里，心脾之热传于小肠，则小便短赤，大便秘结。治当热者寒之，实者泻之。方选导赤散加味。

药用：黄连2克，石膏15克，淡竹叶6克，木通2克，连翘6克，芦根8克，灯心草5克，大黄3克，滑石6克，车前子5克，生地黄5克，生甘草1.5克。嘱服3剂。另以冰硼散搽抹口、舌，日数次。

二诊：上方服3剂后，大便已通，体温正常，口疮溃疡已平，能进饮食，安静入睡。上方去大黄、石膏，加天花粉6克，再服3剂而安。

病例2：

赵某，男，12岁，1979年6月12日诊。

患儿自述口舌糜烂生疮2年，时好时发，多次治疗（中药、西药）均不能彻底治愈。常自觉低烧，咽喉微痛，而咽喉觉痛时啜热水则止，曾患胃炎，胃纳不佳，怕冷，面色苍白无华，大便溏薄，小便清长，舌淡苔白，脉来沉细。出前数医之方视之，有导赤散、泻黄散、知柏八味丸、肾气丸诸类。考虑此证病程长，患儿体质虚弱及自述平时胃炎，应是脾胃虚寒之胃痛，结合脉舌，虚证无疑。倘为肾阳虚衰、虚火上浮，则桂附地黄丸当应有效（曾连服10余剂），而现乏效，应属脾虚阳泛。尤在泾曾言："盖土温则火敛，……脾胃虚衰之火，被迫上炎，作为口疮。"而陈飞霞则言："疮服凉药不效，乃肝脾之气不足，虚火泛上而无制，宜理中汤，收其浮游之火。"遂选理中汤加减。

药用：党参10克，冬术10克，附子4克，干姜3克，甘草3克，干地黄10克，麦冬8克，白芍8克，细辛1.5克，牡蛎15克，乌梅5克。嘱服3剂，另每天以淡盐水漱口数次。

二诊：上方服3剂后，口疮溃疡渐收，口舌、咽喉已不觉痛，胃口渐佳，大便调和，脉细，舌质淡，舌苔腻。药已中病，前方去细辛，加浙贝母8克，嘱再服5剂。

三诊：口疮全部平服，咽喉无任何感觉，纳食香，大便正常。唯时感恶冷，面色萎黄，此为中气本虚，脾胃虚弱，气血无源，当温养脾胃。

药用：党参10克，冬术10克，茯苓10克，干姜4克，附子4克，桂枝5克，牡蛎20克，白芍8克，熟地黄10克，春砂仁5克，黄芪12克，甘草3克。再服

10剂，诸症悉消而胃痛也不再发作。

　　盖以上数方，麦冬、熟地黄欲其清虚火，牡蛎欲其镇纳浮阳，白芍、乌梅欲其酸甘化阴，两调肝脾，和阴摄阳。口疮一证，婴幼儿及脾胃火热者居多。而虚证在婴幼儿中少见，偶或见之，多为病程较长者，临证当予慎辨。

三十四、小儿夏季热临证治疗浅谈

　　小儿夏季热为婴幼儿一种特有的发热性疾病，发病季节多为六月、七月、八月3个月，南方多见。粤东地区因夏季炎热时间较长，故发病的季节也相应更长。

　　此病在临床上以长期发热、口渴、多饮、多尿、无汗或少汗为主要症状，病程缠绵。此病从发病季节与一些症状表现来看，与"疰夏""消渴""暑温""湿温"等证有相似之处，但有些症状又明显不同，比如多汗闭或汗少，且秋凉之后，症状多逐步减轻，若无其他兼证，预后多属良好。若一些小儿禀赋素弱，则病情可重，病程缠绵。

　　因此病发病季节集中在暑月，故与暑热之关系至大，但其发病机理根据病情则应有区别，其中有暑热挟湿、暑伤阳明、暑伤津气、暑耗少阴等几个证型。下面以经治数病例佐证。

病例1：

　　林某，男，3岁，1979年7月28日诊。

　　患儿发热已经13天，体温在39℃左右反复，迭经中药银翘散、西药退热消炎治疗不效。今诊见患儿身热不扬，腋探体温39℃，口渴欲饮（饮则无多），咳嗽有痰，倦怠乏力，肢端微凉，面色苍黄，巩膜浑浊，胃纳不佳，大便不通，小便短赤，舌苔黄腻，脉象濡数。此证属暑湿之邪，袭于肺卫之表，虽发热近2周，但暑邪较轻，暑湿内阻。治当清暑化湿，予六一散加芳香渗利，以消暑化湿之品，令肺气上宣，湿邪下泄。

　　药用：滑石8克，甘草1.5克，豆卷8克，赤茯苓8克，连翘8克，厚朴3克，藿香6克，佩兰6克，浙贝母6克，金银花6克，栀子7克，芦根12克。嘱服2剂回话。

　　二诊：上方服2剂后，体温下降至38℃左右，口不甚渴，大便通，小便长仍赤，咳嗽减且痰少，汗出倦怠解，胃纳稍增，腹软，脉濡，舌质淡红，舌苔黄腻。暑热渐解，湿邪渐化，再予清化暑湿。原方去金银花、栀子、芦根，加枳壳3克，炒谷芽6克，薏苡仁8克。嘱再服4剂，饮食清淡，忌油腻。

三诊：患儿精神佳，体温已3天正常，大便调，小便清长，胃纳佳，脉舌如前。上方加白术3克，黄芪6克。再服5剂，告愈。

病例2：

李某，女，2岁，1982年8月16日诊。

患儿发热2周，西医治疗无效，住院1周，热稍退旋又复发，体温徘徊在39~40℃。今诊见患儿皮肤灼热，体温39.5℃，肤燥无汗，唇红口燥，口渴引饮，无汗。询知热势多午后增高，或稽留不退，气候愈热，体温愈高，小便淡黄，大便干燥。精神烦躁不宁，舌质红，舌苔黄，脉数。此证为暑邪入阳明，邪正交争，邪热炽盛。治宜清宣泄热，直指阳明，谨防气阴两伤。方选白虎汤加味。

药用：生石膏20克，知母5克，滑石8克，淡竹叶8克，西瓜皮12克，金银花6克，连翘6克，香薷4克，佩兰4克，甘草1.5克。嘱服4剂，急进2剂头煎。

二诊：热势渐退，2天来体温在38℃左右，口已不甚渴，微汗，大便溏薄，小便清长，然胃纳不佳，神情委顿，脉细稍数，舌质淡红，舌苔薄黄。此为暑热未解而元气转虚，以暑邪最易伤人元气之故也。方选清暑益气汤加减。

药用：党参6克，扁豆花6克，白术5克，香薷4克，连翘5克，石膏12克，山药6克，西瓜皮8克，薏苡仁7克，滑石8克，石斛8克，谷芽7克，甘草1.5克。嘱服3剂。

三诊：热已退净，胃气稍动，思饮食，患儿精神较前活泼。唯大便泄利，一天二三次，小便清长，舌质淡红，舌苔薄腻。暑湿退而脾气亏，宜调元扶脾。

药用：党参6克，白术5克，茯苓6克，扁豆花6克，山药6克，炒谷芽6克，荷叶6克，薏苡仁7克，石斛6克，甘草1.5克。再服4剂而安。

病例3：

周某，男，2岁，1980年9月10日诊。

发热1周，前医治以暑热，用药不详。今诊见患儿手足心热，灼热无汗，口渴多饮，小便淡黄而频数，闻有臊气，面容黄瘦，精神烦倦，舌质红绛，舌面无苔，脉细沉而数。询知热每暮重晨轻，腋下体温39℃。此证为邪热留伏阴分，消灼阴津，损伤气阴，故暮热早凉。病入阴分，阴虚则生内热，故手足心热，精神烦倦。阴液亏耗，故灼热无汗。饮食精微被耗，不能充养肌肤，故面容黄瘦。阳明邪热炽盛，故口渴多饮。然病邪虽入阴分而内热仍显。治之之法，不能纯用滋阴，以滋阴则邪留；而宜滋阴清热并用，使阴复而制火，邪祛而热退。方选青蒿鳖甲汤加减。

药用：青蒿4克，鳖甲8克，生地黄6克，知母4克，牡丹皮3克，连翘5克，竹叶6克，秦艽4克，银柴胡4克，滑石5克，天花粉5克，栀子5克，甘草1.5克。嘱服3剂。

二诊：上方服3剂后，暮热已减半，整天体温稳定于37~38℃，精神可，思食，大便调，小便已无臊味，口渴大减，身已不灼热，微汗，舌质转淡红，舌面有薄黄苔，脉细稍数。前方加石斛3克，白芍3克。继服5剂而安。

病例4：

林某，男，2岁，1988年9月23日诊。

患儿发热近3个月，起初曾在余处就诊2次，告以暑热缠绵，体质素虚，难求速效。不瘥，遂住院。近20天在某儿童医院以"发热原因待查、Ⅲ度营养不良、心影增大"住院治疗。病情无进展，自动出院来诊。2岁患儿，面形瘦皱苍白，状若老头，肌肤无肉，下肢清冷，精神萎靡，虚烦不安，口渴饮少，小便频数无度，大便稀溏，不思饮食，身热不退，体温38~39℃，朝盛暮衰，头身干灼无汗，声音低微，舌淡苔黄，脉沉数无力。

思此证为小儿先天不足，素体薄弱，暑邪留恋，不独伤及脾胃，且及心肾。脾胃虚败，故食欲不振，大便稀溏；精微无源，故肌肤无肉，水不化气，肾不摄水。现肾水已亏而邪实未祛，命火衰于下而心火旺于上，故身热不退。此乃元阳虚于下而邪热淫于上之"上盛下虚"证。当此之时，本虚标实、上盛下虚，治之法，当清上温下，寒温并用。方选清上温下汤（徐小圃经验方）加减。

药用：熟附子3克，黄连2克，磁石12克，补骨脂6克，菟丝子5克，覆盆子4克，桑螵蛸4克，白莲须3克，益智仁3克，山药4克，天花粉4克，白扁豆5克，党参5克，莲子心4克，玄参4克，佩兰4克，甘草1.5克。嘱先服1剂，明天回话。

二诊：上方服1剂后，翌日患儿体温稍退，昨夜睡稍安，稍思食，两眼稍有神，大小便次数略减，脉舌如前。药已中病，前方熟附子增至5克，再服3剂。

三诊：体温37.5℃，精神较前好，思饮食，大便日行二次，小便仍频，肌肤有汗，口微渴，偶有笑容，舌面见黄薄苔。前方加青蒿4克，嘱再服4剂。

四诊：大便日行二次，小便次数减，无喊口渴，食欲增，面色稍回，皱纹失，肌肤肉稍充，能站立。再拟温肾阳，救胃阴，消暑益气。

药用：党参6克，熟附子3克，麦冬5克，五味子1.5克，天花粉5克，石斛4克，佩兰3克，山药6克，胡桃肉3克，青蒿4克，炒谷芽5克，益智仁5克，甘草1.5克。嘱再服5剂。后继宗此法出入调理月余，完全恢复。

此证因先天不足，脾肾本虚，复感暑热，暑耗少阴，病情缠绵，实为夏季热中之重证。在认准病机为上盛下虚之上，以熟附子等壮肾阳以温下，以黄连、天花粉、青蒿等荡涤暑热而收功，亦临证一得耳。

三十五、儿科紫斑证浅议

　　紫斑属于中医内科"血证"范畴，指血液溢于肌肤之间，皮肤表现为青紫斑点或斑块。在证型上有血热妄行、阴虚火旺、气不摄血几个分类。

　　现代医学认为，过敏性紫癜（紫斑）是病毒、食物等致敏因素引起的变态反应性疾病。发病人群以小儿为主，而且近半数的患儿有可能会合并肾炎。西医治疗以激素为主，辅以大剂量维生素C、免疫球蛋白及对症治疗。应用激素治疗，可以较快地缓解症状，但对一些顽固性病例，激素也难以控制病情，而且激素对紫癜性肾炎无效。故在临床上采用中西医结合治疗或是单纯中医治疗，可以明显提高疗效。

　　按照中医辨证施治，本病主要治疗方法是清热解毒、凉血止血，具体方剂如犀角地黄汤之类。但是在临床运用上，有时效果并不理想。因为紫斑的病因病理其实不止于热毒，尚有风、湿诸邪。

　　20世纪90年代，我曾阅读过周跃庭先生的一篇相关文章，颇有见地。周先生认为，过敏性紫癜具有斑和疹双重特点，其致病因素不仅有热毒，还有风邪、湿邪。一方面，"斑有触目之形而无碍手之质"，一般斑平铺皮面，摸之不碍手，但此病发斑常高出皮面，摸之碍手，而且初起时常呈充血性，以后才发展为瘀斑。斑多由阳明郁热入血所致，疹多由风热郁肺入营所致。而一般发斑无痒感，此证则局部每有痒感。故从这些特点看，本病有挟风的性质，因为有风多痒。另一方面，本病常见浮肿，按其特点多属风水性质，则说明不单有风，而且挟湿，因为有湿多肿。再者，过敏性紫癜（紫斑）属血证范畴，实则为皮肤之出血性疾病，出血形成紫斑而瘀，瘀则不通，不通则痛。临床上，过敏性紫癜常伴有腹痛、关节痛等症状，这就与挟瘀、瘀血阻络有关。

　　综上所述，过敏性紫癜的治疗，在主要考虑热毒这个主要致病因素而采用清热解毒、凉血止血的同时，也应该充分考虑风、湿这两个致病因素以及挟瘀这个不可忽视的问题而兼择其他治疗方法，即散风利湿和活血化瘀。

　　在治疗原则的确立上，有"凡发斑不可用发表药"（《诸病源候论》）之说。这是因为疹属营卫同病，有表有里，可用发表。而斑为气血同病，纯为里证，故不宜发表，发表可为火得风，令火势更炽而加重出血。但是本病与一般发斑有诸多不同之处，而且挟风症状明显，所以在凉血解毒的基础上加以散风利湿，并不越轨且切中病机。

另外，活血化瘀会不会加重出血？对于这个问题应该认识到，过敏性紫癜是一种出血性疾病，在皮肤出现广泛瘀斑的同时，常兼有腹痛、关节痛，而引发的直接原因是热毒风湿，邪迫血溢而形成瘀血。瘀血阻络引起腹痛、关节痛，同时由于瘀血阻络，血不归经，就更会加重出血。由此可知，化瘀不仅能消除瘀血阻络的症状，且可促进止血。而临床实践也已予以证明。

下面几个病例，就是应用以上治疗原则的临床历验。

病例1：

陈某，女，5岁，1992年10月23日诊。

患儿因双下肢出现紫黑斑块及腹痛来诊。诊见患儿面容痛苦，时喊腹痛，两腿及臀部布满密集紫色斑块，压之不退，也不碍手。询知紫斑已发现3天，昨起更趋严重，同时腹痛渐重，且大便黑色，日行二三次。小便微赤，饮食不下，无发热，诊脉弦细，舌质暗红，舌苔黄腻微黑。曾服西药，血常规示轻度贫血，大便常规潜血（+++），尿常规正常。

此证属热毒风湿外侵，迫血外溢，瘀血阻络。治当凉血解毒，散风利湿，化瘀止痛。

药用：黑荆芥6克，牡丹皮7克，赤芍7克，连翘7克，紫草8克，浮萍5克，蒲黄8克，五灵脂8克，延胡索5克，枳壳3克，琥珀粉1.2克（冲服），三七粉1.2克（冲服），黄檗5克，甘草2克。嘱服3剂，忌食鱼腥、油腻之品，以及鸡蛋。

二诊：上方服3剂后，腹痛遂止，皮肤紫斑逐渐消退。上方去三七粉，嘱再服3剂。

三诊：腹痛不再，紫斑尽消，大便色黄，舌质淡，舌苔微黄，脉和，胃纳佳。原方再减琥珀粉、枳壳，加生地黄6克。再服3剂，告愈。

病例2：

林某，男，11岁，1994年10月23日诊。

患儿因过敏性紫癜、紫癜性肾炎先后经住院治疗月余。现诊见患儿双下肢及腹部布满紫癜，以下肢为甚，高出皮面，有痒感，舌质红，舌苔黄腻，脉弦滑数，同时伴有肉眼可见的血尿。血常规示轻度贫血，血小板正常。尿常规潜血（＋＋＋＋），尿蛋白（＋＋）。用过激素、维生素C、免疫球蛋白及对症治疗，中药不详。

此证为内蕴湿热毒邪，又外感风邪，邪迫血妄行，外溢成斑，内伤下焦及肾，瘀血阻络。治宜疏风利湿，凉血解毒，活血化瘀。

药用：紫草10克，生地黄9克，牡丹皮9克，浮萍8克，荆芥穗7克，柴胡7克，连翘12克，赤芍9克，板蓝根20克，蒲黄9克，五灵脂10克，酒大黄4克，三七粉1.5克（冲服），琥珀粉1.5克，旱莲草12克，玉米须9克，甘草2克。嘱服3剂。

二诊：上方服3剂后，紫癜稍消退，腹痛止，肉眼血尿消失。嘱原方再服5剂。

三诊：紫癜基本消失，其他症状也消，脉舌和，唯诉腰腿稍酸。

药用：生地黄9克，赤芍9克，牡丹皮7克，茯苓9克，山茱萸7克，山药9克，泽泻6克，连翘8克，茜草根9克，玄参8克，女贞子9克，浮萍7克，旱莲草12克，玉米须9克，紫草7克，五灵脂9克。

上方服10剂后，复查尿常规正常。嘱服六味地黄丸3个月，以资巩固，随访2年无异。

由以上病例可以看出，在小儿过敏性紫癜的治疗中，除了清热解毒之外，疏风利湿、活血化瘀也是不可或缺的治疗手段，即便是在合并肾炎的时候。

临床上，对于此病应注意充分利用西医的检查方法，及时检查血常规、尿常规，注意是否并发肾炎，同时应注意与血小板减少性紫癜相鉴别。

三十六、谈便秘

有关便秘一证，历代医家论之甚详。《伤寒论》分"阳结""阴结""脾约"，后世有分"风秘""气秘""热秘""寒秘""湿秘""热燥""风燥"等。而张景岳则将之归为阴结、阳结两类，谓有火便是阳结，无火便是阴结。如此分法，似更为明白合理。

在长期临证中，尤须注意便秘究竟是以一个"症状"出现，还是以一个"病证"出现。若是以一个症状出现，就要考虑原发何病（器质性疾病如肿瘤等）；若是以一个病证出现（功能性疾病），可按阴结、阳结辨证施治。正如《谢映庐医案》中说："治大便不通，仅用大黄、巴霜之药，奚难之有？但攻法颇多，古人有通气之法，有逐血之法，有疏风润燥之法，有流行肺气之法，气虚多汗，则有补中益气之法；阴气凝结，则有开冰开冻之法；且有导法、熨法，无往而非通也，岂仅大黄、巴霜哉。"这说明其治法之多种多样。

在临证中，就诊的便秘患者一般病程较长且年龄偏大，其中虚证不在少数，因而用药慎防滥用攻逐而伤及元气。下面记录经历数病例。

病例1：

周某，男，43岁，1986年10月12日诊。

患者2个月前因急性阑尾炎、阑尾穿孔并局限性腹膜炎在某医院手术治疗，出院后大便不通畅，有时三四天方一次，且便时腹痛。重新住院，服药无效来诊。诊见患者体质消瘦，面色黄黑，语音低微，舌质暗淡，边有黑色齿印，舌苔黑，脉来细涩，腹稍胀，右下腹按之觉痛。询知大便三四天方行一次，便硬，色稍黑，便时腹痛，胃纳差，食多则胀。此证为瘀血阻络，肠失所养，因致大便秘结。法宜逐瘀行气。方选桃仁承气汤合少腹逐瘀汤加减。

药用：桃仁10克，大黄10克，桂枝5克，红花4克，当归10克，赤芍10克，柴胡5克，川芎8克，生地黄10克，枳壳6克，干姜5克，五灵脂10克，延胡索10克，甘草3克。嘱服2剂。

二诊：上方服2剂后，大便通，色黑，日行二次，腹松软不痛，纳增，脉舌如前。前方减生地黄为 6 克，加蒲黄9克，嘱再服2剂。

三诊：大便日行一次，色已不黑，腹软，按之无异，胃纳佳，脉细，舌质转淡，舌苔薄润。宜温通肠胃，补益气血。

药用：当归10克，黄芪20克，熟地黄10克，川芎10克，茯苓10克，白术10克，枳壳5克，炒谷芽10克，甘草3克。嘱服3剂。

三诊：诸症悉愈，唯面色尚黄，脉来细弱，舌苔白，舌质淡。前方黄芪增至30克，嘱再服10剂。

病例2：

陈某，女，92岁，1983年12月17日诊。

素体健壮，极少患病服药，半月来突然大便秘结，有时四五天尚无一次，下腹时痛，偶有大便量少夹血。疑其有变，嘱往医院检查。因年老未做肠镜检查，综合临床症状及其他检查，疑为结肠肿瘤。家属拒绝手术，予其他方法治疗，便稍通，旋即又闭。出院后因便秘腹痛出血，十分痛苦，诊时已饮食不进，仅日进米汤数匙，且拒服药。思之别无良策，姑以单味草药试之。

白花蛇舌草（鲜品）200克，捣汁加蜂蜜少许，频频劝服。越日见奇迹，大便通，夹有瘀血，有矢气，腹痛减，饮食稍进，老人神色转佳。嘱以此法减量续服，大便基本正常，饮食增。1年后因肺咳血不止（疑为肺癌）而逝。

盖诸多草药中，余独崇白花蛇舌草。临证所遇此类患者，用之多效，因记之。

病例3：

周某，女，57岁，1983年12月14日诊。

大便秘结1年，多方服药无效。曾在某医院行肠镜检查，除发现肠息肉（已钳除，病理检验良性）外，无其他变异。今诊大便常五六天行一次，平时亦无便意，欲便则临厕艰难，便少而质软，纳谷不香，腹微胀，时有隐痛，困乏无力，服药偶有改善，旋即又闭，终不能根除。体形虚胖，面色无华，舌质暗淡，舌苔薄腻，六脉细弱无力。此属气虚便秘，大肠传导无力，故虽有便意而临厕艰难。脾虚则精微无源，肺气亦亏，故面色无华而四肢乏力。法宜健脾益气，行滞顺气。法取《金匮要略·痉湿暍病脉证治》"若其人大便坚，小便自利者，去桂加白术汤主之"。

药用：党参15克，白术30克，枳实8克，木香5克，郁李仁10克，火麻仁10克，炙甘草6克。嘱服3剂。

二诊：上方服3剂后，大便通畅，日行一二次，腹痛亦消。上方去火麻仁、郁李仁，嘱再服5剂。

三诊：大便正常，饮食正常，面色有华，患者精神转佳。嘱上方隔天1剂，再用2周，以资巩固。

病例4：

陈某，女，48岁，1984年10月17日诊。

便秘已历2年，经常三四日方解一次大便，便如羊屎，且须服用西药泻剂方能下之。今诊见患者体形消瘦，纳食无味。然经常口舌干燥，每思冷饮。查血糖、肠镜无异常，月经量多，脉来细数，舌质淡红，舌面无苔。此证为阴血不足，大肠失于濡润。治宜滋阴润燥，润肠通便，不宜一味攻伐。方选芍药甘草汤加味，酸甘化阴，养血增液。

药用：白芍25克，生甘草12克，枳实10克，生地黄20克，玄参12克，麦冬12克，桃仁10克，火麻仁12克，玉竹12克。嘱服5剂。

二诊：大便已通，日行一二次，质软，饮食佳，口舌已不干燥，也不思冷饮，夜寐能安，精神佳，舌质淡红，舌苔薄白，脉细。上方加当归10克，黄芪10克，嘱再服10剂。

再诊大便次数正常，体质恢复。

病例5：

陈某，男，62岁，1985年10月18日诊。

患者便秘半年，自服酚酞片、番泻叶等可解一时之急，旋即又犯，查肠镜正常，血压、血糖正常，前列腺肥大。今诊见患者面色苍白，神疲困倦，舌质淡红，舌苔薄白，脉沉细。询知平时腰膝酸软，头晕耳鸣，夜尿甚多，口干，饮食少进。此证为老年脾肾两虚，精气不足。以肾为先天之本，司两便，肾虚则溲频；脾为后天之源，脾虚而大肠传化无力；加之阴血不足，不能濡润大肠，故大便秘结，临厕艰难。用泻药则致脾肾之气愈虚。法宜脾肾两补，阴阳两济，养精血以润燥滑肠。方选济川煎加味。

药用：当归12克，熟地黄15克，肉苁蓉15克，升麻5克，牛膝12克，白术12克，枳壳9克，火麻仁12克，甘草3克。嘱服5剂。

二诊：上方服3剂便即行，5剂服完，大便通畅，食欲增，腰膝酸软、头晕耳鸣改善，夜尿稍减，脉舌如前。前方加锁阳10克，淫羊藿10克，巴戟10克，嘱再服5剂。

三诊：大便日行一次，质软，夜尿少，脉稍有力，舌淡苔白，面色转红润，腰膝酸软及头晕耳鸣较前更有改善。原方嘱再进10剂。随访年余正常。

考便秘一证，其治也不外乎"虚则补之，实则泻之"。其中热秘、气秘宜泻，如清热润肠、顺气行滞之法；气虚、血虚、阳虚宜补宜养宜温，全在医者临证审详。

三十七、谈嗜睡

嗜睡一证，临床上并不少见，可见于各个年龄段，一般是由阳虚阴盛，脾虚湿盛，阳气虚弱，营血不足所致。《灵枢·寒热病》曰："阳气盛则瞋目，阴气盛则瞑目。"现将临证历验数例记录于后。

病例1：

林某，女，13岁，1979年9月28日诊。

诊见患儿面色苍白，体质略胖，舌质淡，舌苔白滑，脉细沉弱。患儿诉1个月来不分昼夜，时时欲睡，上课时尚时时欲睡，不能自制，然呼之即醒，醒后又睡。神疲食少，腹痛便溏，痰多呕恶，胸痛牵引背部，时觉发冷。

此证属心脾阳虚，痰湿痹阻。治宜温阳宣痹，化痰醒脾。方选温胆汤加温阳补气之品。

药用：广陈皮10克，半夏9克，茯苓10克，姜竹茹10克，枳壳5克，党参10克，白术10克，干姜4克，薤白9克，瓜蒌9克，桂枝5克，甘草3克。嘱服3剂。

二诊：上方服3剂后，嗜睡已减，上课已可坚持不睡，唯午后尚不能自持，脉证如前，胃纳佳，肠胃和。前方加苍术10克。

前方继服3剂后，恢复正常，告愈。

病例2：

陈某，女，35岁，1986年10月23日诊。

患者嗜睡年余，白昼严重嗜睡，每天均须睡二三次，每次2~3小时，不睡则头昏头痛。体形稍胖，面色无华，神疲乏力，纳呆，夜寐多梦，舌质淡胖，舌苔白腻，六脉沉细而缓，月经量多色浅，血压115/75 mmHg。

此证为气虚血弱，阳气不振。治宜补气益血，温阳，调和营卫。方选人参养营汤加味。

药用：生晒参12克，黄芪30克，白芍15克，当归10克，安南桂3克，白术10克，陈皮9克，熟地黄12克，五味子5克，菖蒲10克，淫羊藿10克，甘草

3克。嘱服5剂。

二诊：上方服5剂后，嗜睡改善，日间睡觉次数减少，夜睡深而梦少。脉舌如前，但经血量多，腰膝酸软。前方加阿胶10克、艾叶（炒黑）10克，嘱再服10剂。后以此方加减治疗月余，诸症悉无。

盖嗜睡证之病理，主要为阴盛阳虚所致。阳主动而阴主静，故阴盛则多寐。李东垣认为"脾胃之虚，怠惰嗜卧"；朱丹溪认为"脾胃受湿，沉困无力，怠惰好卧"，以上均说明此理，故治疗上总以化湿健脾、振奋脾阳、补益气血为法，而忌阴腻湿滞之品。

三十八、心（脏）病临证浅谈

临证中所谓心脏病，多属于中医"胸痹""惊悸""怔忡""厥证"等病证范畴。现如今，医学发展迅速，各种检查手段、药物及治疗、抢救措施等，可谓日新月异。许多以前极难救治的病证，如冠心病、严重心绞痛、急性心肌梗死等危重疾患，现在只要救治及时，一般（当然不是说全部）都可以抢救成功。在这种情况之下，对于这类疾患而言，中医确实是被边缘化了。

刘力红先生在他的著作《思考中医》中曾经打过一个比方："比如一个心梗的病人，心梗发生了，你会往哪个医院送呢？是往中医院送，还是往西医院送？我看100个人会有100个人要往西医院送，也许就是张仲景再世，他也会建议你送西医院，而不送中医院。凭着这个，搞西医的人个个挺胸抬头，搞中医的人个个垂头丧气，以为中医确实糟糕，自己入错了行。如果这样比较，那中医确实不怎么样，要甘拜下风。但是，如果我们换一个角度去思考，我治的这个病人，我治的这个冠心病，根本就不发生心梗，乃至根本就不发生冠心病，我是使它不发生，你是发生了以后去救治，这两个如何比较呢？对社会，对国家，对家庭，对患者个人，哪一个更有利益？我想100个人里面也会有100个人是赞成我的。如果我们从这样一个角度去比较，也许我们就会有信心。中医讲究治未病，张仲景在《金匮要略》的开首就指出'上工不治已病治未病'，我们这门医学的出发点，它的宗旨是治未病，是未渴而穿井，未斗而铸锥。"

我之所以不厌其烦地引用刘先生这段话，是因为觉得刘先生这段话很有道理，一是从面子上有点"强词夺理"地化解了中医的尴尬，二是用很难被反驳的理论道出了中医尚不至于"并不怎么样""确实糟糕"之境。

谈到中医著名理论"治未病"，我看即便是最前沿的西医也是在不断地学习并实践之。假如一个冠心病患者，血压、血糖、血脂控制得好，饮食习惯、生活习惯好，保持愉快的心情，也不见得就都会发生心肌梗死。而这就是治未病。

治未病所指的，就中医来说，其范围就更广泛了。它既关系到病患本身素质，也关系到社会环境、生存环境、家庭环境等诸多因素。治病的过程，就是医生与这些因素，特别是患者打交道的过程。所以说，刘先生关于心肌梗死的这个说法，从中医理论上说得通，站得住。但行之实践，则有困难，乃至有点强词夺理、纸上谈兵、书生气之嫌了。

我们可以设想，就连扁鹊这样的良医，都阻止不了君王蔡桓公的讳疾忌医，一个普通的医生，又如何能对平常百姓传之以"未病"之道？

曾经就有这样一个高血压合并冠心病的患者，走进我的诊室质问我："医生，你这次开的方，为什么服后无效，是不是药的质量不好？"及询之，知该患者昨夜谈生意至11点，后又喝酒、抽烟、打牌至凌晨2点半，今早11点起床。我听了心里暗说："阿弥陀佛，幸好没发生心梗。"似此，便是扁鹊再世、李时珍开药店，也无能为力啊。

《灵枢·五邪》说："邪在心，则病心痛。"《素问·脏气法时论》说："心病者，胸中痛，胁支满，胁下痛，膺背肩胛间痛，两臂内痛。"《灵枢·厥论》说："真心痛，手足青至节，心痛甚，且发夕死，夕发旦死。"这种"真心痛"讲的就是胸痹的重证，冠心病、严重心绞痛、心肌梗死。

"胸痹"一名，为汉代张仲景在《金匮要略》中正式提出。书中《胸痹心痛短气病脉证治第九》说："胸痹之病，喘息咳唾，胸背痛，短气，寸口脉沉而迟，关上小紧数，栝楼薤白白酒汤主之。""胸痹不得卧，心痛彻背者，栝楼薤白半夏汤主之。"这里须指出"喘息咳唾"一证，应包括肺、心疾病。《圣济总录·胸痹门》说："胸痛者，胸痹痛之类也……胸膺两乳间刺痛，甚则引背胛，或彻背臂。"

上面这些论述，都是对胸痹（冠心病、心绞痛、心肌梗死）的主要症状非常准确、到位、集中的描述，令人一目了然。而这就是近两千年来中医对这种目前依然是致命性疾病的记载。不能不说，现在大多数医院急诊设"胸痛优先"诊室，是非常明智的，它为什么不称"冠心病优先"呢？这就是中医以"症"见"证"的高明之处。

而在病因和治疗上，对于心脏病，中医自古以来就形成了自己的诊断和治疗思路，例如《症因脉治·胸痛论》说："歧骨之上作痛，乃为胸痛。""内伤胸痛之因，七情六欲，动其心火，刑及肺金；或怫郁气逆，伤其肺道，则痰凝气结；或过饮辛热，伤其上焦，则血积于内，而闷闭胸痛矣。"治疗上，

《金匮要略》强调以宣痹通阳为主，后世医家提出芳香温通、活血化瘀等治疗方法。目前，对于此病的普遍化、年轻化、危重化，医患应提高警惕，充分利用现代诊疗技术，切莫贻误病情。

临证中，中医对心脏疾病的诊断，要知"标""本"，注意标本虚实。而心脏病患者，常为"本虚标实"。"本虚"以气虚居多，其次为气血两虚，若久病则现阴虚或阳虚；而"标实"的临床表现则多为气滞、血瘀、痰阻这几个方面。

针对这些病因病机，心脏病临证分型大体可分为以下几种：一是瘀血阻滞，胸闷痹痛；二是心阳不振，痰浊壅塞；三是气滞痰扰，怔忡失眠；四是心悸不安，呼吸短促；五是肺水凌心，气喘面浮。依此，治疗上基本以活血化瘀为主，扶正固本为辅，具体治法为化瘀扶正、宁心安神、理气泄浊、温阳止痛、涤痰宣窍、泻肺行水等。

至于常用方药，可参考多种资料，大体如《金匮要略》之栝楼薤白半夏汤、《医学衷中参西录》之活络效灵丹、《医林改错》之血府逐瘀汤、《时方歌括》之丹参饮等。在药物方面，多用平和之味，少用峻烈之品。扶正固本补气用人参、黄芪，活血首选丹参、桃仁、当归尾、赤芍等，育阴用麦冬、五味子，理气泄浊用佩兰、砂仁、白蔻仁、降香之属，养血安神用酸枣仁、夜交藤、柏子仁、远志、茯神之类。大凡胸闷不舒者，加栝楼、枳实以开胸；阳气不升者，加桂枝、薤白以温阳；气滞胸痛者，加川芎、延胡索、郁金、乳香、没药以止痛；需降压抑脂者，加天麻、钩藤、夏枯草、豨莶草、制首乌、山楂；需涤痰宣肺者，加胆南星、浙贝母、半夏、菖蒲、天竺黄；肺水凌心者，加葶苈子、槟榔、紫苏子、车前子、桑白皮、茯苓皮等以泻肺行水。

下面试举经治数病例。

病例1：

林某，女，71岁，1982年3月12日诊。

胸部时感闷痛2年余，初时为胸膈痞满，渐至闷而痛，胸常有压抑感，夜寐多梦，时有心悸，胃口不佳，痰白，四肢及颜面偶有浮肿，大便软，小便正常，血糖正常，血压135/90 mmHg，医院检查心电图等诊断为冠心病、心绞痛。诊见患者面色滞暗，声音低微，舌质淡，未见瘀斑，舌苔薄白，脉来细弱稍数。此证为胸阳不振，气血郁滞，气郁滞则胸闷而痛，况年事已高，本气自虚。治宜通络扶正，温阳止痛。方选栝楼薤白半夏汤加味。

药用：栝楼20克，薤白8克，法半夏8克，桂枝6克，丹参10克，桃仁8克，党参12克，黄芪15克，延胡索9克，酸枣仁10克，茯神12克。嘱服5剂。

二诊：上方服5剂后，闷痛稍减，痰转稀，舌苔薄黄，脉细数。前方去桂枝，加赤芍12克，嘱服6剂。

三诊：胸痛明显减少，神定夜寐安，四肢及颜面浮肿消，舌苔转白，胃纳佳，脉细稍有力。

药用：生晒参20克，黄芪20克，丹参12克，赤芍10克，白芍10克，栝楼20克，薤白8克，半夏9克，茯苓皮12克，麦冬10克，延胡索9克，甘草5克。嘱服10剂。

上方10剂后诸症消失，胃纳佳，精神佳，睡眠佳，心电图检查大致正常。嘱末方隔天1剂，调理两月而安。

病例2：

林某，女，35岁，1982年5月23日诊。

患者主诉近月来屡感胸部及心窝痛，痛则连及背部，伴心悸气短、恶心。曾服复方丹参片、肌苷片、阿司匹林肠溶片、硝酸甘油片。诊见患者胸闷心烦，继而心窝疼痛，痛引肩背，形容憔悴，面色枯槁，精神萎靡，心悸胸痛，忧烦难眠，舌淡苔白，边有齿印，脉来细涩。血压100/70 mmHg，心电图示心肌缺血。此证属心气滞塞、心血不足之痹证，因心中积气与血虚不足而发。治当扶正行气，益血通痹。方选栝楼薤白汤加味。

药用：栝楼20克，薤白8克，黄芪20克，丹参12克，桃仁10克，生地黄12克，熟地黄12克，延胡索9克，当归10克，白芍12克，夜交藤12克，生牡蛎30克。嘱服5剂。

二诊：上方服5剂后，心痛胸闷减半，纳食稍佳，夜能入睡，两便正常，精神好转，脉舌如前。继续温阳开窍，养血宁心。

药用：栝楼20克，薤白8克，半夏10克，黄芪20克，桂枝7克，丹参12克，桃仁9克，延胡索10克，当归10克，赤芍10克，白芍10克，麦冬10克，甘草5克。嘱服8剂。

三诊：胸已不痛，其他症状也均消失，唯时感疲累。上方加人参须10克，五味子5克，嘱再服10剂。身体恢复正常。

病例3：

陈某，男，52岁，1983年12月20日诊。

患者患高血压已有3年之久，以利舍平、地巴唑、复方芦丁片、复方丹参片控制，医院诊断为高血压、冠心病。今诊见患者胸痛（胸骨偏左）、胸闷，头痛，头晕，耳鸣，口干，面红赤泛光，腰酸膝软，舌质红绛无苔，脉象细数，血压185/100 mmHg。此证属肾阴不足，水不涵木，致肝阳上亢，心阴亏损，呈一派阴虚火旺之象。治宜滋水涵木，养心护阴。方选生脉散加味。

药用：北沙参15克，麦冬15克，五味子5克，当归8克，干地黄15克，白芍12克，丹参12克，天麻12克，夏枯草15克，黄芩12克，钩藤12克，珍珠母30克，牡蛎30克。嘱服10剂，以前所用西药照服。

二诊：上方服10剂后，症情明显好转，胸闷、胸痛大减，头晕、头痛大减，睡眠安，纳食佳，血压降（160/80 mmHg），宗前法原方再服10剂。

三诊：血压稳定，心痛不作，仍偶感头晕，口干，时或面红，舌质淡红，舌苔薄，脉细。继用前法，滋肾养阴、平肝养心。方选杞菊六味丸加味。

药用：干地黄20克，山茱萸12克，茯苓12克，泽泻10克，牡丹皮10克，山药12克，北沙参12克，麦冬10克，五味子5克，丹参12克，天麻12克，菊花10克，枸杞10克。嘱此方长期服用，以资巩固。

病例4：

赵某，男，72岁，1986年10月12日诊。

患者患高血压5年，长期服用降压药，经常头晕，胸闷，左胸隐痛，气短，懒言，耳鸣，痰多，口干欲饮，胃纳欠佳，四肢乏力，恶风多汗，便干尿少。医院检查诊断为高血压、冠心病。今诊见患者颜面略红，舌质红，舌面无苔，脉两寸沉细，两关弦急，血压185/105 mmHg。此证属气阴两亏，虚阳上亢，气虚损阳，阴虚阳亢。治当补益气阴，育阴潜阳。

药用：北沙参15克，附子4克，丹参12克，赤芍12克，白芍12克，桃仁8克，龙骨20克，牡蛎25克，磁石25克，龟板15克，石决明25克，杜仲12克，麦冬10克，天麻12克，钩藤12克，牛膝12克。嘱服5剂。

二诊：上方服5剂后，胸闷、头晕、四肢乏力、耳鸣、口干诸症均有好转，嘱原方再服8剂。

三诊：上方再服8剂后，病情继续好转，食欲也佳，血压保持在

150/85 mmHg左右，遵原法加减，酌加补气化痰药。

药用：生晒参20克，黄芪25克，白芍12克，丹参12克，龙骨30克，牡蛎30克，石决明30克，浙贝母10克，枸杞10克，天麻12克，夏枯草12克，女贞子10克，五味子5克，麦冬10克。

上方嘱长期服用，定期复诊。

病例5：

刘某，男，40岁，1985年10月23日诊。

患者为一教师，心慌不适，失眠多梦近2年，心电图检查示心脏房性期前收缩、窦性心律不齐。今诊见患者头晕心跳，胸闷恶心，失眠，痰多，舌淡苔白，舌根黄腻，脉虚滑，时见代脉。此证属气虚失运，痰湿为患。治宜温阳化气，涤痰宁心。方选十味温胆汤加减。

药用：党参15克，陈皮9克，茯苓15克，半夏10克，远志9克，五味子5克，酸枣仁12克，竹茹10克，枳壳5克，栝楼15克，薤白8克，炙甘草3克。嘱服5剂。

二诊：上方服5剂后，心慌减轻，已不作呕，痰少，夜睡较安，但睡意不深，饮食尚可，舌苔白，代脉偶见。效不更方，嘱原方再服7剂。

三诊：上方再服7剂后，诸症均好转，代脉已消失，心电图检查大致正常。嘱上方常服，以资巩固。

病例6：

林某，女，56岁，1982年10月12日诊。

患者头痛、头晕、心悸、气促、胸闷已历四五年，医院检查诊断为房室传导阻滞。今诊见患者面色晦暗，精神不振，胸闷气促，周身乏力，声音低微，四肢末不温，舌质淡，舌边紫斑，舌苔白厚，脉迟弱而缓，血糖正常，血压偏低。此证因心气不足、心阳不振而心慌、气促而胸闷。气虚则血不荣，乃见头晕、头痛。阳虚生寒则四肢末不温，心阳虚则阴水上乘，而致心悸。治当温补阳气，佐以行滞。

药用：开河参10克，附子5克，栝楼20克，薤白8克，半夏8克，山药12克，熟地黄12克，五味子5克，红丹参12克，三七6克，黄芪20克，天麻12克，麦冬12克，茯神12克，藏红花1克（冲服）。嘱服5剂。

二诊：上方服5剂后，诸症稍有好转，头晕、心悸减少，精神稍佳，四肢稍温有力，脉舌如前。宗前法加减。

药用：开河参12克，附子5克，栝楼15克，薤白8克，法半夏10克，山药15克，熟地黄12克，五味子5克，丹参12克，三七6克，天麻10克，藏红花1克（冲服）。嘱再服7剂。

三诊：头痛，心悸仍时作。此乃巅顶湿滞，阳气未化。再拟祛湿宣痹，用药务达头巅。

药用：川芎9克，蔓荆子8克，白芷8克，葛根10克，栝楼20克，薤白8克，半夏10克，丹参12克，远志8克，菊花10克，珍珠母30克，甘草3克。嘱服5剂。

诸症悉失，心电图复查趋于正常。

病例7：

林某，女，65岁，1982年12月10日诊。

患者素体虚弱，患胃病多年；半年来增头晕，胃纳不佳，四肢乏力，失眠多梦，心悸心慌。今诊见患者形容消瘦，舌质淡白，舌面无苔，时有泛酸，六脉沉细，两关稍弦急。此证为心脾气虚，心气不足，阴分亦亏。治当补益脾气，益气养阴，宁心安神。方选归脾汤加味。

药用：生晒参15克，白术10克，黄芪20克，当归10克，茯神15克，木香5克，远志8克，酸枣仁10克，龙眼肉10克，五味子5克，麦冬10克，珍珠母30克，炙甘草5克。嘱服5剂。

二诊：上方服5剂后，心悸、头晕减，夜寐安，唯胃纳尚不佳，仍时感倦怠，偶有泛酸干呕、胃脘微痛。宜调中理气。方选六君子汤加味。

药用：党参20克，白术10克，茯苓12克，陈皮10克，半夏10克，春砂仁6克，远志8克，酸枣仁10克（炒），浙贝母10克，海螵蛸12克，丹参10克，檀香5克，炙甘草5克。嘱再服10剂。

上方10剂后，诸症悉除，胃纳佳，体重增加。嘱以此方常服。

病例8：

张某，男，48岁，1983年10月24日诊。

患者自述近3年来以高血压、冠心病、心绞痛多次住院。长期服用西药，痛则以硝酸甘油片含服止痛。近月来胸痛频发，痛则连及背部肩胛，牵及左臂内侧。诊见患者面色晦黑，眼底黑点，头晕心惊，时有自汗。舌质暗淡，舌面舌边布满黑斑。舌苔色黑，脉来沉涩不畅，血压170/95 mmHg。心脏听诊偶有期前收缩。此证属瘀血阻络，心阳不振。法宜祛瘀活血，振奋心阳，通络止痛。方选血府逐瘀汤加味。

药用：当归尾10克，川芎10克，赤芍12克，桃仁10克，藏红花1克（冲服），生地黄12克，丹参12克，栝楼20克，薤白8克，桂枝6克，三七6克，甘草3克。嘱服5剂。

二诊：上方服5剂后，胸痛大减，其他诸症减轻，胃纳亦佳。数日来已无须含服硝酸甘油片。已上班。原方加天麻12克，黄芪15克，嘱再服10剂。同时配以西洋参、三七研末等量冲服，每天1次，每次3克。

三十九、郁证诊治浅谈

郁证是临床多见的疾病，由情志所伤，气机郁滞而引起。临床上的表现症状多为心情抑郁、神志不宁或易怒善哭、失眠等。华岫云引《临证指南医案·郁》云："因情志不遂，则郁而成病矣。"王安道则说："郁者，滞而不通之义。"现代社会中，这种病的发病率日渐增高。本病有轻有重，轻者针对发病原因，疏导则可；重者则须通过药物调治。对于郁证，中医调理有很大的优势。我在长期的临床实践中，对此病的治疗也积累了一些心得。

此病有虚有实。实者因郁怒、思虑、悲哀、忧愁七情所伤，导致肝失疏泄、脾失健运、心神失常、气血失调，进而发生。《丹溪心法·六郁》中就说："气血冲和，百病不生，一有怫郁，诸病生焉。"而在五脏气机不和之中，以肝、脾、心三脏受累最重。肝主疏泄，若肝失条达，则肝气郁结，肝木克土而累及于脾，脾失健运则蕴湿生痰，痰湿化热，而成湿、食、热诸郁。虚者素体虚弱，气血不足，加之情志不遂，以致心脾两亏，气血失调而成虚损之候。

此病病机为气机不畅，故治疗原则当以疏通气机为主。《素问·六元正纪大论》说："木郁达之，火郁发之，土郁夺之，金郁泄之，水郁折之。"但必须区分虚证实证，虚则补之，实则泄之。孰轻孰重、孰主孰次，不能混淆。故在临床治疗中，必须注意遵循以下几个方面。

（一）临证首辨虚实

虚实是八纲诊断中的一个极为重要的内容，对疾病的诊断有极为重要的指导意义，郁证亦然。正因为郁证的治疗以疏肝理气为主，所以可能会导致医者见郁则用疏泄，而疏忽虚实之辨。

20年前，有一在外省工作的乡邻回家奔父丧，而其父丧事刚办完，自己却病倒了。其兄弟邀余往诊，具言病情严重。起初仅饮食减少、夜寐不安。近日更增食欲全无，时或自言自语，卧床不起；且闻声见人则有恐惧之状，时称心悸，自言必随其父而去。医生（已有延医诊治）称其因父死悲伤过度而成郁证。对此我甚感疑惑，此人我颇熟悉，素体虚弱，虽说在一大学教书，但家境并不宽裕。长期在外，其生活习惯、消费习惯、亲情观念、家乡观念已被他那位外省夫人逐渐同化，家乡于他已是异乡。此次回家奔丧，实出无奈。况兼其父已是卧病多年且年事已高，一时悲伤，应或有之，若说因悲伤过度而致病，则恐不至于。及至其家，果见不能起坐，面白无华，语音低微，但应对尚可，目光迟滞，时喃喃自语，神思不定。诊脉细弱，舌淡苔白。询知饮食不下，夜不入睡。细思此证本因素体虚弱、气血不足，又兼舟车劳顿、饮食不惯、情绪有伤而引发，本当大补心脾。及至出示前医之方，见首诊用柴胡疏肝散，柴胡用10克，尚有枳壳、青皮等且用量不轻。二诊用甘麦大枣汤，仍加柴胡等疏泄之药。而更为荒唐的则是其妻（该患者任教学校附属医院护士），每晚予硝基安定2片。见此我也不便多言，遂处方药。

药用：党参20克，白术10克，黄芪20克，当归10克，茯神10克，酸枣仁10克，远志8克，木香3克，龙眼肉10克，夜交藤10克，炒谷芽10克，炒麦芽10克，焦山楂10克，炙甘草5克。

药进2剂即见效，思饮食，能入睡，可下床行走；5剂后诸症悉除，言谈举止正常，神定气闲而收全功。数天之后，夫妻俩高高兴兴把家还。窃以为此证前医误在不辨虚实、先入为主，为心神不定、自语不寐这些症状所惑。前方滥用疏泄，耗气伤阴；后方虽改用甘麦大枣汤但还是离题过远，不能中的，致使病情转趋严重。我用归脾汤酌加醒脾之品，启发脾胃纳谷消化，大补心脾之气，则气血有源而心血得充，自然诸症悉除。及后思之，此证究竟能否算郁证？若从症状上看，心神不宁、惊惕不安、言语错乱、失眠心悸，确可归郁证范畴，但究其病因，结合脉舌，当是心脾气血大虚证。若归入郁证类，也是此中虚证。

无独有偶，20余年前，家慈入医院动手术，术后却日夜不寐，烦躁不已，且言语错乱，痛苦不堪。手术医生称患者麻醉过后，多有此状况，但如此严重者则为少见。余素知，母亲素来身体虚衰且常有惊悸怔忡，况又手术失血，于是投以归脾汤，服药后两小时即呼呼入睡，数剂后神清气爽，恢复良好。由是观之，只要辨证准确，则效如桴鼓。归脾汤之神效，一至于此。

（二）治疗注重疏郁化痰

痰的病症表现非常广泛，它不仅指排出人体外的有形之痰，还指临床上表现为痰的一些特异症状。郁证除辨虚实之外，还要注意大多数病例都是气机不畅，痰浊内生，互结为邪，责之肝、胆、心、脾。治疗之法，疏肝必须理气，散结首当化痰。在临证中，我常以《伤寒论》之四逆散合《金匮要略》之半夏厚朴汤加减以疏肝解郁、化痰降逆。若证见胸胁胀甚、逆气走窜者，可加川芎、香附以行气解郁；若胸胁胀痛甚者，宜加延胡索、川楝子以理气止痛；若嗳气呃逆，胸中如有物梗塞者，宜加旋覆花、代赭石以化痰降逆；若心烦易怒、口干口苦者，加山栀、黄芩以清肝泄热；若头痛眩晕、肝阳上亢者，宜加钩藤、夏枯草以平肝潜阳；若大便干结、解而不畅者，加大黄以泻腑通便；若夜寐不宁、失眠多梦者，加酸枣仁、合欢皮以宁心安神；若痰热内扰者，可加黄连温胆汤以清热化痰；若中气不足者，可加党参、黄芪以补中益气；若女子因郁而致月事不行者，宜加当归、红花以活血调经；若郁久心神受耗者，则用《金匮要略》之甘麦大枣汤合百合地黄汤以育阴潜阳、宁心安神。总体是先开其郁，疏利气机，气滞得疏，痰浊得化，三焦流畅，郁自当解。而后再调心神，"心神得安，血气中和，郁病无生"。今试举2个病例于下。

病例1：

周某，女，45岁，1985年4月21日初诊。

患者诉心情极度抑郁，食管似有物堵塞，进食时下时不下，有时干硬食物可以吞下而流质食物则不能吞下。时有嗳气，呃逆连声，胆怯多疑，不时哭泣，失眠多梦，月经三月未至（孕检阴性），大便干结。医院钡餐透视食道未见病变，予制酸解痉镇静药无效。已两月有余，不能上班。现诊见形体消瘦（自述体重下降10余斤），面白无华，表情淡漠，郁郁寡言，脉细弦数，舌质淡红，苔白微腻。断为郁证（气郁痰结、心脾两虚）。治先疏郁化痰降逆，佐以宁神。

药用：柴胡8克，枳壳5克，白芍10克，茯苓10克，半夏10克，厚朴10克，紫苏8克，生姜3片，旋覆花10克（包煎），代赭石15克，广郁金10克，乌药10克，炒枣仁10克，合欢花10克，甘草2克。嘱服5剂，每天1剂。

二诊：病已减半，心情较前舒畅，胸中梗塞感明显减轻，饮食已渐自如，大便日行一次，夜能入寐，脉舌如前。药已中病，嘱守原方再服5剂。

三诊：诸症悉除，饮食大增，体重增加，睡眠正常，脉较前有力，舌红苔白。

药用：百合10克，生地黄10克，浮小麦15克，大枣5枚，赤芍10克，藏红花1克（冲服），当归10克，黄芪20克，夜交藤12克，甘草5克。嘱服7剂。

7剂后月经来潮，面色红润，可上班工作。病告痊愈。随访半年未见复发。本病先以疏郁化痰治其标，后以调养心脾培其本，疗效显著。

病例2：

林某，男，50岁，1998年11月12日初诊。

患者因建房与邻居发生口角，受对方侮辱过甚，后虽经调解，对方也已向其道歉，但心结终不能解。先是郁郁寡欢，继则终日不语，不愿接触外人，神情恍惚。由其妻代诉病情。诊见患者目光迟滞，偶见些微亢奋之状，舌质红绛，脉弦稍数。询知大便秘结，小便赤，饮食无序。此证为气郁痰结、心神不宁，有化火之象。告知其妻须及早治疗，否则可致癫狂。法宜疏郁化痰、清降肝热、宁心安神。

药用：柴胡8克，枳壳6克，白芍10克，龙胆草10克，竹茹10克，半夏10克，茯苓15克，紫苏8克，郁金10克，佛手10克，珍珠母30克，夜交藤10克，合欢花10克，炒枣仁10克，甘草3克。嘱服5剂，日服一剂，并予疏导劝慰。

二诊：病情好转，已愿与人沟通，饮食正常，小便清，大便转软，神情开朗。前方去龙胆草，加生地黄10克，嘱再服5剂。病即告愈。

本病为肝气郁结，木失条达，痰浊内生，且有化火之象。幸治疗及时、得法，不致酿成重疾。

（三）疏导宜因人而异

华岫云引《临证指南医案·郁》云："郁证全在病者能移情易性。"对于大部分患者，若能移情易性，消除隐情曲意，确可不药而愈。杯弓蛇影之说，可尽解此中奥妙。而一些依赖药物治疗的患者，若是全凭药物，则会事倍功半，疗效不佳。但每位患者的隐情曲意是各不相同的，故医生及亲朋的疏导安慰就必须因人而异、因各个不同知识层次的人群而异，不能千篇一律，无原则、无底线地宽慰劝解，否则也是事倍功半。

数年前，邻县某中学有一位教师因病住院，花了一大笔钱。据知出院后却突然患郁，每天寝食不安，心神不宁，时或暗中流泪，忧心忡忡，又趋消瘦虚弱。其妻邀余往诊。细询之，知此人家庭责任感极重，平日勤俭节约而近吝啬，做事认真细致。而此次住院费用，其妻又不明确告知于他。虽然家人均知他为钱而忧，但怎么劝解都无济于事。而大家劝慰的意思，也无非就是"身体要紧，钱银乃身外物""留得青山在，不怕没柴烧""不要心疼钱银"之类的套话。问知情由之后，我告诉其妻，医生无须去了，你只要把这次住院的费用如实详细地开列出来，再开列一份家庭积蓄、你本人私房、公家报销表，编造一些单位补贴、亲友帮助之类的账目表，两相抵扣，差欠不要太大，然后让他过目，足可不药而愈。果不其然，在仔细研究计算了这份"收付明细表"之后，其精神随即开朗起来，能食能睡，无须服药，身体也逐步恢复。因为他已经清楚地知道亏欠无多，在他能承受的范围之内；或许通过全家人短时间的努力与节俭，亏欠就能补上，生活又将充满阳光。

《景岳全书·郁证》中说："凡五气之郁，则诸病皆有，此因病而郁也。至若情志之郁，则总由乎心，此因郁而病也。"这段话明确指出，郁证既可作为果，也可作为因在临证中出现。对于一些其他基础疾病所致之郁证，此谓"因病而郁"，这里郁是果、是标，治疗当针对因、针对本。只有治好了基础疾病这个因、本，才能消除郁这个果、标。对于由情志所伤（由乎心）之郁证，此谓"因郁而病"，这里郁是因、是本。

四十、胃脘痛临证浅谈

　　胃痛即胃脘痛，是临证中常见疾病。不论是经典医籍还是历代医家，都对此论述甚多。这些论述，基本上就成为长期以来辨证治疗上的指导原则。而时代与环境对此病的发生与影响在临证中也甚为突出。

　　此病的发病原因，大体上有以下几个，一是脾胃虚弱，二是肝气犯胃，三是寒邪客胃，四是饮食伤胃。而在临证中，这四个因素又可以派生出许多其他因素。《灵枢·邪气脏腑病形》中说："胃病者，腹𪘲胀，胃脘当心而痛。"《素问·六元正纪大论》中说："木郁之发，……民病胃脘当心而痛。"《证治汇补·心痛》中说："脾胃虚弱，胃脘作痛。"《素问·举痛论》说："寒邪客于肠胃之间，膜原之下，血不得散，小络急引，故痛。"《素问·痹论》曰："饮食自倍，肠胃乃伤。"《医学正传·胃脘痛》中云："致病之由，多因纵恣口腹，喜好辛酸，恣饮热酒煎煿，复餐寒凉生冷，朝伤暮损，日积月深，故胃脘疼痛。"这些论述都非常精辟地说明了这些致病因素，而临床上就是要针对这些致病因素具体分析，辨证施治。

　　由于时代环境的变迁，这些发病原因的主次多寡也因而有所改变。在历朝历代的封建统治社会中，统治者残酷贪婪地盘剥人民，加上战乱灾荒，人民的生活普遍艰苦，食不果腹、油腥不闻、营养不良，乃属常事，脾胃焉有不虚之理？即如当时的潮汕农村，广大贫苦农民长年累月的基本食谱就是"番薯粥加腌咸菜"，试问此二物中，营养何言？说脾主运化、输布精微，运化什么？输布什么？脾胃病、胃痛的发病当属普遍。彼时的农民，胃痛了，设法弄点白糖、糯米、肥肉食之，即能缓解。这就是"甘温补益法"的悲怆版。彼时的社会，又有多少人因"纵恣口腹，喜好辛酸，恣饮热酒煎煿"而致胃痛？李东垣《脾胃论》的出现，或许就与此情此况有关。因而，在具体治疗上，自当以调理脾胃为主，其常用治法有下面几种。

（一）温中补虚

凡胃痛时久，心中悸痛，舌淡无苔，脉象细弱，面色无华，喜温喜按，得食则缓，手足不温，神疲乏力，大便溏薄，气血双虚者，宜缓中补虚以解其痛，用小建中汤。所谓"阴阳俱不足者，当调以甘药"，此方即桂枝汤倍芍药加饴糖而成，方中生姜、桂枝化阳，白芍、甘草化阴，而加饴糖者，取《黄帝内经》稼穑作甘之旨。俾饮食增津液旺，以致充血生精化气而复其阴阳不足，阳生阴长，气血调和则痛自止。若见气虚则加黄芪，血虚则加当归，痛甚则加木香、枳壳，胀则加砂仁。临证中，余用此方，治验无数，唯注意者，须谨守方义，勿随便增减，而耗气伤阴，辛燥走窜之品，切勿乱投。

（二）温中散寒，燮理阴阳

《尚书》有"论道经邦，燮理阴阳"句，医道亦然。若平素胃虚，则易为寒邪所侵，络脉紧缩，气机不畅，便可致胃卒然而痛。《素问·气交变大论》中谓："岁火不及，寒乃大行。""鹜溏腹满，饮食不下。"《素问·六元正纪大论》则说："因寒气客于胃肠之间，厥逆上出，故痛而呕也。"症见胃痛急剧，呕吐清水，四肢厥冷，二便清利，脉象沉迟，舌淡苔白者，治当温中散寒，迅祛浊阴，方用大建中汤。方中干姜辛温大热，善复胃阳，蜀椒味辛辣烈，专辟浊阴，再奠以甘温之人参，则驾驭有权。若舌苔腻则加草果化浊，心烦可加栀子佐以解郁，不失扶阳抑阴。若寒祛痛减，宜加当归、肉桂、白芍等以济其偏。总之勿令胃阴受戕。余曾有一案例，一妇人胃痛，症见胃中疼痛，诊其脉沉紧，沉则里病，紧则属寒。又观其舌苔白腻，四肢厥冷，呕吐不食，因知是胃中被寒。方取《金匮要略》之干姜人参半夏丸方加木香、白芍，1剂稍安，3剂而愈。

又若胃痛时作，身倦神疲，四肢清冷，舌淡苔白，脉缓而弱。此非外寒骤客，而系虚寒内生，治应温脏暖阳。方选理中汤。药用党参、白术、甘草以补太阴之虚，加干姜以补胃脘之阳，阳和阴顺则胃痛止。若是肾阳衰则加附子、肉桂暖水，肝血虚则加当归、白芍荣木。此中或刚或柔，总以和为度。余曾治一人，胃中急痛，时止时发，发则难忍，喜温恶寒，唇口和，然舌苔微黄，诊脉得弦劲有力。此胃寒而挟肝有湿热，宜泻木安土。予理中汤加黄连、乌梅，3剂安，10剂愈。

（三）温通阳明，降气和胃

胃以下行为顺，若胃气本虚，而又食痛胃脘，嗳腐吞酸，症见舌淡苔白，脉象沉弦，胃痛拒按，大便不行。此为寒食内结，法当温通，所谓寒则温之，痛则通之，通则不痛是也。方选大黄附子汤。方中大黄启闭通下，细辛、附子通阳温阳，相须为用；然终归中气先虚，故大黄剂量宜因人因体而用，要注意方中大黄用量为附子的四分之三，而细辛用量则为附子的四分之一，但总以能达到温通之目的又不伤及胃气为度。胃痛因上焦不行，下焦不通，气滞食塞，症见胃脘胀痛，嗳气吞酸，舌苔厚浊，腹部叩之有声，脉滑或涩，此为气痛。临证中余常用沉香降气散化浊止痛。方中沉香降气，砂仁化浊，香附理气开郁，生甘草缓中止痛。

（四）温润少阴

若症见胃中隐痛，腰膝酸软，气怯神疲，心悸怔忡，阳痿早泄，记忆减退，舌质暗淡无苔，脉象虚大无神者，此为病久及肾，损戕真元，精不化气，脾阳不振，胃主无权。宜温润少阴以育真元。方选景岳右归丸。方中鹿角胶、枸杞、菟丝子、杜仲等皆为温润肾气之品，山茱萸、当归养肝，山药补脾，附子、肉桂温助命门。凡命门火衰，不能生土最宜。此即赵养葵"水中补土"、许叔微"补脾不如补肾"之法。余曾治一教师，40余岁，胃痛多年，时好时发，常服消炎制酸西药如"阿莫西林""克拉霉素""甲硝唑""洛赛克"等。诊见胃痛隐作，面色无华，脉沉而弱，两尺尤甚，舌质淡红，舌苔薄白，神疲乏力。主诉腰酸腿软，夜遗多梦，阳痿早泄，小便频数，大便溏薄。此乃胃病及肾，真元亏虚之明证。予右归丸加白芍、砂仁，调理月余，诸症悉消。不独胃痛不作，且体质尤增强壮，精神良好。

（五）滋水清肝

若症见胃痛腰酸，骶椎沉重，舌质红绛湿润，脉见虚弦者，此为金燥水竭，木失所荣，法宜滋水清肝。方选一贯煎。方中沙参、麦冬以滋化源，生地黄、枸杞以培肾精，更用当归益肝体，川楝子制肝用。如是则木气荣而不侮胃土，胃痛自止。曾治一妇，素来阴虚木旺，身瘦多火，月前患秋燥咳嗽，愈后则便溏胃痛。诊见舌红脉弦稍数，此乃气动火浮，胃肠不安所致。观前医治以平胃散加减，病不减反益增。盖此时本当柔以润燥、静以制动，何健脾燥湿，损耗胃阴之可用？余予一贯煎合左金丸，5剂痛、泻大减，10剂而收全功。

又若舌质瘦红，脉弦而细，胃中灼痛，此为肝阴被劫，"挟木势而克胃土"，血燥筋急，筋急则痉，痉则痛作。治宜柔肝解痉，则痛自止。方选仲景芍药甘草汤，酸甘化阴，可收解痉止痛之功。盖仲景芍药甘草汤为解痉止痛良方，方中芍药用量倍甘草（芍药可用至60克，甘草可用至30克）。此方不独对胃肠内脏之痉痛有效，且对四肢神经骨络拘痉、腰部闪挫、中风后遗之肌肉僵硬麻木、肌强直、外伤头痛眩晕、顿咳、椎间盘突出、颈椎病、牙痛、消渴、妇科孕产等证都有效。苟能辨证准确，有时确效如桴鼓。

中华人民共和国成立后，特别是改革开放后，随着人民物质生活的提高，饥饿这一困扰中国人民，特别是普通农民几千年的难题已不复存在。现时的中国人民普遍衣食无忧、营养丰富，因而由食物匮乏、营养不良所致之脾胃虚弱型的胃痛病相应减少；但因饮食不节、恣食膏粱厚味、烟酒无度、生活节奏紧张、作息混乱所致之"肝气犯胃""饮食伤胃"的胃痛病则相应增多。此诚应引起临证治疗上的重视。对于此类证病，其总的治疗原则是要告诫患者注意饮食有序，消导积滞，疏肝理气。

（六）消食化滞

《素问》有"饮食自倍，肠胃乃伤"之说。这里的"自倍"，就是指超乎正常的意思。饮食不节，恣食煎烤、生冷凉冻，或追求色味，食品不洁而胃脘疼痛，腹胀腹满，嗳腐吞酸，呕吐，大便不爽，舌苔厚腻，脉象滑，可以酌情催吐。至用方则首选保和丸消积和胃，若脘腹胀甚，加枳实、砂仁、木香、槟榔等以行气消滞止痛。若上药不效，胃脘胀痛便秘者，可合用小承气汤加香附以通腑行气。若见胃痛急剧拒按，大便秘结，此为食积化热成燥，可合用大承气汤通腑荡积。若证挟外感暑湿，可合藿香正气丸。

（七）辛开苦降

脾胃为阴阳两土，一升一降，消息自然，若当升不升，当降不降，则为反作，而致胃脘胸腹疼痛，宜小陷胸汤。或有火热内盛，或寒热并作，胃脘疼痛痞满，舌厚脉弦者，宜选半夏泻心汤。夫半夏泻心汤一方，乃仲景《伤寒论》中调理脾胃之经典方剂，对于心下脘腹痞满疼痛，心烦，呕吐，肠鸣，下利，口苦，舌苔黄白而腻者最是适宜。先业师最是推崇。而余数十年来，证之临床，确实愈人无数。其用方要点，全在"心下痞满"四字。20余年前，汕头市区有一患者，女，50余岁，以急性胃炎在某医院住院治疗，历经各种检查，多方用药无效。家属邀余往诊，但见患者烦闷不安，诉胸腹胀闷难忍，心下似有气上冲，诊脉滑数，舌厚苔黄。予半夏泻心汤加枳壳、乌药、栀子。药进1剂，当晚即能入睡；进3剂，告愈出院。经方之验，其验如此。

（八）理气解郁、调和肝脾

若因情志所伤，"七情九气触于内"所致之胃脘痛，谓之肝气犯胃。举凡脘痛胀闷，时止时作，似胀非胀，心情不舒，身困食呆，口不知味，脉象怠缓，舌色淡润者，宜选越鞠丸。方以香附为君药，盖取治郁先理气之意，以苍术燥湿郁，川芎行血郁，神曲消食郁，佐栀子之屈曲下行以降火解郁而化伏阳。邻居一妇，年方三十，素来性格孤僻，心胸狭窄，既疑丈夫不忠，又与公婆不睦，家庭关系紧张。素患胃痛，时作时隐，呕吐泛酸，舌淡脉缓，神气消索。予越鞠丸加佛手、半夏、茯苓，并伴劝导。调理半月而愈。

夫木郁则土困，土疏则不达，此属自然。若见胃痛胁肋支满，攻撑作痛，口中苦，目赤头痛，脉弦舌苔黄，胸痞气逆，肝郁气滞，气机不畅者，宜选柴胡疏肝汤疏肝理气，土疏木达则痛自止。其方为四逆散加香附、陈皮、川芎。方中枳实清胆和胃，直取阳明，也可加木香、郁金等利胆和胃之品，以行阳明之滞。至若脾气不足，脾胃素虚，肝木失荣，症见胃中隐痛，两胁不舒，食少便溏，头晕目眩，情志抑郁，舌淡脉弱者，宜用逍遥散。方中当归、白芍养肝，茯苓、白术补脾，借柴胡、薄荷之轻清，以达肝脾之生机，而又加煨姜以培气，而收培土、荣土以和肝脾之效。

逍遥散虽为四逆散化裁而来，然则两方有别。以木邪乘土实有乘脾、乘胃之分，大体上乘于脾则为虚为寒，乘于胃则为实为火，故有"实则阳明、虚则太阴"之说。所以然者，"阳道实而阴道虚"也。

临证中，常有妇人胃痛连胸，乳房胀痛，若逢月事则尤甚，以逍遥散加川芎、郁金、王不留行等，每获良效。

（九）活血化瘀通络

胃脘痛若见痛有定处不移，拒按，或痛有针刺感，食后痛甚，日轻夜重，得寒则剧，遇热则缓，脉涩，舌质紫黯或有瘀斑，或呕血黑便者，此多为饮食不节，惯啖炙烤，伤及脾胃，顽痰死血留于胃口，即所谓"久痛入络"。此证实则当活血化瘀。方用失笑散合丹参饮加大黄、甘草、枳壳以下之。因阳明为多气多血之腑，此方中大黄为必用之品，观仲景治瘀而常用大黄可知。若是素体脾胃虚弱，当以补为主，兼挟化瘀。方用调营敛肝饮，取当归、川芎、阿胶养血止血，枸杞、五味子、茯神、酸枣仁柔肝敛肝，血出不止者加三七、白及化瘀止血。若见呕血、黑便，而色萎黄、四肢不温、舌质淡、脉弱而无力者，此为脾胃虚寒，脾不统血，可用黄土汤以温脾摄血。若胃阴受损，见舌质光红、口咽干燥、脉细数等阴虚血热之状，可加沙参、麦冬、生地黄、牡丹皮、阿胶等以滋阴凉血止血。

此证若失血日久不止（以黑便为主），致头晕心悸、少气乏力、胃脘不舒（此时痛多不甚）、多梦少寐、胃纳不佳、唇白舌淡、脉象虚弱等一派虚象者，宜选归脾汤，酌加止血之品。

归脾汤，其补益气血、健脾养心之功效神奇，为历代医家推崇，临证中使用甚广甚多。而于脾胃虚弱之胃出血证（以黑便为主），更有效验。余临证数十年，以此方治此证，效验无数，且治疗花费便宜，恢复迅速良好。以前在广大农村中，胃病出血之证甚多，归脾之功，功不可没。

病例：

陈某，男，50岁，1976年4月21日诊。

患者面色苍白，唇无血色，四肢乏力，皮肤凉冷，恶寒。就诊时不能久坐，须伏桌方可支持。诉头晕，动则心悸，上腹空虚感，微痛，不思饮食，大便黑色，状如其所穿着之黑色衣裤。诊脉微弱细，舌质淡，舌苔白腻。询之称素有十二指肠溃疡，长期服以小苏打粉。数天前因感冒自购安乃近、桑菊感冒片服之，隔天即见大便黑，日行二次，已3天。此胃出血也。方选归脾汤加味。

药用：党参30克，黄芪30克，白术10克，当归10克，茯苓10克，木香5克，龙眼肉10克，炒枣仁10克，远志5克，白及（炒黑）10克，仙鹤草12克，侧柏叶（炒黑）10克，炙甘草5克。嘱服2剂。云南白药粉1瓶，分8次冲服，每天2次。另嘱勿食干硬，只进糜粥，少量多餐，进食勿过灼热。绝对卧床休息，并嘱第二天回话。

二诊：上方服2剂后，精神回，脉稍有力。自言末次大便后段已转褐色，思饮食，行动已不心悸。效不更方，嘱前方再服5剂。

三诊：便色、便形均已正常，精神体力均已恢复。嘱注意饮食，增加营养。以香砂六君丸加减，调理半月而安。

总体而言，胃痛不离虚实。以前虚者居多，如今实者居多，这与社会变迁、人民物质生活改善有关。而在当今优越之社会环境中，尤应注意饮食有节，辛辣醇酒、肥甘之品勿为过度，饥饱勿令失常。同时保持心情愉快，情志条达，休息有序，生活正常，自可无病，纵病也易治。

在临证中，必须特别注意两个问题，即胃痛与胸痹（真心痛）、胃痛与外科急（腹）症的鉴别诊断。

《灵枢·五邪》中指出："邪在心，则病心痛。"《素问·脏气法时论》中说："心病者，胸中痛，胁支满，胁下痛，膺背肩甲间痛，两臂内痛。"《素问·厥论》中说："真心痛，手足青至节，心痛甚，且发夕死，夕发旦死。"这些论述描写，都极为准确形象地指出了"真心痛"的诊断要点，与现代医学之冠心病、心绞痛、急性心肌梗死的临床症状极为吻合。而腹部外科急症如急性胰腺炎、化脓性胆囊炎、胃穿孔、肠梗阻等，其诊断要点及症状表现都与一般胃痛有别。且这些病都证情危急，必须及时多方抢救治疗。故医者须高度警惕，庶免贻误病情。

四十一、阴黄证治

黄疸一证，如果患者素体阳虚，体质属寒，则外感湿邪入侵之后，可因阳虚而寒化，产生寒湿，累及肝胆；胆汁与寒湿相结，溢于面目肌肤，即为阴黄。倘有阳黄，由于失治或误治，如部分患者不经医生指导，大量、长期服用寒凉药、肝毒性药物，不注意休息，阳黄就可转成阴黄。

阴黄患者一般体质虚弱，纳少脘闷，或见腹胀，大便不实，神疲恶寒，全身乏力，口淡不渴，舌质淡，舌苔腻，脉象濡缓或者沉迟。其身目黄之特点是黄色晦暗，或如烟熏。

治疗上，除了针对一些原发疾病的特殊治疗之外，中医主要采用健脾和胃、温化寒湿之法。在长期临床实践中，余所碰到的阴黄患者不少，有治疗成功的，也有治疗不成功的。下面记录一例比较特殊的病案。

病例：

患者是一名68岁的老年妇女，有胆石症病史10年，偶有胆囊炎发作。以发热、呕吐、痛为主要症状。胃脘则经常作痛，泛酸、胀痛常发。从未系统检查、正规治疗，平时长期服用一些偏方中草药。1个月前胆囊炎发作，发热、呕吐、右上腹胀痛，不能进食。在当地卫生院治疗，病情不能控制，身目、小便发黄，腹胀增重，粒米不进，渐至昏迷、不省人事，遂送至某公立医院。外科、内科会诊结果为胆石症、急性胆囊炎、阻塞性黄疸、肝硬化（失代偿期）、多脏器衰竭。经家属同意，冒险手术，手术中见肝硬化程度严重。术后经过多方抢救治疗，生命体征恢复，症状略有改善，但由于肝硬化，肝功能破坏严重，腹水严重，手术创口长时间不能愈合，加上病家经济无法支持（白蛋白每天4支），于住院3周后带引流管、利尿药、护肝药出院。邀余诊治。诊见患者面部极度消瘦，身目晦黑，腹部膨胀，扣之有水声，右上腹肿硬，双下肢凹陷性水肿至膝，手术切口不愈合，有液体流出，大便溏少，小便赤少，胃纳极差，神疲恶寒，语若游丝，六脉沉细无力，舌质灰暗，舌苔灰黄而腻。此证为寒湿阴邪淫浸，长期阻滞脾胃，壅塞肝胆，偶有湿郁化热，胀满瘀痛，黄溢于外，终于阳气衰微，脾土将绝，肝赖何养？急宜扶气回阳，温化寒湿。方选茵陈术附汤加味。

药用：棉茵陈15克，炒栀子10克，白术15克，熟附子12克，干姜6克，安南桂2克，茯苓20克，泽泻8克，黄芪30克，金钱草15克，甘草3克。嘱服3剂。

二诊：上方服3剂后，患者精神稍有改善，思饮食，小便增长，舌苔灰黄转淡，脉稍有力。原方加熟附子15克，广郁金9克，大腹皮10克。嘱再服5剂。

三诊：上方服5剂后，患者面色转佳，晦黄稍退，全腹稍软，腹水略有消退，小便量多，色稍淡，大便软，食欲增，手术切口已无渗出，逐渐愈合，拔除引流管。嘱原方再服10剂。

四诊：上方服10剂后，腹水消退六七，右上腹已不满痛，双下肢水肿大退，食欲增，已能下床行走，面色较前红润，大小便正常，舌质转红活，舌苔白腻，脉细弱稍有力。上方去炒栀子，加大熟地黄12克，当归10克，焦白芍10克，醋青皮9克。嘱再服10剂。

五诊：上方再服10剂后，腹水全消，右上腹已不胀痛，食欲大增，手术切口全部愈合，活动正常，面色红润，脉舌和。再以原方小作加减，调理2个月，返医院复查，肝功能正常，生化、血常规均正常，彩超肝脾正常。告愈。至今十余年健康无异，已近80岁高龄。

本证为阴黄重症，实属棘手。治疗上不囿于肝硬化，重用术附温阳，祛寒湿，温通祛瘀而取效，出院后再无用过一次白蛋白。

四十二、痹证（凝肩）治案

凝肩证属痹证范畴，民间又有"五十肩"之称。该病是临证常见病，然近十余年来，发病数渐增，常常有年轻患此病者，并不一定50岁之后才患。

《素问·痹论》对于痹证病因是这样说的："所谓痹者，各以其时，重感于风寒湿之气也。"它指出痹证病因为风、寒、湿三气。而凝肩（肩周炎）又因其发病部位（上肢、肩部）以及发病年龄（成年且多为50岁以上）的特点，其病因更有兼挟寒凝、血瘀、劳损等。兹记录经治数例。

病例1：

林某，男，49岁，1982年12月23日诊。

患者为一泥瓦匠，长期劳作，且曾有右肩关节多次扭伤病史，因致右肩关节疼痛、活动受限。医院诊断为肩周炎，经服多种中西药，时好时坏，偶受寒冻或劳作过度，则疼痛加重难忍。诊见患者面色憔悴，形体枯瘦，右上肢上抬下放则刺痛难忍，入夜尤甚。患者素有胃病，每服西药则发，口不渴，二便正常，舌质淡红，舌边有瘀斑，脉沉涩而细。此证属筋骨劳伤，气血瘀滞，经脉受阻，脾胃气虚。治宜温养气血兼以行瘀，舒经络，止疼痛。方予四物汤加味。

药用：当归尾15克，川芎10克，熟地黄12克，赤芍12克，红花6克，丹参12克，鸡血藤20克，乳香5克，没药5克，桂枝12克，海螵蛸12克，川续断12克，桃仁10克，甘草8克，伸筋藤20克。嘱服5剂。

二诊：上方服5剂后，右肩关节疼痛已减，上抬下放稍微自如，夜可入睡，精神也佳。上方加黄芪30克，鹿角霜20克。嘱再服10剂。

三诊：疼痛已失，活动正常，且自服药至今，胃病未作。嘱上方隔天1剂。连用一月而安。

病例2：

陈某，女，53岁，1986年10月14日诊。

患者为教师，左肩关节酸痛已近2年，病情逐渐加重，曾两度因肩周炎、颈椎病住院治疗，迭经中西药物、针灸、推拿各种疗法，偶得缓解，旋即又发，近月来已不能上课。现诊见患者体形虚胖，面目及四肢轻度浮肿，左肩疼痛，左上肢不能抬举，头颈转动困难，肩关节旋转活动受限，脱衣困难，稍活动即感撕裂样剧痛，痛苦面容，夜难安睡，怕冷，四肢冰凉，遇热稍安，并伴有眩晕呕吐，胃纳不佳，时有心悸，舌质淡有瘀斑，舌苔滑腻，脉细弱，血压150/95 mmHg，心脏听诊偶见期前收缩。此证属阳虚寒凝，经脉瘀滞。治当温阳散寒，益气活血，通络止痛。

药用：附子15克，桂枝12克，干姜9克，细辛4克，防风12克，羌活12克，姜黄10克，川芎10克，当归10克，白芍10克，黄芪30克，蜈蚣2条，甘草6克。嘱服5剂。

二诊：上方服5剂后，左肩关节疼痛大减，浮肿消失，活动已趋自如，胃纳亦佳，仍有头晕，血压140/85 mmHg。前方加天麻12克，豨莶草30克。嘱再服5剂。

三诊：肩已不痛，活动自如，已能到学校上课，脉仍细弱。前方去姜黄、防风、蜈蚣，加鹿角霜25克，淫羊藿12克。再服10剂而安。

病例3：

洪某，女，32岁，1988年4月12日诊。

患者为家庭妇女，左肩关节于月前开始酸痛麻木，活动不便，颈项亦感强痛。某医院诊断为肩周炎，服药治疗，疼痛稍减。旋因家务劳作繁重，痛又发作，再予服药无效，更趋严重。左肩关节灼热疼痛，日轻夜重。左上肢不能向上抬举，动则痛如刀割，且累及颈部及右肩关节。人觉困重，口苦微渴，小便黄赤。诊见左肩关节周围略显红肿，扪之灼热，按之痛剧，左上肢上举旋转受限；舌质色红，舌苔薄黄，脉弦滑数。此证为湿热阻络，已有化火之势。治当清热除湿，祛火通络。方选桂枝白虎汤加减。

药用：桂枝10克，石膏30克，知母10克，忍冬藤20克，桑枝20克，薏苡仁15克，伸筋藤15克，地龙12克，姜黄12克，苍术12克，黄芩15克，甘草6克。嘱服5剂。

二诊：上方服5剂后，肩关节疼痛减轻，左上肢已稍能活动，余症均已好转。上方加生地黄20克，赤芍12克，当归10克。再服10剂，疼痛完全消失，告愈。

病例4：

冯某，女，25岁，未婚，2015年6月12日诊。

患者为文员，长期在空调环境中伏案工作，一周来觉颈项、两肩酸重，头晕，自认为是肩周炎，网上自捡方药，服之益甚。今诊见患者项背强痛，两肩酸麻重胀，微恶风寒，自汗，脉浮，舌质淡，舌苔红。此为太阳病表证未解。方选桂枝加葛根汤加减。

药用：桂枝10克，白芍10克，生姜3片，大枣3枚，葛根25克，羌活10克，防风10克，甘草3克。嘱服3剂。告愈。

桂枝"横行手臂"，故凝肩一证，不论属寒属热、挟湿挟瘀，余皆配以桂枝，每多获效，此也临证一得耳。

四十三、咳嗽临证浅谈

　　咳嗽乃临证之常见疾病，也是肺系疾病的主要症状之一。然而，若其他脏腑功能失调而累及肺，或外邪入侵，也可引发咳嗽；且时令季节，也可以影响咳嗽。

　　《素问·咳论》中说："黄帝问曰：'肺之令人咳，何也？'岐伯对曰：'五脏六腑皆令人咳，非独肺也。'帝曰：'愿闻其状。'岐伯曰：'皮毛者，肺之合也，皮毛先受邪气，邪气以从其合也。其寒饮食入胃，从肺脉上至于肺，则肺寒，肺寒则外内合邪，因而客之，则为肺咳。五脏各以其时受病，非其时，各传以与之，人与天地相参，故五脏各以治时，感于寒则受病，微则为咳，甚则为泄为痛。乘秋则肺先受邪。'"这段文字清楚地说明了咳嗽的病因病机。后世医家则把咳嗽归纳为内伤、外感两大类。《景岳全书·咳嗽》中说："咳嗽之要，止惟二证，何为二证？一曰外感，一曰内伤，而尽之矣。"

　　通过研习经典，学习前人临证经验，结合自己长期实践，在咳嗽的治疗上，一般是先弄清病因，分析病机，然后执简驭繁，立法施治。具体为以下几种方法。

1. 宣肺

　　宣肺之法，适用于外邪入侵，肺气不得宣散，故当疏解宣肺。以肺为娇嫩脏，不耐邪侵。然则外邪又有风热、风寒之分，其治法用方截然不同。若感受风热之邪，症见声音嘶哑、喉燥咽痛、痰稠黄或伴口渴发热、头痛恶风、舌红苔黄、脉浮数者，宜用桑菊饮加减；挟燥可用桑杏汤加减。若感冒风寒，症见咳声重、气急、喉痒、痰稀色白、头痛肢酸、发热、恶寒无汗、舌苔薄白、脉浮或浮紧者，可予三拗汤或止嗽散，依其挟痰、挟湿或热为寒遏之不同，随症加减。

2. 清肺

　　清肺之法，适用于外感风邪，郁久不解，壅遏于肺，或痰湿化热，致令肺气不利。常以麻杏石甘汤合泻白散加减化裁，以清泻肺热、平喘止咳。

病例：

陈某，男，45岁，2000年1月21日诊。

五天前外感发热，越二日，即患咳喘。今诊见喉中痰鸣，痰色黄白相兼，口燥咽痛，口渴欲饮，面色红赤，大便干硬，舌质红，舌苔薄黄，脉象弦滑。询患者素有支气管炎痰咳之证，嗜烟酒。证属痰热壅肺。治以清肺泄热，化痰平喘。

方用：麻黄5克，石膏15克，杏仁10克，桑白皮10克，知母10克，地骨皮10克，白前10克，葶苈子10克，酒大黄6克，甘草5克。嘱服3剂，戒烟酒。

二诊：上方服3剂后，热退喘平。前方生石膏易煅石膏，去酒大黄、葶苈子，加半夏10克，南沙参10克。再服3剂告愈。

3. 润肺

润肺之法，适宜于痰热伤阴。因外感温燥之邪，或胃气虚不能上输津液于肺，久咳而伤及肺胃二经，致肺气不布、清肃之令不行。可选用沙参麦冬汤或百合固金汤等，根据其他症状酌情加减。

病例：

林某，女，38岁，2000年3月12日诊。

主诉咳嗽1周，诊见干咳，胸闷，咳声短促，痰中带血，声音嘶哑，口干咽燥，午后颧红，手足心热，大便干，盗汗神疲，脉细数，舌质红，无苔。此证乃痰热伤阴，宜"燥者润之"。治宜育阴清肺，止咳化痰。方选百合固金汤合沙参麦冬汤加减。

药用：南沙参10克，麦冬10克，天花粉10克，肥玉竹10克，百合10克，桑叶10克，扁豆10克，玄参10克，生地黄10克，黄芩10克，茜草根10克，桔梗10克，川贝母5克，甘草3克。嘱服3剂。

二诊：上方服3剂后，咳轻，痰稀，胸不闷，血止，潮热除，舌、脉平。原方去桑叶、茜草根，加阿胶10克。继服5剂痊愈。

4. 补肺脾

因为脾气虚弱，运化无权，聚湿生痰，痰湿阻遏肺气而引发之咳喘，痰湿与脾虚互为因果，日久则肺气也虚。此时宜肺脾两补，兼以祛湿化痰止咳。选方可用六君子汤合三子养亲汤，随症加减。如大便溏薄去莱菔子，咳喘日久加紫菀、百部、五味子等。

病例：

肖某，女，咳喘2周，喘则气促，痰稀色白，若痰咯出则咳嗽减轻，胸中憋闷，纳谷不香，脘腹胀，大便稀，神疲乏力，脉沉细，舌质淡红，舌苔白腻。此证乃肺脾两虚，痰湿阻肺。《难经》云"损其肺者，益其气"，治以六君子汤甘温益气、补中化痰，合三子养亲汤顺气降逆。盖曾闻"善治痰者，不治痰而治气，气顺则一身之津液亦随气而顺"。

药用：党参15克，白术10克，茯苓10克，黄芪15克，橘红8克，半夏10克，白芥子10克，紫苏10克，款冬花10克，甘草6克。嘱服5剂。

二诊：上方服5剂后，症状减轻，思饮食。后以此方加减调理半月，咳喘不再，可以参加劳动。

5. 降肺

若为因郁怒伤肝，肝旺侮肺而致之咳逆喘息，其痰出不爽，咯之难出，胸胁疼痛，咳时引痛，宜用清金抑木之法，清肺平肝，顺气降火。方可选《景岳全书》之化肝煎、旋覆代赭汤、泻白散、黛蛤散诸方。

病例：

钟某，女，53岁，2011年8月15日诊。

诉咳嗽1周，迭经中西药治疗无效，反而增剧。诊见头晕，烦躁失眠，胸胁胀满，纳后泛酸，大便干燥，脉象沉弦稍数，舌质红，舌苔白。此证为肝火犯肺。治当清肝肃肺。

药用：旋覆花10克（包煎），浙贝母10克，青皮10克，郁金10克，牡丹皮10克，白芍10克，代赭石20克，酒大黄5克，甘草3克。嘱服3剂。

二诊：上方服3剂后，咳嗽已减半，烦躁失眠消失，脉仍沉弦但已不数，舌如前。原方再服3剂而愈。

6. 温肾

叶天士曰："咳喘在肺为实，在肾为虚。"故若咳喘之症反复发作，或素体阳虚又兼痰涎壅盛，临证表现为上气喘逆、呼多吸少、动则喘甚、平卧困难者，当用填补镇纳之法，温补肾阳，填真精，补元气，镇浮阳，纳肾气，纳气行痰。

病例：

林某，男，65岁，1987年1月13日诊。

素有支气管哮喘之疾，已历20余年，每入冬则频发，今次发作已1周。诊见咳嗽，气喘，动则喘甚，夜间不得平卧，四肢乏力，心悸，短气，呼多吸少，胸闷纳呆，双下肢有轻度凹陷性浮肿，舌质淡胖，舌苔白滑，脉象沉细。此证为肾不纳气，肾阳虚衰，痰湿内蕴，肺气不降。

药用：党参、紫石英、磁石、熟地黄、山药、补骨脂、胡桃肉各15克，附子10克，淫羊藿10克，远志10克，沉香5克，甘草5克。嘱服3剂。

二诊：上方服3剂后，喘平。后继用以益气培本，扶脾化痰调理。

7．敛肺

临证中若为因肺气虚或肺阴虚，肺之肃降功能失职，肺气上逆之肺虚久咳，治宜固涩收敛，敛肺止咳，敛肺化痰，药如远志、黄柏、五倍子、龙骨、牡蛎、胡桃、五味子等。

在咳喘病的治疗上，首应分别内伤外感、属虚属实，然后依证立法，选方用药，则虽不中也不远，因记之。

四十四、阿尔茨海默症从痰论治初探

　　随着人口的逐渐老龄化，阿尔茨海默症在人群中已不少见。此病是一种严重影响老年人健康及生活质量的隐匿性、进行性神经系统疾病。其初起症状可以是记忆障碍、失语、失用、失认，逐渐发展为技能降低、执行功能障碍乃至人格改变、行为改变，最终生活完全不能自理。

　　现代医学对此病病因不能明确，也缺乏有效的治疗方法。一般认为家族病史、抑郁症、焦虑症、高血压、癫痫、甲状腺病、精神病、脑外伤、病毒感染、社会因素等均可为致病原因。

　　从病证归类来说，中医似乎很难将此病归入某一病证，但从其表现症状来看，则可以归入郁证、癫证的范畴。但中医治病注重辨证施治，即通过分别虚实，辨别情志所伤、痰饮积滞等进行治疗。下面是两个从痰论治的病例记录。

病例1：

　　陈某，男，65岁，2012年12月25日诊。

　　患者出现懒言、迟钝、认知异常等症状1年。曾经被某医院神经内科诊断为早发性阿尔茨海默症，服药罔效。

　　今诊见患者体形肥硕，面色㿠白，目光迟钝，问而少答，只说喉头堵塞，食物吞咽不下（其家人则说无论多干多硬的食物都能吞下），常抱头喊晕，嗜睡，常昨日事今日忘。有时竟喊错家人名字，近月来数次外出迷路。咳嗽痰多色白，大便溏薄，胃纳差，腹胀，舌质淡胖，舌苔厚白而腻，六脉濡滑，血压150/85 mmHg。

　　本证为脾虚生湿，湿聚为痰，痰浊上涌，蒙蔽清窍。治宜健脾化痰，开窍醒脑。方选涤痰汤加减。

　　药用：姜半夏10克，胆南星8克，橘红8克，枳实8克，茯苓15克，陈皮10克，竹茹9克，菖蒲10克，生姜3片，大枣3枚，丹参10克，川芎8克，蔓荆子8克，远志9克，甘草3克。嘱服5剂。

　　二诊：上方服5剂后，患者神志较前清爽，言语较前活跃，反应较为敏捷，记事、认知稍有恢复，舌苔稍化。嘱原方再服10剂。

三诊：上方继服10剂后，各方面症状均有改善，自觉状态良好，胃纳佳，呃逆大减，脉舌如前。前方加黄芪20克，地龙12克。嘱再服10剂。

四诊：上方再服10剂后，神智基本恢复，可以与人打扑克，谈笑如前。后以此方加减，调理2月，随访3年未见异常。

病例2：

林某，女，73岁，2013年10月14日诊。

患者抑郁，沉默寡言，反应迟钝，胃纳不佳，便溏，时常喃喃自语，生活自理能力差。经某医院神经内科诊断为阿尔茨海默症，用多种西药治疗罔效。

今诊见患者精神迟滞，沉默少言，目光迟钝，答非所问，舌质淡红，舌苔薄白而腻，脉弦细而滑。

此证为肝郁脾虚，痰蒙清窍。治宜开郁健脾，化痰宣窍。方选温胆汤合四逆散加减。

药用：陈皮10克，姜半夏10克，茯苓15克，竹茹10克，枳实8克，柴胡10克，焦白芍10克，川菖蒲10克，大枣3枚，远志8克，红丹参10克，川芎9克，浙贝母10克，胆南星5克，益智仁10克，甘草3克。

以上方加减，连续调理3个月，症状基本消失，恢复病前状态，随访3年无异。

四十五、高血压病中医临证分型浅谈

"高血压"，中医无此病名。中医多以证名病，从高血压主要症状——头晕来看，此病似应归入中医"眩晕"一证之范畴。

《临证指南医案·眩晕门》华岫云按说："经云诸风掉眩，皆属于肝，头为诸阳之首，耳目口鼻，皆系清空之窍，所患眩晕者，非外来之邪，乃肝胆之风阳上冒耳，甚则有昏厥跌仆之虞，其症有夹痰、夹火、中虚、下虚、治胆、治胃、治肝之分。火盛者，先生用羚羊、山栀、连翘、花粉、玄参、鲜生地黄、牡丹皮、桑叶，以清泄上焦窍络之热，此先从胆治也。痰多者，必理阳明，消痰如竹沥、姜汁、菖蒲、橘红、二陈汤之类。中虚则兼用人参，外台茯苓饮是也。下虚者，必从肝治，补肾滋肝，育阴潜阳，镇摄之治是也。至于天麻、钩藤、菊花之属，皆系息风之品，可随证加入。此证之原，本之肝风，当与肝风、中风、头风门合而参之。"这段文字，对本病的病因、病机、治则乃至一些具体的药物都具有指导性意义。在长期临证中，我发现高血压患者的诊治多数就建立在肝火亢盛、阴虚阳亢、痰湿中阻这些病理基础之上，因而也就基本以此分型、确定治则、选方用药。

当然，眩晕作为中医的一个内科病证，其涉及的范围很广，出现的症状也很多，比如头痛、不寐、呕吐等，但患者却不一定具有高血压，而且根据这些病机对高血压患者进行治疗也不一定全部有效。另外，一些高血压患者的发病机制也不一定属于以上病机，有可能因剧烈运动、情绪波动、高热或其他器官疾病而引起（继发性高血压）。因而，对于高血压病，中医治疗就不能固定于阴虚阳亢、肝火亢盛、痰浊中阻这三个模式之上，还应多方考虑，如机体气血升降是否失调以及生活、饮食等因素。总之，不能死搬硬套，这就是为什么中医一般不能"线上问诊"的道理。

下面记录几例经治病例。

病例1：

周某，男，49岁，1976年2月12日诊。

高血压病病史3年，服西药（不详）控制，然血压每多波动，常感头晕、脑角痛。家庭不睦，每因吵闹加重，数天前与爱人口角，血压不降。今诊见患者焦躁心烦，头晕，头痛，口苦咽干，口臭，夜不能寐，小便黄赤，大便干结，目赤多眵，六脉弦数有力，舌红苔黄，体形壮实。今早仍有服降血压西药，血压200/105 mmHg。此证为肝火亢盛。治宜清肝泻火，引火下行，重在泻火。方选龙胆泻肝汤加减。

药用：龙胆草12克，栀子12克，生地黄15克，柴胡5克，黄芩12克，木通5克，石决明30克，夏枯草15克，天麻10克，钩藤12克，夜交藤15克，甘草2克。嘱服3剂，降血压西药照服。

二诊：上方服3剂后，头晕略减，仍夜寐不安，大便干结，脉舌如前。血压200/100 mmHg。前方加大黄15克（后下），嘱服2剂。

三诊：上方服2剂后，诸症大减，夜寐能安，心静神宁，大便软，小便清，头晕头痛仅剩少许。脉弦较前稍软，舌质红，苔薄黄，血压140/85 mmHg。

药用：天麻12克，钩藤12克，生石决明30克，龙骨30克，牡蛎30克，磁石25克，生地黄12克，玄参12克，柴胡5克，夏枯草12克，夜交藤12克，广郁金10克，白芍10克，甘草2克。嘱服8剂。

随后再诊，血压基本稳定。

盖此证首诊乏效，责在腑实无通，邪火便无去路。二诊加大黄后腑实遂通，阳明火退，肝火退而血压遂降。

病例2：

李某，女，59岁，1978年12月12日诊。

患者患高血压病6年，长期服用抗高血压药物，近日头晕严重来诊。诊见患者形体消瘦，头痛头晕，时感眼前发黑，肢麻耳鸣，腰酸腿弱，眼球胀涩，口舌干焦，舌质红瘦，舌苔薄黄，脉来细数而弦，血压195/105 mmHg。

此证属阴虚阳亢。治宜平肝潜阳，养血柔肝，重在潜摄。方选滋水清肝饮加减。

药用：熟地黄12克，白芍12克，归身6克，枣仁10克，山茱萸10克，茯苓10克，山药12克，柴胡5克，栀子10克，牡丹皮6克，泽泻10克，天麻10克，玄参12克，夏枯草12克，牛膝12克，地龙10克，甘草2克。嘱服5剂。

二诊：上方服5剂后，血压降至150/90 mmHg，头晕、头痛减，夜寐安，腰酸膝软改善，精神佳，眼前发黑减轻，脉细数，舌红苔黄。上方去夏枯草，加生地黄12克，龟板15克。嘱再服10剂。

三诊：血压135/85 mmHg，其他症状基本消失，食欲佳，睡眠佳。嘱在服西药控制同时，照此法调理。

病例3：

陈某，女，58岁，1978年12月15日诊。

患者为家庭妇女，经常头晕、项背僵痛，胸闷心下痞满，恶风，时欲作呕，时有咳嗽，痰多，大便不爽。医院检查血压180/105 mmHg，血脂偏高，血糖不高，心电图示左心室肥厚。西医诊断为原发性高血压，服药效果不佳。今诊见患者体形肥硕，脉滑略数，舌质暗淡，舌苔厚腻，胃纳不佳，腹微胀，大便溏滞。此证属痰浊中阻。治宜燥湿化痰，健脾和胃，重在祛痰以升脾胃清气。方选二陈汤加味。

药用：法半夏10克，广陈皮10克，茯苓12克，姜竹茹10克，枳壳7克，郁金9克，天麻10克，钩藤12克，荷梗10克，刺蒺藜10克，夏枯草12克，菊花10克，泽泻10克，莱菔子10克，生姜3片，甘草2克。嘱服5剂，忌油腻，淡饮食。

二诊：上方服5剂后，头晕、头痛减轻，颈项软，无呕吐，胃无不舒服之感，饮食正常，大便爽，脉濡缓，舌淡苔白，血压145/90 mmHg。嘱上方再服15剂，仍淡饮食，忌油腻。

三诊：血压135/80 mmHg，复查血脂正常。嘱上方隔天1剂，1个月后复诊各项指标正常。

病例4：

赵某，男，58岁，1982年7月24日诊。

高血压病病史5年，长期服用降压药治疗，近日因头晕目眩加重来诊。诊见患者头痛头晕，颜面潮红，舌质暗淡，舌苔薄黄，脉弦滑有力，血压195/100 mmHg。脉舌合参为阴虚阳亢之证。法宜滋阴潜阳。方选天麻钩藤饮加味。

药用：天麻12克，钩藤15克，石决明25克，栀子10克，黄芩12克，牛膝12克，杜仲12克，益母草12克，桑寄生12克，夜交藤12克，刺蒺藜12克，甘草2克。嘱服3剂。

二诊：上方服3剂后，头痛、头晕略减，但血压不降（180/105 mmHg），且增发热（体温39℃），腹胀，饮食少，便溏，脉浮滑数，舌苔厚腻。此因暑气当令，阴虚与暑湿错杂。当此之时，滋阴则助暑湿，祛暑湿又防耗阴，治当两相兼顾。方选三仁汤加味。

药用：杏仁10克，白蔻仁10克，薏苡仁12克，厚朴10克，半夏10克，通草6克，滑石12克，竹叶2把，佩兰10克，夏枯草12克，黄芩12克，天麻10克，钩藤12克，甘草2克。嘱服3剂。

三诊：上方服1剂后，热退神爽。3剂服完，诸症悉消。胃纳佳，大便正常，血压130/80 mmHg，舌质淡红，舌苔薄黄，脉滑弦稍数。考虑到热后阴伤，余热鼓动、风阳上扰，宜平淡养阴，佐以清热潜降。

药用：天麻12克，双钩藤15克，生石决明25克，龙骨30克，牡蛎30克，白芍10克，北沙参12克，怀牛膝12克，忍冬藤12克，夏枯草12克，佩兰10克，甘草2克。嘱再服5剂。

随访病情稳定，嘱定期复诊。

病例5：

李某，女，48岁，1985年10月23日诊。

患者为一教师，诉血压不稳定2年，时高时低，且多发于月经期前后，发则头晕头痛，不能上班，其间服药不规律。今诊见患者头晕头痛，神情烦躁，夜寐不安，面部潮红，心烦不寐，胸闷胀满，口苦，两胁窜痛，月经来潮，已届5天未净，经量正常，下腹略痛，六脉弦紧偏数，舌质红，舌苔薄白，血压165/95 mmHg，B超示两侧乳腺增生。此证为气机不畅，肝失疏泄，肝阳上扰。治宜疏理肝气，行血解郁。方选丹栀逍遥散加味。

药用：柴胡8克，茯神12克，白芍15克，当归8克，白术6克，薄荷6克，煨姜3克，牡丹皮9克，栀子10克，郁金10克，夏枯草12克，合欢皮10克，天麻10克，钩藤12克，刺蒺藜12克，粉甘草3克。嘱服3剂。

二诊：上方服3剂后，诸症悉减，头不晕痛，心宁神爽，夜寐安，六脉和，舌质淡红，舌苔薄白，胸胁闷痛消失，月经已净，血压115/75 mmHg。嘱上方再服3剂后继服逍遥丸1个月。

1个月后月经来潮，血压正常，无头晕头痛，B超示两侧乳腺增生基本消散。

病例6：

李某，男，69岁，1984年10月12日诊。

高血压病病史7年，长期服用降血压西药，血脂、血糖偏高，同时用药控制。近日头痛甚，住院治疗效果不理想来诊。今诊见患者身形消瘦，面黑，头角部掣痛、刺痛，左上、下肢活动稍差，双眼底有散在斑点，六脉弦涩，舌质紫暗且有黑色瘀斑，舌苔薄白，胃纳和，大便干，血压170/100 mmHg。此为瘀血内停、脉络不畅之证，恐有中风之虞。急宜祛瘀活血，通络行滞。方选通窍活血汤加减。

药用：桃仁12克，藏红花1克（冲），川芎10克，赤芍12克，葱白1握，郁金10克，丹参15克，牡丹皮8克，益母草15克，天麻10克，钩藤12克，生地黄10克，当归尾8克，甘草2克。嘱服3剂。

二诊：上方服3剂后，头痛大减，头角已不觉掣痛，左上、下肢活动已较前自如，精神佳，血压150/90 mmHg，脉稍软，舌如前。前方加全蝎2条，蜈蚣2条，地龙15克。嘱再服7剂。

三诊：血压135/90 mmHg，头已不痛，四肢活动正常，睡眠好，饮食佳，舌质淡，瘀斑渐化，面色转清亮，六脉弦滑。前方加黄芪20克。嘱再服10剂。

四诊：精神爽，血压正常。嘱前方隔天1剂，再服10剂。

目前治疗高血压病，因需长期控制，故多以西药为主，但若能根据中医整体观分型分证，辅以中药治疗，则效果更好。且中医在预防并发症中作用也很大，特别是夹杂其他疾病或症状且西药疗效不佳时。

四十六、遗溺从脾论治浅谈

"遗溺"一证，在《黄帝内经》一书中早有记述。《素问·宣明五气》说："膀胱不利为癃，不约为遗溺。"《灵枢·本输》说："三焦……实则闭癃，虚则遗溺。"这就清楚地说明了此病的病因和病机。关于此病的病位，《素问·灵兰秘典论》又说："膀胱者，州都之官，津液藏焉，气化则能出矣""三焦者，决渎之官，水道出焉。"这说明了此病的病位是在膀胱，膀胱和三焦的气化不利，便可导致此病发生。

在内科学中，关于遗溺的病因、病机，具体还要以虚实为辨，而在虚证中以肾阳衰惫、中气不足为主。临床上，许多遗溺患者，特别是慢性患者，其遗溺就是以虚证出现的。由于此病具有很明显的年龄特点（多为小孩及老年人），故虚证的表现也就更为突出。

在治疗上，由于"肾司二便"，故对于一些小儿遗尿、老年人尿频（如老年性前列腺肥大）的治疗，以温补肾元为主要治疗原则，具体选方如缩泉饮、桑螵蛸散、金匮肾气丸等。而张锡纯则以补中益气、醒脾升陷为主。他在其所著《医学衷中参西录》一书中提出："是脾也者，原位居中焦，为水饮上达下输之枢机，枢机不旺，则不待上达而即下输，此小便之所以不禁也。"并拟以醒脾升陷汤为治。张氏所拟醒脾升陷汤由黄芪、白术、桑寄生、川续断、山茱萸、龙骨、牡蛎、川萆薢、甘草组成，专治脾气下陷，小便不禁。多年来，余以此方为主，配合缩泉丸、肾气丸等治疗是证，效果甚佳。特录数例于下。

病例1：

李某，男，5岁，1983年12月15日诊。

患儿夜眠遗尿年余，遗而不知，父母唤醒不尿，入睡则遗。今诊见患儿面色苍白，形体虚弱，纳食不思，大便溏薄，偶有完谷不化，四肢不温，六脉细弱，舌质淡胖，舌苔白腻。此为脾胃虚衰、中气不足所致。治当温补脾胃，升提下陷。方选醒脾升陷汤加味。

药用：黄芪9克，白术6克，桑寄生8克，党参6克，茯苓6克，川续断

4克，川萆薢3克，益智仁7克，乌药4克，阳春砂3克，龙骨15克，牡蛎15克，山茱萸5克，甘草1.5克。嘱服5剂。

二诊：上方服5剂后，夜间遗尿明显减少，且呼之知便，入睡则少。大便次数亦减且能成形，饮食进多，面色转红，四肢仍凉，脉仍细弱，舌淡苔薄腻。原方加炮姜3克。嘱再服5剂。

三诊：夜间遗尿基本消失，仅睡前若多饮水偶或有之。胃纳佳，大便正常，四肢温，面色红润，脉稍有力，舌红苔薄白。嘱前方隔日1剂，再服10剂。

病例2：

李某，男，71岁，2015年10月23日诊。

尿频尿急3年，夜间尤甚，有时通宵不息，严重影响睡眠。医院泌尿科检查，B超示前列腺肥大，曾服中成药"前列康"、西药"保列治"，初服有效，渐至无效。今诊见患者精神萎靡，头晕，形寒肢冷，面色苍白，胃纳差，小便色清，大便溏薄，时有嗳气，腰膝酸软，素有胃脘痛及"胃下垂"病史，六脉沉微，两尺尤甚，舌质胖淡，舌苔白腻，血糖、血压正常。此证为脾肾两虚而中气尤虚。治当温补脾肾，温阳益气，升提下陷。方选醒脾升陷汤合附桂八味丸加减。

药用：黄芪25克，白术12克，龙骨25克，牡蛎25克，山茱萸12克，川续断10克，川萆薢9克，茯苓12克，附子12克，安南桂3克，熟地黄12克，升麻8克，台乌药10克，益智仁12克，甘草5克。嘱服5剂。

二诊：上方服5剂后，夜尿减少，日间也少，头晕、腰膝酸软、形寒肢冷均有改善，胃纳渐佳，脉仍沉微，舌淡苔薄白。前方加太子参15克，桑螵蛸12克。嘱再服5剂。

三诊：夜尿次数大减，夜仅二三次，日间正常，精神佳，其他症状基本消失，唯腰膝尚酸，时觉胃部不适，脉舌如前。以老年人脾肾阳亏，终非一日之功。前方加阳春砂6克，仙茅15克。嘱常服。

病例3：

林某，男，78岁，2013年12月25日诊。

患者3个月前在某医院行前列腺增生切除手术，术后继续服用"保列治"，但仍夜尿不止，尿裤缠身，痛苦不堪。有高血压病病史，长期服药控制。今诊见患者常欲小便，时有不禁之象，又尿而不畅有余沥，且小便之时大便不能自制，胃纳不佳，腰膝酸软，胸闷不舒，时以长叹息为快，脉来弦细，两尺沉微，舌胖苔白，血压165/90 mmHg。此证为中气虚弱，胸中大气下陷，肾虚不摄之故也。治当补气举陷，温肾固摄。方选醒脾升陷汤加味。

药用：黄芪25克，白术12克，山茱萸12克，龙骨25克，牡蛎25克，川萆薢10克，益智仁12克，乌药10克，川续断10克，桑寄生12克，肉桂5克，附子8克，甘草5克。嘱服5剂。

二诊：上方服5剂后，症状稍轻，日间尿频改善，小便时大便不能自制情况也有改善，但夜间仍须穿尿裤，精神稍振，食欲亦增，腰膝酸软仍在，脉舌如前。前方加仙茅12克，锁阳12克，巴戟天12克，诃子12克。嘱再服5剂。

三诊：小便次数大减，夜仅三四次，已无须穿尿裤，腰膝酸软略有，脉舌如前。嘱原方再服10剂，以资巩固。

考张氏此方，要在妙用龙骨、牡蛎、山茱萸三味。其在书中言，取其："大能收敛元气，振作精神，固涩滑脱。因得木气最浓，收涩之中兼备条达之性，……故敛正气而不敛邪气。"故"凡心中怔忡，多汗淋漓，吐血衄血，二便下血，遗精白浊，大便滑泻，小便不禁，女子崩带，皆能治之"。证之临床，这三味药对于上述见症，或以之为主，或以之为佐，确具良效。故后人有曰："善用龙骨、牡蛎、山茱萸者，首推张锡纯。"

四十七、也谈养生

养生是目前生活中最热门的话题之一，近年来人们甚至将之提升为一门学科，叫作养生学。

如果说这是一门学科的话，那么这是一个牵涉诸多方面且误区也很多的学科。可以说，人们对于养生的普遍理解就是运用什么理论、通过什么方法来延缓衰老、延长寿命。这同时也是人们的普遍要求。

庄子曰："人生天地之间，若白驹过隙，忽然而已。"其实，这句话将人生之美妙、明亮与即逝、飘忽写尽。人类对生命、生活的欲望、执念、留恋，就在这短暂的瞬间升腾幻灭。而生命的力量也就随着这升腾与幻灭不断地演绎着悲欢离合、生老病死，从而展现了我们人生全部的欢愉与忧愁。这也促使人们去思考，既然人生如此之短暂，那么如何才能选择一个恰当的方式，使我们的精神和肉体都趋于稳定，多欢乐、少忧愁，从而求得一种人性的成熟与圆满呢？

清代李渔说："人身所当和者，有气、血、脏、腑、脾胃、筋骨之种种。然务本之法，止在善私其心，心和则百体皆和。"林则徐说他"难得八十翁就养，湖山旧识老诗人"，这才是养生的全部意义，也就是人们所说的身心健康。这里"身"是质体，"心"是精神。只有"身"与"心"都健康了，这个"生"才有意义，"养"才有目的。陆游说他"不是暮年能耐病，道人心地本来宽"。要达到这样的养生目的，那涉及的问题就不止医学（篇首之所谓误区）了，也有其他方方面面。

不仅目前各种养生的理论、方法不胜枚举、层出不穷，而且上溯至《老子》《庄子》《春秋》等各家经典书籍，都可以看到有关养生的理论和方法。此中记述虽然有千方万术，但最根本的还是要顺应自然、合乎"道"。而这个"道"，正是人们要不断探索、不断认识的。

"道"是不以人们的意志为转移的，比如说，自然界的春、夏、秋、冬，人类的生、老、病、死。人们养生，只有处处反映"道"的内涵、实践"道"

的要求，才能达到养生的目的。养生理论始于《黄帝内经》，虽然历史上有不少养生专著且有所发展，但其根本渊源不离《黄帝内经》。所以可以这么说，中医养生学的渊源是《黄帝内经》。

增强体质、预防疾病、延缓衰老，其实这些在《黄帝内经》中都体现无遗。《黄帝内经》不仅仅指导人们如何治疗疾病，更重要的是指导人们怎么样做才不会生病。《黄帝内经》告诉人们，不能等疾病来了才去治疗，而是要防患于未然；如果是"斗而铸锥""渴而穿井"，那就"不亦晚乎"了。这就是"治未病"的思想。

既然养生是为了延缓衰老、延长寿命，那么，《黄帝内经》对人的寿命是如何认识的？首先，《黄帝内经》认为，人的寿命与"禀赋"有密切的关系。所谓"禀赋"，即人的先天，而禀赋、先天则基本取决于父母。对此，《东医宝鉴》说："人之寿夭各有天命存焉。所谓天命者，天地父母之元气也，父为天，母为地，父精母血盛衰不同，故人之寿夭亦异。"而且具体到"其有生之初受气两盛者，当得中上之寿；受气之偏盛者，当得中下之寿；受气之两衰者，能保养仅得下寿，不然多夭折"。

禀赋的高低，也就是说人的寿征是可以从人的形体、气质、面部的特征反映出来的。《灵枢·天年》曰："使道隧以长，基墙高以方，通调营卫，三部三里起，骨高肉满，百岁乃得终。"反之"使道不长，空外以张，喘息暴疾，又卑基墙，薄脉少血，其肉不石，数中风寒，血气虚，脉不通，真邪相攻，乱而相引，故中寿而尽也"。《灵枢·寿夭刚柔》说："墙基卑，高不及其地者，不满三十而死也。"基墙（面部骨骼）、明堂、鼻孔、使道（人中沟）这些地方都与人的寿命长短有关系。

协调身体五脏六腑之间的生理功能，对养生有着极为重要的意义。因为人体的一切生命活动，都是通过五脏六腑之间相互依赖、相互制约、生克制化的协调作用来保证其顺利进行的。人们通过养生手段和措施，一是可以强化脏腑的协调作用，增强机体新陈代谢的活力；二是当脏腑偶有失和时，可以及时调整纠偏。而这些养生方法就包括四时养生（春养肝、夏养心、长夏养脾、秋养肺、冬养肾）、精神养生（保持情志舒畅，避免五志过极而伤害五脏）、饮食养生（五味调和，不可过偏）以及运动养生。

《素问·痹论》中说："静则藏神，躁则消亡。"后人又补充说："欲延生者，心神适恬静而无躁扰。"这强调了"神静"对养生的重要作用，人若能保持心神清静、安宁舒畅，就能神藏而身强。但必须注意的是，心神之静，应该是心无妄用，精神有所寄托，专一，摒除杂念之静，而不是饱食终日，无所事事，呆若木石之静。那只能说是神亡，而非神静。

所谓"人身阴阳也，阴阳，动静也，动静合一，气血和畅，百病不生，乃得尽其天年"。故在生活中，必须保持动与静的适度。具体来说，动是对于形体而言的，静是对于心神而言的。形体之动（劳动以及运动），可以带动五脏六腑、气血津液，使气机的升降出入保持在一个旺盛积极的状态而有益健康，这就是养生的意义。

总体来说，在动静两者中，首先要求动，因为这样才符合生命运动的客观规律。只是我们强调必须动静结合、协调有方。这才是真正意义上的养生。

华佗说："人身益劳，劳则谷气消，血气流通。凡人能寡欲而时劳其身，运其手足，毋安作一处，则气血不滞。"他还创编了五禽戏。孙思邈主张："养性之道，常欲小劳。""体欲劳于形，百病不能侵。"这些论述，都充分说明了劳动对于人体健康的意义。当然，这些论述主要还是指形体上的劳动，也即我们常说的体力劳动。但实际上，"劳"的范围还应该包括"神"的劳，即脑力劳动。劳动固然是人生中不可缺少的一部分，而且是判断人生事业成功与否的最重要的因素，以前是，今后依然是。但是，从人的健康、养生乃至人活着的意义来说，劳动必须适度，特别是已经步入老年的人。劳逸结合是人类总结出来的一条真理。葛洪（东晋医药学家）说："不欲甚劳，不欲甚逸。"中医所说的"五劳"，即"久视伤血，久卧伤气，久坐伤肉，久立伤骨，久行伤筋"，就强调各种劳动虽然有益于健康长寿，但要量力而行、劳逸结合。对于中老年人来说，常欲小劳，更要注意常欲小歇。

梁章钜就曾说自己"三十二岁登武夷，七十四岁陟燕荡。平生浪游老不衰，俯且名山老亦壮"。作为一名临床医生，对于以上这些运动给人带来的改变，我是深有体会的。因为运动可以促进脑部血液循环，改善大脑细胞氧气和营养的供应，延缓细胞的衰老，所以对于诸如神经官能症、抑郁症、高血压、失眠等疾病都有很好的辅助治疗作用。

运动还可以部分地改变和健全人的性格。在日常生活中，我们可以发现，经常参加运动、注重运动养生的人，他们一般都性格比较开朗，精神状态相对较好，精神愉快，心情舒畅。在这些人的身上，可以看到自信、自尊、自豪、自足的情感体验，他们对生活充满信心，对生命充满热爱。这些人，即使是在回忆以往的人生艰辛时，也不会那么的凄凄惨惨戚戚，能在身心舒展、吐纳自如中淡然一笑，特别是老年人。"整书抚几当闲嬉，时与儿孙竹马骑。故而小劳君会否？户枢流水即我师。"（陆游）经常运动的人，心理素质较强，自我控制能力也较强。经常运动甚至可以改变优柔寡断、孤僻冷漠的性情，给人一种豁达大方、容易接触、容易交往的印象。

当今，群体养生运动大量出现，群体的互相影响、互相劝勉、互相监督，一定程度上规范了人们的行为作息，还使一些人改掉了一些不良的生活习惯以及不良嗜好。

运动养生，贵在"恒"与"宜"。"恒"谓持之以恒，"宜"谓因人而异。忌在"过"与"杂"，"过"谓不能自度、不自量力，"杂"谓选项不专、心念不一。任何一项运动，都不能因为工作繁忙、心绪不佳而随便停歇；间间断断的运动没有养生的作用。关于运动的选择，因人而异。青年人悠闲漫步、老年人拼命登山，这些不适合年龄段的运动方式也不少见。必须根据自己的年龄、健康状况等来选择适合自己的运动项目。而不管什么样的运动，一定要注意适度，不能太过，超出承受的范围，那就适得其反了。特别是老年人、正在康复期的患者，身上所剩精力本来无多，这点精力本应该用来濡养脏腑、营养身体，却都消耗在运动之中，这也是错误的。还有，运动项目一般不要轻易更换，一经选定，就要坚持一段时间，不要把运动看成是一种娱乐性的投入，因为肢体对每一种运动方式都有一个逐渐适应的过程，人对每一种运动方式也有一个从生疏到产生感情，再到热爱的过程。人在运动的时候，要注意动静结合，形神兼备，内外俱练，心志守一，顺乎自然，动于外而静于内，要明白动主练形而静主练神，由动入静，静中有动，以静制动，动静结合。那些太极、八段锦、剑术之类的锻炼者对于这一点，体会最深。

运动分有氧运动和无氧运动两类。所谓无氧运动，就是在很短的时间内做很大的运动量，即剧烈运动，比如体育竞技、重体力劳动。这种运动对身体的健康谈不上好处，很多的竞技运动员、超重体力劳动者，并不都健康，也并不都长寿。从养生的角度而言，这些运动并不可取。基于此，运动养生不主张拼命练、苦练。有氧运动是指运动时间较长，但运动的强度不大的一种运动方式。其特点是需要较大的耐力和氧气的充分供应，使细胞产生能量的效率提高。常见的有氧运动很多，而最简单、最适合老年人的就是快步走。所谓"百练不如一走"，快步走可以强心健骨，给脚部以良性刺激，活血舒筋，改善血液循环，增强心脏功能，促进胃液分泌，帮助消化，促进新陈代谢。

　　人的生命活动与自然界的变化其道理是一致的，这就是"天人合一"的思想。人的整个生理活动，必须尽可能符合自然界的变化规律，顺之则昌，逆之则病甚至亡。这就是《黄帝内经》关于"四季养生"和"时辰养生"的理论基础。

　　《黄帝内经》曰："春三月，此谓发陈。天地俱生，万物以荣。夜卧早起，广步于庭，被发缓形，以使志生，生而勿杀，予而勿夺，赏而勿罚，此春气之应，养生之道也。逆之则伤肝，夏为寒变，奉长者少。"春天，万物生长、阳气上升，自然界一片生机勃勃，养生就必须适应这种春气以调养人体的生气，只有春之"生气"足，夏之"长气"才够。这样的理念，要具体落实到起居、运动、精神、疾病这几个方面。春之养生，要注重肝气的疏泄，保持心情愉快。因为春属木，肝木性喜条达，故忌情怀忧郁。起居要求夜卧早起，克服倦懒思眠，以助生阳之气。为扶助阳气，饮食宜辛温升散而忌生冷。

　　《黄帝内经》曰："夏三月，此谓蕃秀，天地气交，万物华实。夜卧早起，无厌于日；使志无怒，使华英成秀；使气得泄，若所爱在外，此夏气之应，养长之道也。逆之则伤心，秋为痎疟，奉收者少。"夏之四、五、六月，阳气已盛，自然界万物繁茂华秀，而此时人体也处于阳气盛于外的状态。故夏季养生当注意阳盛于外这个特点，时时注重养护阳气。对于炎炎烈日，如何保持心静，晋代嵇康说："夏季炎热，更宜调息静心，常如冰雪在心。"即所谓心静自然凉。

　　《黄帝内经》曰："秋三月，此谓容平，天气以急，地气以明。早卧早起，与鸡俱兴；使志安宁，以缓秋刑；收敛神气，使秋气平；无外其志，使肺气清，此秋气之应，养收之道也。逆之则伤肺，冬为飧泄，奉藏者少。"秋之七、八、九月，阴气已升，万物果实已成，秋风劲急，物色清明，肃杀将至，此时的自然界呈现出一片容态平定的气象。秋天是收获的季节，故秋天养生，举凡精神情志、饮食起居、运动锻炼，应以养收为原则，顾护阴气。秋风肃杀，看到叶枯叶落、花木凋零，睹物伤情，此时亟宜登高望远、心怀乐观，然切勿生凄凉垂暮之感。

　　《黄帝内经》曰："冬三月，此谓闭藏，水冰地坼，无扰乎阳，早卧晚起，必待日光，使志若伏若匿。若有私意，若己有得，去寒就温，无泄皮肤，使气亟夺，此冬气之应，养藏之道也。逆之则伤肾，春为痿厥，奉生者少。"

冬之十、十一、十二月，天寒地冻，阴气盛极，万物潜伏，此为闭藏之象。此时养生，要保持神静不露，藏蓄阴精于内，避风寒，且仍要坚持锻炼。关于"早卧晚起，必待日光"，是谓人冬天寒冷，要适当惰床，待日光照屋方起。因冬晨血流迟滞，心血管病此时最易发生，故冬季闻鸡起舞并非好事。

《黄帝内经》中关于时辰养生的理论根据是子午流注十二时辰与五脏六腑生理现象之间的有机联系，举例如下。

子时（23~1时），为一阳初生，这时天地相交，阴阳交接。"子后则气生"，子时气血流注于胆经，胆经当令，胆气主脏腑功能能否生发，故"凡十一脏皆取决于胆"。胆经有病，就会出现头痛、口苦、目痛、颔痛等症状，因而，人在子时之前还不休息以应人一天的生发、收敛之机的话，就是伐了生生之气，对身体就是有害的。这就叫作"熬夜"。

丑时（1~3时），肝经当令。肝络胆、主筋，肝气足，筋的弹性就好，握力就强，这就是为什么与长寿老人握手时会觉得他们的手特别有劲的原因。当然，握力不足也可以通过不同的方式锻炼改善。

卯时（5~7时）与辰时（7~9时）这两个时辰，前后相接。卯时大肠经当令，辰时胃经当令。一般情况下，人们卯时要排便，辰时要进食，一先一后，先舍后得，维持糟粕的排泄与营养的吸纳，维持人体正常的生理活动。故从养生的角度来看，在这两个时辰中，这两件事一般必须要做，而且要把其当为一种享受。"食"固不必言，若能顺顺利利排出糟粕，又何曾不是一种享受？而对于食欲不振、便秘的人来说，若能按时进行，不管多少，终能受益。辰时对应于龙，龙为生机之化身，此时胃经当令，欲（龙）充满生机，必须有营养精血（能量），若无营养精血，则生化无源。故早餐不可不按时吃。

午时（11~13时），阴阳相交，气血流注于心经，心经当令。若心经的循环受到影响，便有心痛、口渴、咽干、胁痛等症状出现。"心为君主之官，神明出焉"，午时一阴生，阴阳交会，"两精相搏谓之神"。此时，心肾相交最好休息。这就是睡午觉的好处。

未时（13~15时），小肠经当令。小肠为"受盛之官，化物出焉"，主消化，分别食物的精华与糟粕。午餐为小肠经当令的前奏，故午餐要按时吃。

酉时（17~19时），肾经当令。人们都很重视肾精的培养。其实培养肾精不一定要进补，而是要"清辛""寡欲"，所谓"清辛"系指食要清淡、避辛辣咸以免伤肾。

饮食养生是《黄帝内经》中养生的一个重要内容。它的总原则是"食养尽之，无使过之"。李时珍说："饮食不节，杀人顷刻。"《儒门事亲》则说："五味贵和，不可偏胜。"在今天，"饥饿"已经成为过去，人们不再为一日三餐发愁而是追求更高的饮食享受，重温这些古人的告诫，其意义尤为重大。对于饮食，不可过之、不可不节、不可偏胜，现在某些人在"食"字上所犯的错误，恰恰就是这几个方面。

吃什么最有营养，如何多吃粗粮、多吃蔬菜水果、多喝水，如何少吃油腻以求瘦身减肥，如何定时定量进食，这些饮食养生知识，其实现在可谓是妇孺皆知，特别是那些患有慢性疾病的人，其研究掌握之深透，有时实不亚于医生。但最重要的还是要克服人性中侥幸、猎奇、贪婪的心理和没有环境意识的心理，即克服"欲"这个字。相信某处有千年仙草、珍禽异兽，便寻而食之。此乃愚昧无知，违背自然若斯，又谈何养生？

如果说，"吃喝玩乐"是贬义的话，那么从养生的角度来看，正确的、合理的吃喝玩乐就不是贬义的了。养生的最大敌人是声色犬马。

养生，并不是老年人的专利，而是对生命的认知与热爱。从某种意义上说，一个人如果等到退休了、老了、行将就木了，再来重新认识生命的价值，再来养生，其意义固有，但不是很大，或言"不亦晚乎"。

人生的各个年龄阶段有不同的养生宜忌。孔子的"君子'三戒'"就说："少之时，血气未定，戒之在色；及其壮也，血气方刚，戒之在斗；及其老也，血气既衰，戒之在得。"这是很值得人们玩味与借鉴的。

一个人从明事理开始，就应该充分认识到生命的宝贵并予以百般珍惜、千般呵护。快快乐乐、健健康康地过好每一天，才是对上天给予我们生命的敬重与体认。对于一些年轻人来说，生活压力大、上进心强，劝他养生，有点忠言逆耳，或者不切实际，然此理必明，此时不明，以后必明。不要除了工作还是工作，除了挣钱还是挣钱，除了进取还是进取。不负此生，并非叫你一直拼命。

今天，人生成功的定义应该增添新的内容，除了事业、除了贡献、除了金钱、除了地位、除了家庭，还有一个不容忽视的就是生活质量。从年轻时就开始注重身体健康、注意养生，有一个好的身体，过好每一天，这才是真正成功的人生。

四十八、生命与自信

一部《黄帝内经》，说尽了古人对于天地和自然的认识，阐述了生命规律、医疗理法，其中包括了人与自然、五脏六腑、阴阳五行、藏象运气等。在这里，人们读到了春、夏、秋、冬，也读到了生、老、病、死。然而，人们会发现，作为中医四大经典之首、中医学奠基之作的《黄帝内经》，以其积极向上、对生命呵护负责的科学精神，对人生中的"生"与"病"这两个重要环节倾注了全部的智慧，而对于"老"与"死"这两个人生的必然过程则论之较少，特别是"死"。当然，从医学角度来说，人的自然衰老与自然死亡，本来就不是研究的重点。但是，人们对于《黄帝内经》的研究，对于生命科学的研究，早就已经超出医学的范围。

在《黄帝内经》中，"死"字是经常出现的，但是基本上是因病、因误治而死。对于自然死亡，《黄帝内经》是以一句极为人性化、极为祥和的话语来描述的："尽终其天年，度百岁乃去。"（《素问·上古天真论》）它尽量地避开了"老"与"死"对普通人心理造成的恐吓。

近代逐步发展起来的老年学包括老年医学，其实中医在两千多年以前就已经有了它的雏形。这其中包含了老年性疾病、老年保健、老年养生等学科，也包括了老年社会学和老年心理学。老年心理对于老年人的身心健康有着至关重要的意义。

偶得闲暇，读清人李慈铭《六十一岁小像自赞》，颇觉有趣。其文不长，曰："是翁也，无团团之面，乏姁姁之容。形骸落落兮，谨畏锢锢；须眉悒怅兮，天怀畅通。故其貌溪刻兮，而心犹五尺之童；其言謇呐兮，而辩为一世之雄。不知者以为法官之裔，如削瓜而少和气兮，其知者以为柱下之胄，能守雌而以无欲为宗。乌乎！儒林耶？文苑耶？听后世之我同；独行耶？隐佚耶？止足耶？是三者吾能信之于我躬。雨潇风晦，霜落叶红；悠然独笑，形行景从。待观河之将皱兮，拊桑海而曲终。故俗士疾之，要人扼之，而杖履所至，常有千载之清风。"

李慈铭，浙江会稽人，光绪进士，官至山西道监察御史，《清史稿》说他为官不畏权要。他的这篇"自赞"，不知是真话，还是假话，或是牢骚，但窃以为这都不重要。如果不是以文就人，而是就文论事的话，从中还是可以看出一些人生哲理的。六十一岁，就是在现在，也已经进入老年人的行列了。而整篇文章，其实也是围绕着一个"老"字说开的。"无团团之面，乏姁姁之容，形骸落落兮，谨畏躬躬""须眉怊怅""其言謇呐""如削瓜""少和气"，这一连串的凄怆描述，勾画出了一个老头的不雅形象。

光阴带走了青春，带走了往昔的芳华，没有了生气勃发的好容貌，剩下的只是一副失意悲愁相——唯唯诺诺、语言迟钝、行动迟缓、遇事似懂非懂。这，就是岁月，就是人生，就是谁都无法抗拒的自然规律。顾影自怜，此刻作者的心情便可想而知了。

倘若文章意尽于此，则也不值一读了。但这是一篇像赞，大凡像赞，都是说好话、说充满敬仰的话的，大都言过其实，是不必当真的。而李氏自己为自己写像赞，合理就应该过于实事求是了吧？倘若自己把自己说得过分完美伟大，不仅有违良心，且恐于世人面前也交代不过。然而李氏毕竟是一个有思想的读书人，且是一名不畏权要的官员，故这篇《六十一岁小像自赞》实则是在垂老之年总结自己的一生。在这篇短文中，李氏似乎是在数落并些微丑化自己的老年形容，其实更重要的是想告诉人们，即使到了今天，步入老年，他对自己依然充满了肯定与自信。

李氏说，到了今天，虽然岁月将"我"推入了老年，"我"没有了往昔的风华，老相毕现，但是"我""天怀畅通""其貌溪刻"、思虑深邃，更重要的是"心犹五尺之童"，有一颗年轻的心。虽然"其言謇呐"，但辩论起问题来，"我"仍是"一世之雄"。虽然面"如削瓜""少和气"，整天黑着脸而寡言笑，不知道的以为"我"是那"法官"皋陶的后裔；知道的就认为"我"是那"柱下之胄"老聃的后代，因为"我"能"守雌""以无欲为宗"。说到学问，"我"立儒者之林、文艺家之苑，后世之人，必认同于"我"。谈到品行，"我"躬行的是志节高尚的"独处"，隐居逸乐的"隐佚"，知足不辱、知止不殆的"止足"。学问和品行这两者，"我"都具备了。到了今天，看"雨潇风晦，霜落叶红，悠然独笑，形行景从"，一派金秋夕阳、从容恬静的人生暮景。

末了，作者以非常淡定的情怀描写了岁月的沧桑：岁月推移，沧海桑田，一切的经历，都已成过去，不管是坎坷还是辉煌。虽然"我"童耄不再、面布皱纹，但这是漫长的岁月刻下的印记，是人生阅历、经验的见证。对余下的生命时光，"我"更是抱着一种积极乐观的态度：世界必将变得越来越好，明天将会更加光明，虽有淫靡之"曲"，但必将继之以雅乐。而世人对"我"，不管是"俗士疾之"，还是"要人扼之"，"我"都不予理会了。"我"累了，君子困倦，将杖履出行，所到之处，迎接"我"的，必将"常有千载之清风"。

这确实是一篇老年励志的好文章。而现时人们常挂在嘴边的则是曹操的"老骥伏枥，志在千里，烈士暮年，壮心不已"。窃以为，这并不适合大多数的普通人。作为一个普通人，到了老年，还是应该把"壮心"放下，把"伏枥"卸开，不要哀叹"时间都到哪里去了"，而是要细细地回味自己的人生、追忆经过的往事、寻找自己的成绩，给自己一个定位、一个肯定、一个自信，即便有点自欺欺人也无所谓。以此充实自己晚年的精神世界，寻找自己的心理安慰，淡然以度余生；而不是去搜寻自己一生的遗憾，看看错过了多少发财做官、飞黄腾达的机会，更不是整天"哀吾老之将至"，叹"而视茫茫，而发苍苍，而齿牙动摇"，叹"每日所需唯药物"。

人贵在知道人与人之间的不同，"先天禀赋""后天培养"、天时、地利、人和，相差何止十万八千里。因之，各人取得的成就没有可比性，不可能人人都成"进士"，不可能人人都成富翁。千金万银是财富，一粥一饭也是财富。一个人苟能上为父母孝养送终，下为儿女垂范培养，就是做出了成绩。

自信，是老年人的一个重要的精神支柱。不必理会别人如何评说，自己的人生，无须别人来喝彩。"此心光明，亦复何言。"（王阳明语）在生命面前、在自信面前，人人平等。

苏联作家尼古拉·奥斯特洛夫斯基在其著作《钢铁是怎样炼成的》中这样说过，"人最宝贵的东西是生命，生命对于我们只有一次。一个人的生命应当这样度过：当他回首往事的时候，他不因虚度年华而悔恨，也不因碌碌无为而羞愧"。不同的文化背景，相隔万里之远，为何对人生的理解却如此之相似？

四十九、浅议王清任与《医林改错》

王清任是清代医学家，其人及所著《医林改错》一书，在近代中医学史上都占有重要位置。毋庸置疑，王清任对近代中医学的发展做出了很大的贡献，无论是在中医理论的研究还是临证治疗上，都有其独到之处；特别是他的几首逐瘀活血名方，更是广为人知且使用极广，在当今一些疑难杂症、痛证和心血管疾病的治疗上，疗效显著。

在《医林改错》一书中，著名的逐瘀活血方有以下几首：

（1）血府逐瘀汤，方由桃仁、红花、川芎、当归、生地黄、牛膝、桔梗、赤芍、枳壳、柴胡、甘草组成。临证证明，此方治疗胸、胁、腹、下肢痛，溃疡痛，慢性肝炎，脑病后遗症，冠心病，肝脾肿大，流产后出血等症均有效。

（2）通窍活血汤，方由桃仁、红花、赤芍、大枣、川芎、黄酒、老葱、麝香（今已禁用）组成。

（3）膈下逐瘀汤，方由桃仁、红花、川芎、五灵脂、甘草、牡丹皮、赤芍、延胡索、香附、枳壳、乌药、当归组成。

（4）少腹逐瘀汤，方由当归、赤芍、五灵脂、延胡索、小茴香、肉桂、干姜、蒲黄、没药组成。

（5）身痛逐瘀汤，方由桃仁、红花、当归、川芎、没药、甘草、五灵脂、香附、牛膝、羌活、秦艽、地龙组成。

（6）会厌逐瘀汤，方由桃仁、红花、当归、赤芍、枳壳、生地黄、甘草、柴胡、桔梗、玄参组成。

此外，如补阳还五汤等，也是活血祛瘀良方，在临证中影响巨大。王氏认为："治病之要诀在明白气血。无论外感内伤，要知初病伤人何物？不能伤脏腑，不能伤筋骨，不能伤皮肉，所伤者无非气血。"又说："只要能使周身之气通而不滞，血活而不瘀，气通血活，何患疾病不除。"王氏从气血立论，探讨瘀血之因，辨析瘀血之证，有独到之见解。他认为，瘀血成因在虚实两方面：一为"元气既虚，必不能达于血管，血管无气，必停留而瘀"。二为"血受寒则凝结成块，血受热则煎熬成块""受瘟疫至重，瘟毒在内烧炼其血，血受烧炼，其血必凝"。这是其辨治特殊瘀血证的理论根据。

在临证上，除了一些显而易见的瘀血证，如症瘕痞块、臌胀、痛处不移之外，王氏还将瘀血证之范畴扩大至一些平时不被当作瘀血证之病证，如胸痛，头痛，胸不任物，胸任重物，天亮出汗，食自胸后下，心里热，瞀闷，急躁，失眠，梦多，呃逆，饮水即呛，小儿夜啼，心烦心跳，夜不安，无故生气，干呕，卧则腹坠，肾泻久泻，久痹，哭笑不休；妇人月经紊乱、经色改变、痛经、崩漏、小产等病。此外还有皮肤病如脱发、白癜风、荨麻疹，五官病如耳聋、鼻息肉、喉结。外科中许多症状不似血瘀但常规疗法不效者，都可尝试用活血祛瘀之法治疗且行之有效。

王清任通过熟读历代经典，潜心研究，探究精微，又通过自己长期临证，积累了丰富的经验，发展了《黄帝内经》《伤寒论》及历代医家关于活血祛瘀法的理论及治疗方法。他对"瘀"的认识，其实与现代医学栓塞、梗阻的病理解释有异曲同工之处。他的活血祛瘀名方，目前在许多疾病，特别是心脑血管病、肿瘤病的治疗上都被广泛使用。只要稍一注意，就可以发现，目前治疗心脑血管病的中成药，很多都源于他的组方或由之化裁而来。因之，在这方面，王清任的贡献是巨大的，他完全不负"一个伟大的中医学家"之盛名。

王清任在中医学上另一个重要的研究，则是对中医基础理论中脏腑学说的研究、质疑乃至"改错"。王清任对人体脏腑的结构极为重视，曾谓："夫业医诊病，当先明脏腑。""著书不明脏腑，岂不是痴人说梦；治病不明脏腑，何异于盲子夜行。"而在阅读古典医籍中，他发现"古人脏腑论及所绘之图，立言处处自相矛盾"。凭着认真求索、敢于创新的科学精神，他进行了近30年的解剖学研究活动。他曾一连10天，详细对照研究了30多具死婴尸体，提出对古书中小儿"五脏六腑，成而未全"记载的质疑；亲临刑场，观察成人与小儿脏腑结构是否真的不同，并向见过大量死人的领兵征战的武将求教；且曾多次做过"以畜较之，遂喂遂杀"的动物解剖实验。据此，他发现人体结构与古医书所绘"脏腑图"相比，有较多不相合之处，于是，大胆"改错"。《医林改错》是书，由是而成。

应该说，王清任认真严谨的治学态度和刻苦钻研、不畏艰苦、勇于探索、敢于挑战经典的求实精神，是极为难能可贵的。且不说其学术价值如何，单就这一点来说，就是一般人所难以企及的了。但是客观地说，他的研究方向及学术价值还是值得商榷的。

脏腑在中医学的诊断和治疗当中，始终是一个功能化的概念，如果单纯以解剖学的认识来看待中医的脏腑学说，那是无从解释的。以下2例可以说明。

（1）《素问·禁刺论》曰："肝生于左，肺藏于右，心部于表，肾治于里，脾为之使，胃为之市。"据此，就曾有人以"左肝右肺"作为议论中医学的笑柄之一。"左肝右肺"显然就是根据"肝生于左，肺藏于右"这句话而来的。实际上这是对《黄帝内经》原文的曲解。"左肝右肺"不是就脏的部位而言，而应该从肝与肺主司脏气的升降功能来理解。

（2）临证中，如果对患者说："病由肝肾亏虚引起。"患者却拿出一大沓检查结果告诉医生："我肝、肾完全没问题。"这时候，你怎么回答？只能对他说："我是中医。"

现代医学以解剖学为基础，中医学以阴阳五行为基础，这是两个完全不相同的医学体系，两种完全不相同的学说。王清任是在一种没有任何人体解剖实验条件的环境下孤军作战，仅凭他的执着，靠肉眼观察那些残缺不全的尸体，要得出精确的结论，是非常困难的。王清任接受的是中医传统教育，一整套的中医理论已经在他的头脑中固化，即使他对中医脏腑学说有质疑，他也很难超越中医的理论观点去接受、研究西医的解剖学，所以在观察的时候不可避免地就会带有很大的臆测性，而这正是现代医学最为忌讳的。

那个年代，现代医学在西方已初具雏形。一名医学生凭较为先进正规的实验条件，短时间就能掌握基本的解剖学知识，而王清任花了30年，靠原始的方法，肉眼观察、主观臆测、道听途说，结果还只是略知大概。而这些知识，对中医学又起了多大的作用？反之，还有可能在一定范围内扰乱了中医脏腑学说。有人就认为："王清任实事求是地指出了中医在解剖学上的极大错误，但'以无凭之谈，作欺人之事'等，恰恰是改错的错误。"有人还认为："数千年来，中医临床不是依据解剖学，试想张仲景、孙思邈、李时珍、叶天士等对解剖学懂了多少？今天精通了解剖学的西医，'临证有所遵'了吗？有人说'心主神明'要改为'脑主神明'，那么'肺主通调水道''脾统血'要改吗？"难怪有人要问："《医林改错》，改什么错？"还有人则说："《医林改错》，越改越错。"

即便以现代医学最精准的解剖学知识来质疑、否定中医的脏腑学说，也注定是无果而终的。如果以现代医学的立场观点来认识中医，则中医的许多内容都是错的。

　　作为一名医生，吸取、学习、应用多种医学知识来诊断、治疗疾病，是必要的。中华人民共和国成立后，党和政府就提倡中西医结合，这无疑是正确的。但是作为一名中医，对中医的理论和思想必须有坚定的信念，否则就有可能造成专业思想上的混乱。要学习中医、想成为一名合格的中医，就必须刻苦钻研，坚持不懈地学习中医经典。在学习和领会经典的基础上，结合自己的临证体验，发挥自己的聪明才智，才能有所成就。时至今日，业内还有一些人因他那极不正规成熟的解剖学知识而动摇了对中医基础理论的信念，同时给一些反对中医、攻击中医的"中医门外汉"式的"学者"提供了笑柄。

　　今天，中医的处境、前途不容乐观，同仁必须潜心学习经典，注重临证经验总结，方能促进中医的发展。若捡拾别人牙慧，随便怀疑、否定中医理论，则中医且不说传承发展，便是存在都有困难了。

　　无论如何，王清任堪称一位伟大的中医学家。他务实求真、勇于探索的治学精神是值得后人学习的。他在中医发展史上占据了重要的地位，为人类的健康做出了巨大的贡献，其精神永远值得我们学习。

五十、浅谈中医与中华文化

　　中医问病查房说的是汉语，处方写的是汉字。很多中医，开出的处方，有时简直就是一幅书法。中医读的书，上至《黄帝内经》，下至各个时代的诸家著述，无不是所处那个时代的语言文字巅峰。医书所要表述的是医道医技，所要担负的是生命，用最简洁精练而又准确无误的语言文字表达对生命负责的态度。

　　所以说，中医与中华文化是密不可分、互相依存的。从某种层面来说，中医其实就是中华文化的浓缩版。

　　从我国现存最早的上古典章文献汇编《尚书》中，我们可以看到一些对于中医研究有很大参考价值的记述。

　　《尚书·周书·洪范》记录了周武王和箕子的一段对话，通过箕子对周武王治国方略的回答，论说了《洪范》九类大法的作用及其内容。其中就保留了有关五行学说的早期资料，概括叙述了水、火、木、金、土五行的性质和作用，它以生化克制的理论来说明事物在运动变化的过程中相互之间的联系，以及事物在变化发展中的相对稳定状态。而阴阳五行学说，应用到中医领域，促进了中医的奠基经典《黄帝内经》理论体系的形成，被用来分析、论证人体生理活动和病理变化的规律，从而成为中医理论的指导思想。

　　我们再来看看《周易》与中医的密切关系。《周易》将哲学、自然科学、社会科学相结合，是中华文化的代表，中华文化的经典。该书《序辞传上》第五章说："一阴一阳之谓道，继之者善也，成之者性也。仁者见之谓之仁，知者见之谓之知，百姓日用而不知，故君子之道鲜矣。显诸仁，藏诸用，鼓万物而不与圣人同忧，盛德大业至矣哉！富有之谓大业，日新之谓盛德。生生之谓易，成象之谓乾，效法之谓坤，极数知来之谓占，通变之谓事，阴阳不测之谓神。"这段文字的首末二句"一阴一阳之谓道""阴阳不测之谓神"，概括了中医的理论基础。实际上，《周易》与中医，我们称之为医易科学，对生命科学、养生科学、预测医学、营养学、时间医学皆有重大的启示，特别是对于生命科学，更是开创了一个新的领域。

道家之祖老子所著的《道德经》，是道家的主要经典，在中国思想史上占有重要的地位。全书81章，5 000多字，对人、对社会的道德行为起着指导性的意义。它综三代之统，集百家之长，以无为为体，以无不为为用，揭示宇宙体用一如、动静同观的不二之法。所以至今世界各国争相翻译，研究它的真谛。据说已翻译的版本不下3 000余种，如果去掉文虚词，平均一个字就有一本书为之注解。这是一个惊人的数字，而且这种研究趋势愈演愈烈。

那么，《道德经》与中医有没有关系？关系有多大？

作为《道德经》的开宗明义章，《道德经》第一章，老子说："道可道，非常道。名可名，非常名。无名，天地之始；有名，万物之母。故常无欲，以观其妙；常有欲，以观其微。此两者，同出而异名，同谓之玄，玄之又玄，众妙之门。"在这里，"道"是老子哲学的核心范畴，是指宇宙的本源、世界的实质、自然的规律、社会的准则、人生的最高境界。

如果单纯从字面上看，这段文字似乎与中医没有多大的关联；但是，中医的理论体系，正是以这种哲学思想为指导发展而来的。

中医最基本的思想是它的整体观念，在中医的理论体系中，始终贯穿着整体观念这个基本思想。它集中表现在两个方面：一是人与自然界有密切的关系；二是人体是一个有机的整体。

人类生活在自然界中，自然环境（如季节、气候、地理等）的变化，就必然会直接或间接地影响人类。人体通过内部的调节机能，以适应外界环境的变化，来维持正常的生理活动。中医看病，除了根据患者所反映的情况外，还必须考虑自然环境的影响，强调因人、因地、因时制宜，全面分析，而不是孤立地看人、看病和看待任何一个症状。

另外，中医认为，人体是一个以五脏为中心，配合六腑，通过经络运行气血，与五官、形体等器官相联系的有机整体。这种整体观念，广泛应用于中医生理、病理、诊断、治疗等各个方面。

这就是天、地、人一体的道理所在。

在这里，我们不难发现，整套的中医理论体系，其实就在老子"道"的范围之中。

老子认为，"有"与"无"同出而异名。"有"与"无"实际上就是一回事，以宇宙的本体论"无"作总枢，以创生万物之"有"作妙用。无生有，有归无，无不异有，有不异无，无即是有，有即是无，有无不二，体之时，用在体，用之际，体在用，依体而用，摄用归体，体用如一。

中医的"血"与"气"，对一般人来说，"血"是一种有形的物质，看得见、摸得着。那么"气"呢？"气"在哪里？无疑，"气"是一种无形的物质，看不见、摸不着。这里就涉及老子"有"与"无"的问题。

中医治疗危重急症，比如大出血病人，有一条治疗原则是"有形之血，不能速生，无形之气，所当急固"。按照这条原则，大出血病人特别是妇科大出血，用大剂量独参汤，每获良效。因为这时，无形之"气"与有形之"血"已经体用如一。"常无欲，以观其妙""常有欲，以观其微"，在中医学上也有其独到的应用。我们常说"上工治未病"，何谓"上工"？"上工"就是高明的医生。高明的医生在疾病形成和发作之前就已经把病治好了。朱震亨在《格致余论》中说："与其求疗于有病之后，不若摄养于无疾之先；盖疾成而后药者，徒劳而已，是故已病而不治，所以为医家之怯；未病而先治，所以明摄生之理。"这告诫人们勿"渴而穿井""斗而铸锥"。其实这样的理念，就是《道德经》中"常无欲，以观其妙"的寓意。《韩非子·喻老》中扁鹊见蔡桓公的故事，就把它说得很明了。而西医注重实症分析，在"常有欲，以观其微"方面下功夫，致病的原因一定要弄清楚，结果精细到不能再精细，如分子生物学等。

现在我们再来看一看目前社会上最热门的话题之一——养生。

由于社会稳定繁荣且幸福和谐，物质生活质量提高了，人们都想多活几年，这是人之常情。中华人民共和国成立前，饥寒交迫、人无自由、生不如死，生命的意义不大，有时近无。现在条件好了，生命的存在价值提高了；养生，也就理所当然地提上了人们的议事日程，甚至成了一部分人最重要的生活内容。于是，各种各样的养生理论、养生方法、灵丹妙药，各色各样的从业人员，高人大师，造势媒体，蜂拥而至，颇有令人目不暇接之势。

中医，因为它在一般人眼中深奥莫测、理深道玄却又深浅无界，就成了养生的主要平台乃至发源地，在目前这个养生大市场中分了很大的一杯羹，造就了一批"成功人士"，也创造了不小的财富。

可惜的是，真正的中医，不单分不到这杯羹或者分得很少，甚至还在一些人眼中败坏了自身名声，背了一个忽悠百姓的恶名。

其实，养生并非是一个新的名词，古已有之。何以现时的养生比较混乱而与古人养生相差甚远，甚至背道而驰？

这还是要从老子的"道"说起。

《道德经》第五十章说："出生入死。生之徒，十有三，死之徒，十有三。人之生生，动皆之死地，亦十有三。夫何故也？以其生生之厚。盖闻善摄生者，陆行不遇兕虎，入军不被兵甲。兕无所投其角，虎无所用其爪，兵无所容其刃，夫何故？以其无死地焉。"

这是《道德经》中直言生死大事的重要章节。"养生"，关乎生死。生死观，是人们普遍难过的一个"关"。其实生死就像手掌的两面，也是不能改变的自然过程。在现实生活中，人们由于受厌恶、恐惧这些情感因素左右，往往对"死"避而不谈，只求"生生之厚"，故人们大谈"养生"而少谈死亡。

从表象上说，人呱呱坠地为生，这口气一断便是死。从灵魂上说，灵与身合投胎是生，灵与身分离出窍是死。从心念上说，一念悟则生，一念迷即死，七情六欲这十三条便是生死轮回之种。从道体上言，根本就没有生死，道不生不灭，久远无疆，即灵魂同样也是不生不灭的。故此，老子便利用人类贪生怕死的普遍心理来证明道德的重要性，以让人灵性回归自然，少私寡欲，清静朴质，超越生死。

如果这样理解，似乎就离养生的话题越来越远，把人的寿命与道、道德捆绑得很紧。但是长久以来，《道德经》中这章的内容实际上就被人们看作为老子的养生之术。只是老子讲的是两种养生之道，既是对"生生之厚"的贬斥，也是对"善摄生者，其无死地出生入死"的推崇，认为只有灵动趋避、柔弱因应的行为方式才可以长期生存。他注意到人为因素对生命的影响，要求人们不要靠争夺来提升自己，而要以清静无为的态度远离死地。

这就是老子的生死观，老子的养生之道。

现在，我们把话题拉回来，究竟什么样的养生才是真正意义上的养生？我以为，真正的养生，应该从养心开始。如果心静不下来，不要说是邪念恶念，就是一般的杂念杂事缠绕于心，纵使服养生灵药，打太极拳、八段锦，也达不到养生的目的。

袁世凯假退隐，虽穿了件蓑衣、戴了顶竹笠在河边钓鱼，样子很"养生"。可谁不知道他此刻满腹心事在想着如何谋到这个国家，在做皇帝梦。

无独有偶，姜子牙也在河边假装钓鱼，而且很随心，似乎也是在修心养生，其实是在等周文王来请他。

诸葛孔明，就更不用说了。"大梦谁先觉？平生我自知，草堂春睡足，窗外日迟迟"，那个心境，多惬意、多看破红尘，实际也是在装模作样等刘备来"三顾茅庐"。

我们再看看现今，三五成群的人爬山、晨练、泡温泉，而其中有的人其实在想生意怎么做、谈事、谋事。即便那些人退休了，表面是闲了，但家庭那一堆烦事、杂事，还是会在脑海里翻滚。

像这些人，欲念、贪念、杂念，如藤缠树，就是再怎么钓鱼、爬山、打太极、打坐……都并非养生。

所以说，养生必先养心。真正的中医养生观，是老子"道"的传承，绝不是什么奇方秘术，也不是高人大师所能指点传授的。

《道德经》第十二章说："五色令人目盲，五音令人耳聋，五味令人只爽，驰骋畋猎，令人心发狂，难得之货，令人行妨。是以圣人为腹不为目，故去彼取此。"

在这里，老子告诫人们，长期耽于五色绚烂、五音悦耳的生活，就会难以平静下来，以致意乱情迷、玩物丧志。五味虽能给人提供营养，使人体生命功能得以正常运行，但一味贪吃就会适得其反。事实确是如此。中医认为，饮食过度，就会使脾胃受到损伤，就会营养过剩，导致肥胖，因而使五脏功能受到损伤，造成多种疾病。而"驰骋畋猎"，是古人最富刺激性的活动，以成现代人的观念而言，就是认为疯狂才是刺激、刺激才是享受，这是背"道"而驰的。

"道"，包括了人与自然环境、整个宇宙的融合。人的健康和养生及疾病的发生、治疗、康复，与自然环境有密切的关系。人们如果任意破坏自然环境，无限制地掠夺自然资源，大自然的报复将是残酷的，人类是在自掘坟墓。

现在，我们回过头来看，为什么《道德经》中没有出现一个"医"字，却与中医文化有着千丝万缕的关系？这是因为老子的"道"已经把天地万物的发源以及它们之间的相互联系笼罩在其中了。

如果我们沿着中华文化的文脉看，由古代及近代，中医学与中华文化互相渗透、互相缠绕，从儒家经典"四书五经"到一般的传记著作、各种古典文学作品，其中都有中医的影子。中医最早的病案记录，就出自司马迁的《史记》。

司马迁在《史记·扁鹊仓公列传》中，比较详细地记载了公元前2世纪一名叫淳于意的医家治疗各种疾病的25个医案，即当时所称的"诊籍"。

《史记·扁鹊仓公列传》中所记载的25个医案，不仅是我国目前保存下来的医学史上最早的、比较完整的医案，也是世界医学史上现存最珍贵的历史资料之一。

司马迁为什么在他呕心沥血的《史记》中给中医留出位置？为医家扁鹊、仓公立传并记载他们的医案，这当然是因为他意识到医生与人民息息相关，也说明他认识到中医与中华文化的关系以及医学在历史发展中的地位。

历史上，许多医家其实也是政治家、文人，有的甚至是大儒。他们虽有多重身份，但都有一个共同的特点，那就是他们都是中华文化学者。

"先知儒理，后知医理""秀才学郎中，就像拔棵葱"。

我们若注意历代以来中医学著作中的书序、医经、医论以及其他杂著，便可知一名成功的中医学家、一名懂医的文人学者，其文学底蕴究竟有多深。

我会背《古文评注》中大部分的文章，青少年时曾被这些优美的文章折服。但是在读了《伤寒论》的序文之后，总觉得若与《古文评注》中的名篇相比，抛开专业知识不说，就文章的语言文字、情感色彩而论，这篇序文都毫不逊色。

《伤寒论》之序是汉代张仲景之自序。《伤寒论》一书对后世影响极大，在中医领域中占据着举足轻重的地位，被尊为"方书之祖"，张仲景也被尊为"医圣"。

在这篇序文中，我可以体会到作者深切的感情、良苦的用心。文章层次清晰、文辞典范，充分体现了作者的圣者胸怀和非凡修养以及深厚的文学功底。

有人说，读诸葛亮前后《出师表》，不哭则不忠；读李密《陈情表》，不哭则不孝。这些文章感情真挚、言辞恳切，确实能够催人泪下。但是每读《伤寒论》之序，或许由于专业情怀，我感触尤深、倍觉深切。

文章一开始就痛心疾首地批评了当时"居世之士"轻视医药技术、追逐名利的错误行为："但竞逐荣势，企踵权豪，孜孜汲汲，惟名利是务。"接着简要交代了撰写《伤寒论》的原因、经过和目的，"余家族素多，向余二百。建安纪年以来，犹未十稔，其死亡者，三分有二，伤寒十居其七。感往昔之沦丧，伤横夭之莫救，乃勤求古训，博采众方""虽未能尽愈诸病，庶可以见病知源。若能寻余所集，思过半矣"。最后指出医生应该努力学习，掌握医学的精髓，使自己"才高识妙"，以"视死别生"，济世救人，切忌狭隘自足，草率行事。"观今之医，不念思求经旨，以演其所知，各承家技，终始顺旧"。一些医生诊病"相对斯须，便处汤药。按寸不及尺，握手不及足""夫欲视死别生，实为难矣"。

整篇文章的字里行间，充满着张氏对于生命、对于医药技术的那种重于泰山的担当和责任感，并对一名医生提出了基本的人格品德、职业道德要求。读起来不单令人感动，更使人自省。

《伤寒论》是中医经典、中医必读的书，而在研读本书内容之时，绝不应该把这篇自序当成题外话，否则会是一个遗憾。

我们再来看看三国时魏国著名文学家、思想家、与阮籍同为"竹林七贤"的领袖人物嵇康的《养生论》。

嵇康聪明博学、多才多艺，崇尚老庄之学——恬静寡欲，却又任侠尚奇、嫉恶刚肠。他擅长散文，文章锋芒毕露，见解新颖，笔锋犀利精辟。在《养生论》中，嵇康论述了他的养生之道，提出人若能"导养得理"便可以长寿的观点，即"至于导养得理，以尽性命，上获千余岁，下可数百年，可有之耳"。他就此进行了阐述。

首先他说明了人体"形"与"神"互相依存的关系，"精神之于形骸，犹国之有君也""是以君子知形恃神以立，神须形以存；悟生理之易失，知一过之害生"。并由此提出"故修性以保神，安心以全身，爱憎不栖于情，忧喜不留于意，泊然无感，而体气和平；又呼吸吐纳，服食养身；使形神相亲，表里俱济也"。而后，从反面论述声色酒食伤体，喜怒哀思伤神而损寿。"惟五欲是见，声色是耽，目惑玄黄，耳务淫哇，滋味煎其府藏，醴醪鬻其肠胃，芳香腐其骨髓，喜怒悖其正气，思虑销其精神，哀乐殃其平粹""其自用甚者，饮食不节，以生百病；好色不倦，以致乏绝；风寒所灾，百毒所伤，中道夭于众难""咸叹恨于所遇之初，而不知慎众险于未兆。是由桓侯抱将死之疾，而怒扁鹊之先见，以觉痛之日，为受病之始也"。最后，进一步劝导人们只有做到"清虚静泰，少私寡欲""守之以一，养之以和"，才能延年长寿。

当然，嵇康这种源于老庄哲学的养生观点，其境界之高，要求之甚，不是轻易就能达到的。他自己也说："夫至物微妙，可以理知，难以目识。"

特别是对于今天的人们来说，嵇康的养生观能否完全符合现代人们的要求？在今天这个喧哗浮躁的生活环境中，普通人要达到这样的精神境界是否有可能？而且养生的目的是否真的可以达到或者说真的需要达到"上获千余岁，下可数百年"？但毫无疑问的是，这篇文章不论从理论上，还是从语言辞藻、层次结构等诸多方面来说，都是一篇杰出的传世之作，是中华文化渗透到中医文化的典范之作。当然，作者不是一个医学家，我们无法要求他像今天的那些中医养生专家那样精细入微地去指导人们如何养生，但是别忘了这是一篇"论"而不是一篇"法"，我们只能从精神层面上去理解它、消化它，从而用它来指导自己。

如果说，中华文化博大精深，那么，中医文化也同样博大精深。那种把真正的中医单纯认为是一种"技"的看法或者认识，不单是错误的，而且是愚昧的、无知的。当然，也不排除有一些是恶意的。

看中医专业书，特别是经典著作，抛开专业知识不说，单从文字来说，就可以看出历代医家高深的文化修养。而从历代非中医专业的其他著述、儒家经典中，我们同样可以看到许多有关中医药的精彩记述。"腹中书籍幽时晒，肘后医方静处看"者，在历代文人中并不少见。白居易写自己患眼疾的那首诗是多么的精到！"早年勤卷看书苦，晚岁悲伤出泪多。眼损不知都自取，病成方悟欲如何"。无独有偶，刘禹锡也有一首说自己患眼疾的诗："三秋伤望眼，终日哭穷途。两目今先暗，中年似老翁。看朱渐成碧，羞日不禁风。师有金篦术，如何发为蒙？"而杜甫其实也亦文亦医，常为人开方治病。"省郎忧病士，书信有柴胡。饮子频通汗，怀君想报珠"。

无疑，中医文化与中华文化有着千丝万缕的关系，彼此互根。就连作家莫言自己都承认，他的古典文学知识，是跟他的伯父（老中医）念汤头歌诀念来的。作为一名中医，如果没有深厚的中华文化基础，是很难有所成就的。

中医知识，不仅涉及了几乎所有的汉语言文字知识，比如音韵、训诂、词汇、语法、标点与今译，还涉及了许多古代的文化常识，比如天文、历律、地理、职官、科举、称谓等。对于这些知识，如果没有一个基本的了解，就不可能完整地掌握中医理论知识，就不可能成为一名合格的中医。例如，如果没有接触过许慎的《说文解字》，就很难知道古典医籍中每个字的含义。若此，又如何谈及理解、掌握乃至应用这些古典医籍？

综上所述，要想成为一名合格的中医，首先就必须或深或浅地学习掌握中华传统文化知识。而要成为一名中医学者，首先就必须是一名中华文化学者。

古代不说，在今天，我们看那些真正的中医、中医学者，他们谈吐文雅、出口成章、文思敏捷、引经据典，有的兼通诗词歌赋、琴棋书画。他们气质高雅、举止斯文，绝不粗言秽语、不伦不类。他们身上折射出来的是中华数千年文明的隽永与灿烂。

旧时，人们对中医医生往往不称"医生"而称"先生"。确实，从某些方面来说，"先生"的称谓更加符合一名中医的身份。相对而言，"先生"更加亲近且大气，他可以俯视也可以仰望。"先生"既是一种称谓，也是一种修行。范仲淹曾说："云山苍苍，江水泱泱，先生之风，山高水长！"

中华文化与中医文化是水乳交融的。我们坚信，随着中华文化在世界上继续焕发出灿烂的光辉，中医文化也必将焕发出更加灿烂的光辉，更加造福天下众生。

五十一、《大医精诚》与《希波克拉底誓言》

　　《大医精诚》《希波克拉底誓言》这两篇文章在世界医学史上影响至深、意义极大。千百年来，无数医生正是遵循着这两篇文章的严格要求与谆谆教诲去履行医生职责的，救死扶伤、服务患者、服务人类。以至于今天，世界各国的医药院校，大多把《希波克拉底誓言》作为医学生的入学誓言。当然，《大医精诚》更多为中医药院校所采用。

　　科学没有国界，医学更没有国界。从古至今，世界上所有有良知的医生，其初心都是相同的。从这两篇文章中，我们惊奇地发现，在千百年以前，处于世界东西两方，不同的民族，不同的文化，对一名医生的基本要求与规范，竟然也如此相同。

　　医生，是一种不需要在名利上与其他职业相比较的职业。这种职业，可以俯视，也可以仰望。但是，当读了这两篇文章之后，人们就会发现，要成为一名真正的、有良知的医生，是何等艰难。

　　《大医精诚》这篇文章，见于孙思邈所著之《千金要方》第一卷。孙思邈是隋唐年间著名医药学家和道家学者，精通诸子百家，尤善老庄，兼好佛典。隋文帝和唐太宗都曾封许他官职，却都被辞掉。他终身不仕，隐居山林，行医民间，世称孙真人、药王。他系统总结了唐代以前的医学成就，结合自己丰富的临证经验，撰著《千金要方》和《千金翼方》各三十卷，在中医、中药史上占有重要的地位。

　　《大医精诚》论述了一名医生、一名"大医"医德修养的两个最重要的问题，第一个是"精"，这是技术要求；第二个是"诚"，这是品德要求。

　　关于"精"，孙氏认为"病有内同而外异，亦有内异而外同，故五脏六腑之盈虚，血脉荣卫之通塞，固非耳目之所察，必先诊候以审之。而寸口关尺，有浮沉弦紧之乱；俞穴流注，有高下浅深之差；肌肤筋骨，有厚薄刚柔之异。唯用心精微者，始可与言于兹矣"。他认为医道是"至微至精之事"，若"以至精至微之事，求之于至粗至浅之思，岂不殆哉！""故学者必须博极医源，精勤不倦，不得道听途说，而言医道已了，深自误哉"。还指出"读方三年，便谓天下无病可治；及治病三年，乃知天下无方可用"。对一名医生的学习态度、技术，提出了极高的要求。

关于"诚"，即一名医生的品德，孙氏认为："自古名贤治病，多用性命以济危急，虽曰贱畜贵人，至于爱命，人畜一也。损彼益己，物情同患，况于人乎。"如此便可为"苍生大医"，反之则是"含灵巨贼"。这里，孙氏把医生的工作摆到了"善"与"恶"的位置上。如今，医生动辄谈医德，他们是否真的了解医德的内涵是什么？一个"诚"字，对于一名医生来说，包含了太多的意义和期望。此外，"诚"在医学伦理学中的意义，更是深重高远，值得所有医生遵循与探索。

在这篇文章中，孙氏并非泛泛而谈，而是具体规范医生在工作中的行为。而这些行为准则，时至今日依然是每一名医生所必须遵守的。

我们来看看文中有关的说法："不得瞻前顾后，自虑吉凶，护惜身命。""其有患疮痍下痢，臭秽不可瞻视，人所恶见者，但发惭愧凄怜忧恤之意，不得起一念蒂芥之心。""夫大医之体，欲得澄神内视，望之俨然。宽裕汪汪，不皎不昧。省病诊疾，至意深心。详察形候，纤毫勿失。处判针药，无得参差。""不得于性命之上，率而自逞俊快，邀射名誉。"在这里，一名医生在临证时应该具备的态度，跃然纸上。

而对于一名医生的修养素质，孙氏则提出了这样的要求："又到病家，纵绮罗满目，勿左右顾眄；丝竹凑耳，无得似有所娱；珍馐迭荐，食如无味；醽醁兼陈，看有若无。所以尔者，夫一人向隅，满堂不乐，而况病人苦楚，不离斯须，而医者安然欢娱，傲然自得，兹乃人神之所共耻，至人之所不为。"事实上，这样的人格修养、素质，不单对于医生，就是对于普通人，也具有极大的指导意义。出入豪庭华府，不可"左右顾眄"，切勿如刘姥姥进大观园，尽显粗俗本色。而特别到了病家，或有痛苦事之家，就更应该注意了，不可"安然欢娱，傲然自得"；而且"夫为医之法，不得多语调笑，谈谑喧哗，道说是非，议论人物"。作为一名医生，必须戒骄戒躁，时刻保持谦虚谨慎，不能"偶然治瘥一病，则昂头戴面，而有自许之貌，谓天下无双"，并指出这是"医人之膏肓也"，即医生的致命缺点。

孙思邈集儒、道、佛、医于一身，他在这篇文章中也谈到了"报应"一说，并引用老子的话："人行阳德，人自报之；人行阴德，鬼神报之。人行阳恶，人自报之；人行阴恶，鬼神害之。"阳德，谓为人所知的善行善事；阳恶，谓为人所知的恶行恶事，是公开的；阴德，谓不为人知的善行善事；阴恶，谓人所不知的恶行恶事，是隐蔽的。阳德、阳恶，世人可知。而阴德阴恶，自己心知。至于报应，就另作别论了。作为一名医生，应尽到自己的责任，对得起自己的良心。

《大医精诚》这篇文章，确实值得每一位从医者认真研读、深思体会、对照检讨。这对于自己的职业修行乃至自己的形象、人生处世，都会有极大的启迪与帮助。

而作为西医必须恪守的格言——著名的《希波克拉底誓言》，其主要精神也是"我愿尽余之能力与判断力所及，遵守为病家谋利益之信条，并检束一切堕落及害人行为，我不得将危害药品给予他人""无论至于何处，遇男或女，贵人及奴婢，我之唯一目的，为病家谋幸福，并检点吾身，不做各种害人及恶劣行为"。

综上可以看出，无论《大医精诚》或是《希波克拉底誓言》，其核心内容，即对每一名医生的起码要求，都是竭尽能力为病家谋利，不做害人行为。而且要求医生面对患者时，不论贫贱富贵，一视同仁。这也可以充分看出，尽管年代不同、地域不同、文化背景不同，作为一名医生，其初心都是相同的。

当然，由于文化背景不同，两篇文章在一些具体问题上也有不同之处。《大医精诚》更注重对医生精湛技术的要求，同时还非常可贵地、超前地提出了要尊重大自然的一切生物要求，如文中提到"虽曰贱畜贵人，至于爱命，人畜一也""损彼益己，物情同患""杀生求生，去生更远"。《希波克拉底誓言》则具体提到了尊师、授业、专业禁忌、为患者保守隐私等问题。

对比这两篇传世名文，抛开共同的核心观点不说，而从文章的文化内涵来说，相信大多数的中华儿女都会钟情于《大医精诚》。当然，因为《希波克拉底誓言》是一篇译文，所以我们是不能用欣赏古文的观点来要求它的。但是，如果一名医学生，特别是一名中医学生，入学之初能认真庄严地将《大医精诚》这篇文章作为誓言，并以此课督一生、要求一生、恪守一生，那么他（她）虽不一定能成"大医"，但起码是一名合格的医生了。

附录1

大医精诚

孙思邈

　　张湛曰："夫经方之难精，由来尚矣。"今病有内同而外异，亦有内异而外同，故五脏六腑之盈虚，血脉荣卫之通塞，固非耳目之所察，必先诊候以审之。而寸口关尺，有浮沉弦紧之乱；腧穴流注，有高下浅深之差；肌肤筋骨，有厚薄刚柔之异。唯用心精微者，始可与言于兹矣。今以至精至微之事，求之于至粗至浅之思，岂不殆哉！若盈而益之，虚而损之，通而彻之，塞而壅之，寒而冷之，热而温之，是重加其疾。而望其生，吾见其死矣。故医方卜筮，艺能之难精者也。既非神授，何以得其幽微？世有愚者，读方三年，便谓天下无病可治；及治病三年，乃知天下无方可用。故学者必须博极医源，精勤不倦，不得道听途说，而言医道已了，深自误哉。

　　凡大医治病，必当安神定志，无欲无求，先发大慈恻隐之心，誓愿普救含灵之苦。若有疾厄来求救者，不得问其贵贱贫富，长幼妍媸，怨亲善友，华夷愚智，普同一等，皆如至亲之想。亦不得瞻前顾后，自虑吉凶，护惜身命，见彼苦恼，若己有之，深心凄怆，勿避崄巇、昼夜、寒暑、饥渴、疲劳，一心赴救，无作功夫形迹之心。如此可为苍生大医，反此则是含灵巨贼。自古名贤治病，多用生命以济危急，虽曰贱畜贵人，至于爱命，人畜一也。损彼益己，物情同患，况于人乎。夫杀生求生，去生更远。吾今此方，所以不用生命为药者，良由此也。其虻虫、水蛭之属，市有先死者，则市而用之，不在此例。只如鸡卵一物，以其混沌未分，必有大段要急之处，不得已隐忍而用之。能不用者，斯为大哲亦所不及也。其有患疮痍下痢，臭秽不可瞻视，人所恶见者，但发惭愧凄怜忧恤之意，不得起一念蒂芥之心，是吾之志也。

　　夫大医之体，欲得澄神内视，望之俨然。宽裕汪汪，不皎不昧。省病诊疾，至意深心。详察形候，纤毫勿失。处判针药，无得参差。虽曰病宜速救，要须临事不惑。唯当审谛覃思，不得于性命之上，率而自逞俊快，邀射名誉，甚不仁矣。又到病家，纵绮罗满目，勿左右顾眄；丝竹凑耳，无得似有所误；珍馐迭荐，食如无味，醽醁兼陈，看有若无。所以尔者，夫一人向隅，满堂不乐，而况病人苦楚，不离斯须，而医者安然欢娱，傲然自得，兹乃人神之所共耻，至人之所不为。斯盖医之本意也。

夫为医之法，不得多语调笑，谈谑喧哗，道说是非，议论人物，炫耀声名，訾毁诸医。自矜己德。偶然治瘥一病，则昂头戴面，而有自许之貌，谓天下无双，此医人之膏肓也。

老君曰："人行阳德，人自报之；人行阴德，鬼神报之。人行阳恶，人自报之；人行阴恶，鬼神害之。"寻此二途，阴阳报施，岂诬也哉？所以医人不得恃己所长，专心经略财物，但作救苦之心，于冥运道中，自感多福者耳。又不得以彼富贵，处以珍贵之药，令彼难求，自炫功能，谅非忠恕之道。志存救济，故亦曲碎论之，学者不可耻言之鄙俚也。

附录2

希波克拉底誓言

希波克拉底

医神阿波罗、阿斯克勒庇俄斯及天地诸神为证，鄙人警谨宣誓，愿以自身能判断力所及，遵守此约。凡授我艺者敬之如父母，作为终身同世伴侣，彼有急需我接济之。视彼儿女，犹我兄弟，如欲受业，当免费并无条件传授之。凡我所知无论口授书传俱传之吾子，吾师之子及发誓遵守此约之生徒，此外不传与他人。

我愿尽余之能力与判断力所及，遵守为病家谋利益之信条，并检束一切堕落及害人行为，我不得将危害药品给予他人，并不作该项之指导，虽然人请求亦必不与之。尤不为妇人施堕胎手术。我愿以此纯洁与神圣之精神终身执行我职务。凡患结石者，我不施手术，此则有待于专家为之。

无论至于何处，遇男或女，贵人及奴婢，我之唯一目的，为病家谋幸福，并检点吾身，不做各种害人及恶劣行为，尤不做诱奸之事。凡我所见所闻，无论有无业务关系，我认为应守秘密者，我愿保守秘密。倘使我严守上述誓言时，请求神祇让我生命与医术能得无上光荣，我苟违誓，天地鬼神实共殛之。

五十二、读《黄帝内经》说人

　　人在自然界中的什么位置？人是怎么形成的？人与自然是怎样的关系？人如何适应自然以养生、以治病？这些问题涉及生命科学、哲学以及医学上的许多重大问题。在现代科学技术高度发达的今天，对于这些问题，我们还是很难定论。

　　对于一名中医学者来说，可以从中医经典中去探求、研究这些问题，以此来充实、坚定自己的理论基础和信念，提高临证治疗效果。

　　《素问·宝命全形论》中说："天覆地载，万物悉备，莫贵于人。人以天地之气生，四时之法成，君王众庶，尽欲全形，形之疾病，莫知其情，留淫日深，著于骨髓，心私虑之。岐伯曰：'夫人生于地，悬命于天；天地合气，命之曰人。人能应四时者，天地为之父母；知万物者，谓之天子。天有阴阳，人有十二节。天有寒暑，人有虚实。能经天地阴阳之化者，不失四时。知十二节之理者，圣智不能欺也，能存八动之变，五胜更立，能达虚实之数者，独出独入，呿吟至微，秋毫在目。'帝曰：'人生有形，不离阴阳，天地合气，别为九野，分为四时，月有大小，日有短长。万物并至，不可胜量。虚实呿吟，敢问何方？'岐伯曰：'木得金而伐，火得水而灭，土得木而达，金得火而缺，水得土而绝。万物尽然，不可胜竭。'"

　　上面这些描述，是《黄帝内经》对于生命是如何产生的，世界万物是由什么构成的，它们之间的关系是怎样的，以及这种关系对人与自然、人体的组织结构、生理功能、病理变化存在什么影响和中医如何用之指导临床辨证与治疗等问题的表述。

　　根据这些表述，中医认为，人是天地间万物之灵，是大自然的主宰者。在天翻地覆的大自然中，虽然存在着各种各样的动物、植物，但以人最为宝贵。"惟天地万物父母，惟人万物之灵。"（《尚书》）

　　那么，人是怎么形成的？《黄帝内经》认为，人的生成主要是由于自然界天地阴阳二气的交感、滋生。明代张介宾在解释"人以天地之气生，四时之法成""夫人生于地，悬命于天；天地合气，命之曰人"这两句话时说："天，阳也；地，阴也；阴精阳气，合而成人。"即无形的阴与阳，赋形于有形的精与气，这两类物质的结合，产生了生命。这样的解释是比较容易被人接受的。

《黄帝内经》认为，自然界由木、火、土、金、水这五种基本物质构成。这五种基本物质是构成世界万物不可缺少的元素。这五种物质之间，既相互依存又相互制约，而且处于不断变化和运动之中，而自然界是在阴阳这两种对应性的物质势力的不断运动之下发展着的。这就是《黄帝内经》的阴阳五行学说。

由于"人以天地之气生"，是禀受天地阴阳二气而生的有形体，则必然离不开阴阳的变化，诸如人体表里、脏腑、组织结构的阴阳划分。其生理功能的维持有赖于阴阳两方面的平衡协调，对于因阴阳失调或偏胜偏衰引起的病理变化，则把调整阴阳失调作为临床治疗疾病的基本原则。这一切，就是阴阳五行学说在中医中的具体运用。

比如，就人体部位来说，上部属阳，下部属阴；体表属阳，体内属阴；体表之背属阳，腹部属阴；外侧属阳，内侧属阴。以脏腑来分，则五脏属阴，六腑属阳。而在五脏之中，还有阴阳之分，即心肺属阳，肝脾肾属阴。故"人生有形，不离阴阳"。

"木得金而伐，火得水而灭，土得木而达，金得火而缺，水得土而绝"，这是《黄帝内经》中对五行相互制约规律最直接的表述。其说明五行相克规律，存在于自然界万物之中，虽然"万物尽然，不可胜竭"，而具体到人体的各种疾病，都可以用五行生克的规律进行认识和分析。比如"土得木而达"，木克土，木能疏土，脾土依赖肝木的疏泄而能运化。在病理情况下，若肝郁不达，木不疏土，或者肝气横逆，木横克土，皆可使肝脾失调而发病。《金匮要略》中"见肝之病，知肝传脾，当先实脾"，就是运用五行生克关系指导治疗的具体体现。

人与自然界的关系如此密切，息息相关。"夫人生于地，悬命于天；天地合气，命之曰人。人能应四时者，天地为之父母，知万物者，谓之天子。"这句话清楚地提醒人们必须适应自然规律。如果人能够适应自然规律、适应四时变迁，则自然界的一切都会成为他生命的源泉。如果能够知道万物生长的道理，那么他就有条件承受和运用万物。这就是我们常说的"自然规律是不可违抗的"。

人要依靠风、寒、暑、湿、燥、火等六气和酸、苦、甘、辛、咸等五味而生存，并且随着四时春生、夏长、秋收、冬藏的规律而成长。人若能顺应天地阴阳的变化，适应四时气候的变迁，就能保存形体，赢得健康，这就是"宝命全形"的基本含义。相反，如果离开了天地之间所提供的六气、五味，违背了自然四时的演变规律，就会损害健康，身体就会遭殃，也就难以保全形体了。此即《素问·四气调神大论》中所说的"故阴阳四时者，万物之终始也，死生之本也。逆之则灾害生，从之则苛疾不起，是谓得道"。这就是《黄帝内经》，也可以说是中医的养生观。

保持身体健康，是人们的共同愿望。而要达到这一目标，对于普通人来说，就必须了解人与自然的关系，懂得自然对人类健康的影响，并据此而调节自己的生活习惯，如饮食习惯、作息习惯、运动习惯，力求适应自然环境的四时变迁、寒暑易节。

在这里，"适应"这两个字是特别重要的。作为一个人，假如不是抱有"人定胜天"的理念，那么"适应"两字对他来说就太重要了。身体健康如此，生活的其他方面，同样如此。

《黄帝内经》对于人的生命起源、自然界与人的关系、自然界万物对人的影响以及人如何适应自然规律这些问题的表述，几千年来不断地引领着中医。

五十三、潮汕医家刘昉与《幼幼新书》

　　《幼幼新书》是一部流传至今的宋代中医儿科巨著，全书四十卷。其中有求端探本、方书叙例、病源形色、形初保育、禀受诸疾，惊风急慢、斑疹麻痘、五疳辨治、眼目耳鼻、口唇喉齿等条目，书中还保存了历代一些已经佚失的文献资料。

　　此书自宋始曾被长期列为"太医习业"的书目，成为太医院医生官方的教科书。自此中医儿科的治疗，有了系统化的培养。明代之后，这部书东传日本，引起轰动，被日本列为近代儿科医生必修书目，是当时世界上最完备的儿科专著。

　　此书第一卷，"求端探本"列"求子方论"一门。第二卷"方书叙例"列"叙初有小儿方"及"调理""三关锦纹""脉法"等十三门。第三卷"病源形色"列"五脏所主病""治病要法"等十门。第四卷"形初保育"列"儿初生将护法""断脐法"等二十二门。第五卷"初生有病"列"不乳""脐风"等十七门。

　　以上五卷六十三门，基本上都是叙述有关小儿初生出腹、调护、诊治方法以及初生儿疾病的疗法等。其第七、第八卷，包括婴幼儿的先天性疾病如五软、五迟等。

　　第九、第十、第十一、第十二卷，主要是急慢惊风及痫证。第十三卷为"胎风中门"。

　　第十四卷为"热风暑寒"。第十五卷为"伤寒变动"。第十六卷为"咳嗽诸病"。基本上都是一些外感性疾病。

　　以后各卷，专述"寒热疟瘴""斑疹麻痘""诸热痰涎""热蒸汗疸""寒痛逆羸""瘕积聚""五疳""吐哕霍乱""泄泻羸肿""滞痢赤白""诸血淋痔""三虫痎疝""水饮鬼疰"，以及"眼目耳鼻""口唇喉齿""一切丹毒""疮螺疥癣""头疮冻痱""鲠刺虫毒"等各种内外科小儿疾病。最后第四十卷为"论药叙方"，收载药物一百九十七种，"前代方书"

四十七种，"士大夫家藏"有关医事著述二十五家，最后还附有"拾遗方"三十五方。全书共计一百多万字。

此书是中医儿科学中的一部巨著，集北宋以前儿科学之大成，保存了许多极有价值的儿科学文献资料，是宋朝继钱乙《小儿药证直诀》之后的另一部儿科著作。明代陈履端（此书整理者）认为"此书（指原著）议论，悉中肯綮。凡遇一病，具本、具末、具变，故病名甚颢。《颅囟经》以后，是书以前，尽皆编入。幼科诸书，若《百问》《类萃》《集成》等，多不过四五册，然是书为幼科第一全书"。这是他对此书的评价，说明本书的特点是对每一个病的本末、变化都有详细的记述。比之过去与当时的儿科专著，无论是深度还是广度，都有过而无不及。

此书的另一个特点是采撷宋以前历代名著，述而不作，汇为一书。这使前代一些遗失了的著作，得以部分保存，虽非全貌，但毕竟对后世儿科学的传承、研究和发展，均极为有益。

此书由南宋刘昉（方明）撰，书成之后，并未出版刊行，因为"卷帙浩繁，工未易集，方论重复，观者起厌"。三百余年后，明人陈履端经二十余年辛苦不懈之努力，勤求博采，从所得到的各种残缺、瑕瑜互见的抄本、刻本中，依照"若必无益而有害者皆削去，合于时者存之"的原则重新编辑、整理而成。而在删繁理乱、去复就便、定方酌药等细节上，其态度极为认真严肃。在当时的条件下，要将这部四十卷的巨著，逐章、逐句、逐字进行校订，然后手抄付印，使久已散失不全的古籍得以重新流传，这需要极大的毅力，此行为确实令人钦佩。可以说，《幼幼新书》这部儿科巨著得以流传存世，陈履端功不可没。

此书撰者刘昉为广东潮安（宋称海阳）人氏，据《粤东桃坑刘氏家族史》考证，其生卒年应为1108—1150年。于宋徽宗宣和六年（1124年）取三甲进士，授左从事郎、礼部员外郎，后升龙图阁学士，人称刘龙图。曾为岳飞鸣冤，大骂奸臣秦桧。先后在朝廷及地方任过十七个官职。刘昉德才兼备，一传曾为朱熹之师。他为官多年，清正廉明，为官一任，造福一方，在任职当地和潮汕地区都留下了许多动人的故事和传说。

潮汕地区有关刘昉的传说如"戏林鉴成""骑竹马""天龙伏妖""仲尼逢子路"等，都说明了刘昉在家乡潮汕影响之大以及历代人民对他的敬仰。

博学多才的刘昉，不单为官清正，政绩斐然，而且宅心仁厚。在地方上任期间看到民生疾苦，儿童患病，缺乏儿科良医且儿科无全书，于是广读医学典籍，并以乃父《刘氏家传方》为蓝本，亲自编写（尚有他人如王历、王湜等参与）儿科著作《幼幼全书》，造福人民，建千古功德。

刘昉的成就，固源于他本人的才能仁心，但也离不开其深厚的家学渊源及良好的家庭教育。

刘昉出身于北宋海阳（今潮州市潮安）一官宦书香世家，其父刘允从小勤读经史，聪慧过人，宋绍圣四年（1097年）进士，历任循州户曹、程乡知县，历知新州、循州、梅州、权化州、桂州知州，人称刘知州。

历史上，刘允为官体察民情，关心民生，屡革弊政，官声极好。

刘允诗文极佳，曾与子刘昉共同搜集整理韩愈治理潮州时的事迹和诗文，编撰成书，为后世研究韩愈做出了很大的贡献。其七绝诗《韩山》："惆怅昌黎去不还，小亭牢落古松间。月明夜静神游处，三十二峰江上山。"为有感而发，确为神到之作。

且刘允潜心医学，博览医书，勤求古方，又注意搜集民间验方，在医学上有很高的造诣。

刘允为潮州前八贤之一，与赵德（唐）、许申（宋）、林巽（宋）、卢侗（宋）、张夔（宋）、王大宝（宋）、吴复古（宋）齐名，为潮汕历史人物之翘楚。

刘昉的辉煌成就与其家学不无关联。从另一层意义上说，刘昉作为封建社会的朝廷高官，不独政绩斐然，仕途显赫，还在医学科学上取得如此成就，在医学史上占据极高的位置，这就更加值得人们钦敬了。

后人曾认为，以《幼幼新书》在儿科医学上的贡献，刘昉是可以与抗金死节的名将岳飞同称为英雄的。而在潮汕诸贤中，能在医学科学中取得如此成就者，似仅其一人。

狀
態

五十四、从一方一词看清代医家魏玉璜的医学与文学造诣

魏玉璜为清代浙东钱塘人，名之琇，别号柳洲，清代名医。魏氏年少时孤苦家贫，曾在当铺打工20年，日间忙于所职，夜间则挑灯苦读医书，终成一代名医。魏氏的医术取法于浙东名医吕晚村、高鼓峰、董废翁等人，擅治内伤诸病，特别是对明代江瓘父子所编之《名医类案》深有研究，并集录清初以前名医之治验病案，参与己见而成《续名医类案》三十六卷。而他的另一传世医作《柳洲医话》实则为数十年后医家王孟英所辑，非其本人所著。魏氏不单会医术，而且其文学造诣极深，擅诗文，尤以填词著称。

魏氏善治肝病，创柔剂润养之法"一贯煎"，为后世所取法。

"一贯煎"一方出自《续名医类案》第十八卷，由北沙参、麦冬、当归、生地黄、枸杞、川楝子六味药物组成，其功用为滋阴疏肝。对于阴虚肝郁所致之胸脘胁痛、吞酸吐苦、咽干口燥、舌红少津、脉细弱或细弦诸症有效，还可治疝气瘕聚等证。

一般来说，由肝阴不足、气机郁滞所致诸症，治疗上宜养肝阴而疏肝气，故是方以性味甘平之枸杞为君药，入肝肾二经，滋阴补肝；以生地黄滋肾养阴，借肾收之充以涵养肝木，清虚热，生津液；以血中气药之当归养血补肝，养血之中兼以调血，补肝之中寓以疏达，此二味共为臣药。以北沙参、麦冬养胃生津、润燥止渴为佐药，以苦寒之川楝子疏肝泄热、行气止痛为使药。诸药合用，使肝体得养而阴血渐复，肝气得舒则诸痛可除。

本方的配伍特点是在大队的甘凉清润、滋阴养血药中，少佐一味川楝子以疏肝理气，以养肝体为主，兼和肝用，从而滋阴养血而不遏制气机，疏肝理气又不耗伤阴血，实为治疗阴虚血燥、肝郁气滞的有效方剂。

近代名医张山雷曾高度评价此方。他说："胁肋胀痛，脘腹揹撑、多是肝气不疏、刚木恣肆为病。治标之法，每用香燥破气，轻病得之，往往有效。

21

然燥必伤阴，液愈虚而气愈滞，势必渐发渐剧，而香药、气药不足恃矣。若脉虚舌燥，津液已伤者，则行气之药，尤为鸩毒。柳洲此方，虽是从固本丸、集灵膏二方脱化而来，独加一味川楝子，以调肝气之横逆，顺气条达之性，是为涵养肝阴第一良药。凡血液不充、络脉窒滞、肝胆不驯而变生诸病者，皆可用之，苟无停痰积饮，此方最有奇功。陆是圃《冷庐医话》肝病一节，论之极其透彻，治肝胃病者，必知有此一层理法，而始能觉悟专用青、陈、乌、朴、沉香、木香等药之不妥。且此法不仅专治胸胁脘腹支撑胀痛已也，有肝肾阴虚而腿膝酸痛、足软无力，或环跳、髀枢、足跟掣痛者，授以是方，皆有捷效，故亦治痢后风及鹤膝、附骨、环跳诸症。读《续名医类案》一书，知柳洲生平得力，在此一方，虽有时未免用之太滥，其功力必不可没，乃养阴方中之别出机杼者，必不可与六味地黄同日而语。"同时，他还特别指出："应用此方时，房下'舌无津液'四字，最宜注意，如其舌苔浊垢，即非所宜。"

临床上，此方是治疗阴虚肝郁而致之胁脘疼痛的常用方剂。对于疝气、胁痛、瘕聚等证，只要病机属于阴虚肝郁、脉症相符者，均可使用。

近代发现，此方对于急慢性肝炎、肝炎后综合征、乙型肝炎表面抗原阳性、萎缩性胃炎、妊娠高血压综合征、带状疱疹、中心性视网膜炎等症，均有着较好的疗效。

余曾治一妇，49岁，患慢性肝炎五年，乙型肝炎表面抗原阳性，肝功能反复不正常，症状表现时轻时重，每劳累后加剧，经服中药、西药，始终不愈。今诊见肝区隐痛，腹胀，食欲不振，失眠多梦，全身乏力，下午下肢轻度浮肿，自觉发热，有时午后发热，月经量少，舌红少苔，脉沉细数。因正处经绝期前后，且行经期胸闷、乳房胀痛，考虑此证为肝郁血虚，拟疏肝理气，予逍遥散加减。服药10剂后，症状无减，更增口燥咽干、舌红少津、头晕心烦，始知本证病程日久，病机已转为阴虚有热，柴胡、白术耗气伤阴已属不宜。改用一贯煎加赤芍、白芍、丹参以活血、行血、凉血，祛瘀生新，以通为补。上方服10剂后诸症悉减，30剂后症状完全消失。复查肝功能正常，乙型肝炎表面抗原转阴，恢复工作，随访一年未见复发。

比较逍遥散与一贯煎两方，二者均有疏肝理气的作用，都可以治疗肝郁不舒的肝病。不同之处在于，逍遥散以养血健脾之品与疏肝理气之药相偶，故宜于肝郁血虚之胁痛，并伴有神疲食少，舌淡而润等脾虚之症；一贯煎以滋补肝肾阴精之品与疏肝理气之品相伍，故宜于阴虚肝郁之胁痛，并伴有咽干口燥，舌红而干等阴虚津少之证。

此方名一贯煎，一贯，语出《论语·里仁》："子曰：'参乎！吾道一以贯之。'曾子曰：'唯。'子出，门人问曰：'何谓也？'曾子曰：'夫子之道，忠恕而已矣。'"所谓"一以贯之"，即指用一个道理把一切事物贯穿起来。此方将一味理气疏肝的川楝子配入大队滋补柔润药中，使补中有疏，补而不滞，并引导这些滋阴之品直达肝脉，而且养肝体、补阴血之功，因此而益彰，即以疏肝之理贯穿于滋阴补肝之中，实深得"一以贯之"之道。

前面说过，创此方者魏玉璜不独工医，且文学造诣极深。事实上，魏氏医学上的成就，正是植根于其深厚的文学功底，这就是儒医互根、儒医不分的道理。魏玉璜诗文兼擅，尤以填词著称，有《柳洲乐府》一卷存世。近人叶恭绰主编的《全清词钞》，入选作品要求甚严，而魏氏之词竟录三首，可想见其功力。兹介绍一首《惜余春慢·三月二十二日泛湖》。

滞雨销春，微阴阁晓，风片谢伊吹断。莺藏浅绿，蝶趁残红，还约舞裙歌扇。尝酌西泠露兰，寒尽回汀，仍抽余箭。正晴虹卧彩，翠兰不动，画桡天远。

应早是，白祫新裁，青鞋乍试，恰称嫩岚轻染。题门小院，画壁旗亭，前事水流云变。回首烟波，有人独自凭栏，为谁娇倩？笑双眸远去，犹著红情一点。

这是一首长调之作，全词铺叙，罗景的画面一幅接着一幅，安排得极为巧妙，直抒胸臆、倾泻无余，语言清丽婉转，景中寓情，情寄于景，具有很高的艺术魅力，达到了内容与形式的完美统一，确实是词中之不可多得之作。

一名中医学家，一名临床中医，同时又是一名中华文化学者，这种现象在中医史上并不少见。这也提醒我们，要想学好中医，学好中华传统文化，是一个绕不过去的坎。

五十五、谈胎教

　　生一个健康聪明的孩子，是每一个家庭的期望，因此就出现了胎教。胎教是优生优育中的一个重要部分。

　　一个人要成为一名优秀的人才，就必须从小接受教育，但教育并非始于幼年，而是从胎儿时期开始的。当然，胎儿并不能直接学习，而是通过对怀孕母亲的教育来进行的。所谓"十月怀胎"，在这么长的时间内，母亲的所见、所闻、所思，都会一一传给胎儿。母亲是老师，胎儿便是学生，学生会接受老师所教的东西，模仿老师的行为，这就是胎教。

　　现阶段，胎教随着民众知识水平的提高，社会精神与物质的不断丰富，科学知识的普及，其含义也更加丰富精彩，其核心含义是为孕妇创造一个良好的心态和孕育环境以及乐观的情绪和文化的熏陶，以此提高婴儿在生理和心理两个方面的先天素质。

　　其实胎教的鼻祖在中国、在中华文化、在中医之中。"胎教"一词最早出现在西周时期。那个时候胎教的基本含义是孕妇必须遵守的道德、行为规范。古籍、古医籍有关这方面的记载甚多。

　　《大戴礼记·保傅》中说："古者胎教，王后腹之七月，而就宴室。"又说："周后妃（即邑姜）妊成王于身，立而不跂，坐而不差，笑而不喧，独处而不倨，虽怒而不骂，胎教之谓也。"

　　宋代理学家、名儒朱熹所著《小学》一书，记载了中国历史上的贤君周文王的母亲太任（父亲王季），秉性正直而纯洁、诚实而庄重，谦虚好学，在怀有文王之时，专心一意，努力从善，目不视邪色，耳不闻淫声，口不轻狂，生下了名传后世的周文王。文王自幼聪颖过人，母亲教一而能通百，长成之后，奠定了周王朝兴盛达八百年之久的基业，成为历史上备受尊崇的贤明之君。

　　从中医学上看，中医独特的胎教理论"外象内感""因感而变"，其实起源于《黄帝内经》，这本中医学的奠基之作已经有了关于胎教的论述。之后如孙思邈之《备急千金要方》等不少著作，都有记载孕妇孕期的保健、养胎和护胎的知识，并对胎儿正常发育和孕妇身心健康提供了指导，为后世积累了丰富的经验。

如前所述，胎教的内容在当今丰富的精神及物质生活中不断充实。大多数的年轻夫妇乃至大多数家庭，都会为孕妇创造一个优越的环境，但是胎教的环境并不是能刻意营造的。最重要的还是孕妇的心态，这当中离不开一个"善"字。

我们知道，胎儿在母体内与母亲一气相通，母亲不仅与胎儿心心相印，她的行为也会影响胎儿，甚至她的所思所念也会影响胎儿。当今社会是一个既繁荣又浮躁的社会，任何一种社会行为、任何一个行业，都无可避免地受到商业经济的影响，胎教作为现代家庭的一个重要事项更是如此。当然，为了优生优育，为了子孙后代健康成长，为了民族的未来，为了祖国的未来，在这方面投入是理所应该的。但年轻的父母，特别是孕妇，更应该充分认识到胎教并非尽如市场上的畅销书所描述、引导的那样，听着音乐、讲故事、轻歌曼舞，进而母凭子贵、养尊处优，而是重在孕妇心理素质的提高与自律，也就是说重在一个"善"字在日常生活中的具体践行。

中医讲究禀赋，禀赋包含了先天，这在很大程度上与胎教有关，与孕妇的心理修养有关。年轻的父母无妨读点古书，有可能的话，读点中医书，这是很有裨益的。千万不要以为胎教仅是现代的、西方的东西，中华五千年文明，中医文化，才是胎教真正的根源与精髓。

五十六、谈中医学派

中医在漫长的发展历史中，逐渐分出了多个学派，现时人们耳熟能详的就有医经学派、经方学派、伤寒学派、温补学派、易水学派、温病学派、汇通学派乃至当代的学院派等。这些学派师承不同的群体和派别，这种情况是中医发展中极为突出的历史现象。一般来说，要形成一个学派，必须要有其学术带头人或宗师，如伤寒学派的宗师是张仲景，温病学派的宗师是叶香岩、吴鞠通。另外，还必须有其代表著作、学术特点以及一个跟随宗师的弟子群体，有点类似于绘画、武术的学派。

医学学派的形成与历史、社会、环境、地域、人文等有直接的关系。天灾战乱，百姓饥寒交迫，大补脾胃是治病的重要手段，李东垣《脾胃论》随之当道。环境气候变化复杂，传染病流行，当然是温病学派吃香。而门派的形成，也与自古中医所特有的培养方式有极大的关系。几千年的中国封建社会，除了极少数的宫廷太医之外，绝大部分的医生都是通过家传师授这种方式培养出来的。虽然他们所读的书基本上是以《黄帝内经》《伤寒论》《金匮要略》等经典著作为主，但由于时代、地域、理解、经验的不同，他们的诊断思路、病因病机认识、用药经验就不同，慢慢地形成各自的理论体系、治疗经验，学派便这样形成。

今天，培养中医的途径已经发生了根本性的改变，代之以正规学校培养为主，于是出现了学院派。

学院派的出现造成了传统中医群体中一些人的不适应。他们认为根本就没有一个所谓的学院派，中医学院的毕业生只是依靠了对统编教材的死记硬背，才掌握了中医各个学派的皮毛知识，没有师传经验，没有独门绝技，没有领头人，没有精神衣钵可以传承。如果没有学校的持续支持，将现在的中医教材持续使用下去，这个学派立刻就会消失。

这是一种偏激的言论。试问在当今社会中，如果单纯通过家传师授，能够培养出多少中医？又有多少学生愿意放弃高考、放弃学历而去走老中医带徒这条几千年的老路，而即使有之，师傅点头让你出师且群众认可，政府、法律又能不能承认，让你执业？

这一连串的问题，注定今后的中医一定要通过正规院校培养。那么，今后社会上，特别是医院中，中医医生的主体必定是学院派。

问题是学院派究竟应该认宗哪个学派？是否真如一些人所语的中医医生要通过摘取经典，顺利通过各项考试，执业晋升？果真如此，则中医前途将不堪设想。

这也牵涉到了一个问题，在林林总总的中医学派中，哪一个是根源？仲景之后，张刘李朱四家之书对于现时学中医者的意义是否特别重大？

年前，有幸读到现代名医蒲辅周先生给其门人的一封信，信中就谈到了这个问题。原文如下："中医典籍林立，诚如高见。数千万卷中以何为主？大哉斯问！按古人所谓仲景以后，推张刘李朱四家之书，可补仲景之未备。我意尚不以此为然，如张子和主吐，仲景已立栀豉、瓜蒂；刘河间主火，仲景已立白虎、泻心；李东垣主脾胃，仲景已立理中；朱丹溪主滋阴，仲景已立猪苓、复脉，各应而生，各执其说，非仲景之分别六经理论各守其中，以凭脉辨证立方遗药，有是病，即用是药之为得也。只要掌握纲领、分清阴阳表里寒热虚实，灵活应用，推而广之，不但可治男妇虚病，即婴孺有病亦复如是。仲景主法谨严，随证施治，纵举证百端，书有万卷，也不能乱其主宰。古云'开卷有益，勿为书所拘泥。'斯为得矣。仲景天纵之圣也，本勤求古训，博采众方，撰用《素问》《九卷》《八十一难》《阴阳大论》《胎胪药录》，而集医学大成。可见《黄帝内经》《难经》为主，《伤寒论》《金匮要略》继之，则万象包罗。再参阅诸子百家以充知能，功夫独到，自有发挥也。"

蒲老的这段话，意义特别深长。首先，他指出了众多中医学派的总根源在什么地方，在《黄帝内经》《难经》《伤寒论》《金匮要略》之中。"张子和主吐，仲景已立栀豉、瓜蒂；刘河间主火，仲景已立白虎、泻心；李东垣主脾胃，仲景已立理中；朱丹溪主滋阴，仲景已立猪苓、复脉"。这是何等精准的阐述，说明了这些学派其实均发源取法于仲景。而《黄帝内经》《难经》二经，乃是中医奠基开山之作，为中医之规矩。中医的理论，中医的精髓，已经包含在这些著作之中。一名中医，只要潜心于这些著作，那就有取之不尽、用之不竭的知识源泉。临证时"凭脉辨证立方遗药，有是病，即用是药"，实不必拘泥于何门何派，关键是要"分清阴阳表里寒热虚实，灵活运用，推而广之"。

当然，这并不意味着可以轻视、无视《黄帝内经》《难经》《伤寒论》《金匮要略》之后的医家以及他们所取得的成就。蒲老的最后一句话就指出"再参阅诸子百家以充实知能，功夫独到，自有发挥也"。

不能否认，仲景之后的诸多医家，对中医的贡献巨大，他们的理论、实践经验，不断充实、丰富了中医宝库。正是这些名家的聪明才智以及努力，使中医学在明清时期达到了顶峰。今天，我们在临床上的诊断思路、治法及使用的著名方剂，许多就是源于这些学派宗师，这也极大地影响了一代又一代的中医。但是，不管什么学派，他们的理论无一不发源于《黄帝内经》《难经》《伤寒论》《金匮要略》，他们只是根据不同的历史条件、不同的地域、不同的人文环境、不同的气候环境，对经典的理解，有所偏倚而已。如现时颇有争议的"火神派"，其实也是由对《伤寒论》的偏激理解发展而来的。至今，在众多中医学派之中，尚未发现有哪一个学派离《黄帝内经》《难经》之经，叛《伤寒论》《金匮要略》之道，即如近代受西方医学影响之汇通派张锡纯、王清任诸君，他们也还是死守经典这条底线。

前面谈到，今后中医事业的发展、中医医生的培养，主要还是依靠正规院校，中医优秀人才的产生还是在中医院校，因而学院派终将是主力军。这是历史发展的必然规律。

五十七、一贯煎中君药之议

　　一贯煎中，究竟哪一味药是君药？多数方剂学著作和教材均认为生地黄是君药，一些考试题目也以生地黄为君药作为正确答案。以生地黄为君药的理论根据是此方的功用是滋阴疏肝，而生地黄滋阴养血，且此方主治证为"肝肾阴虚，肝气不疏"。魏氏立法立方之本意在于统治"一切肝病"。一方面，在临床上，运用此方时以胸胁疼痛、舌红少津、脉弦而虚等肝阴不足、肝失疏泄之证为使用要点，故此方主治证候的重心是"肝阴不足，肝气失疏"。另一方面，由于肝阴不足，久可伤肾，故此证亦可能兼有肾虚之象。依此，方中君药理应由擅长滋补肝阴之品生地黄所任。另一理由则认为在方中大队滋补肝阴药之中，生地黄用量最重，故以君药论之。

　　另一种看法则认为：一贯煎作为一首滋阴方剂，在滋阴药品之中，滋补肝阴的主要药物应推枸杞，且枸杞滋水养肾之功不亚于生地黄，故应以枸杞为君药。同时若以方中药物剂量最重而定生地黄为君药也并非恰当。毕竟在分析方剂的君药时，若仅根据药物剂量的轻重而不考虑所治证候的主次是不妥的。再考魏氏所制原方并未注明药量，当代著述中所载剂量乃后人所加，并不一定符合其本意。事实上，魏氏之法统治"一切肝病"，而生地黄一药，并非主入肝经，以之为君药，也确实值得商榷。

　　有学者认为，此方是为治疗肝阴之虚、肝气不舒而设，其中枸杞、当归为补肝养血之要药，以直接补益肝之阴血不足。而生地黄、北沙参、麦冬三药虽为滋阴之品，但均非主入肝经。从五行生克关系、脏腑制化关系来看，此方主治都是肝病，肾为肝之母，滋水必能生木，以柔其刚悍之性，则生地黄、枸杞均有滋水益肾之功，可以同为君药。依此，在分析此方孰为君药时，实不必拘泥于生地黄或是枸杞。在认定阴虚肝郁这个总病机的前提之下，主要看症状之轻重。若阴虚而虚热明显，则以生地黄为主为君；若肾之阴精不足较为明显，则以枸杞为主为君，随症活用。

　　在分析此方的药物配伍时，对于川楝子这一味使药，必须予以充分重视。

在此方中，生地黄、枸杞、当归、北沙参、麦冬，均为滋阴养血、养胃生津之品，起协同作用，而独用一味川楝子为使药。川楝子苦寒，疏肝泄热，行气止痛，为肝气郁滞证有热者之要药，与方中大队甘寒滋阴养血药物配伍，既无枯燥伤阴之弊，又可引诸药于肝经。以疏肝之理贯穿于滋阴之中，实乃是神来之笔，正合了"一贯煎"之道。

五十八、谈 "医者意也"

中医，有这样的一个说法，叫作"医者意也"。实际上这是中医认识疾病、诊断疾病、治疗疾病的一种传统的思维方式，它具有一定的模糊性，却与传统中医理论相契合。正因为它具有这种模糊性，所以也就受到了现代医学乃至一些新一代中医学者的质疑、挑战甚至诟病。其实这也在情理之中，因为他们接受过现代逻辑思维训练，必然要超越传统，质疑、挑战这种模糊性。他们会说，人家数据指标准确、经文清楚、脉证对号入位、依四诊八纲、辨证立法，你却在那里"意""意会"，而且"口不能喻""思虑精则得之"，这不是闹着玩，拿患者的性命开玩笑吗？

对于这个词，历来有多种不同的解读。首先，中医学中所说的"意"，是指医者对客观事物的反映的思维活动。唐代医家许胤宗就说："医特意耳，思虑精则得之。"这里说的"意"，就是指精湛的思虑。而说出"医者意也"这句话的汉代名医郭玉在具体描述的时候是这样说的："医之为言意也，腠理至微，随气用巧，针石之间，毫芒即乖。"这体现了对实施医术的慎重。《黄帝内经》对这个问题早就已经有明确的提示，如《素问·金匮真言论》中说："谨察五脏六腑，一逆一从，阴阳表里，雌雄之纪，藏之心意，合于心精。"《灵枢·九针十二原》也说："迎之随之，以意加之，……神在秋毫，属意病者。"以上这些都是在说医者在诊察疾病的时候必须细致地观察人体脏腑、阴阳偏盛，专心致志，细加考虑，做出精确的诊断，然后根据诊断，准确施治用药。"神在秋毫，属意病者"绝不是随意臆测、雾里云间、不负责任。

"意"字的含义，汉代刘向在其《说苑·修文》中说："检其邪心，守其正意。"按儒家的解说，"意"是人对事物的思想与情态，即认为人对事物与行为的看法都是由意造成的。当然，人对事物与行为的看法有深有浅、有对有错，但要达到目的无非是启悟，然后做出应对。在这里，"意"只是手段。

中医文化，与中华传统文化同根同源，密不可分。"意"其实包含着中华传统文化的人文精神，更多地体现在诗、文、书、画之中。"意"是一种思辨。王一方先生认为，从认识论的角度看，"意"即"臆"，是指远思、神会、达意的认识过程；从方法论的角度看，则是指象征性的思维方式，包括类比、喻示、联想等。尽管其中包含类比推理，它仍主要是一种非逻辑式的理解与直觉式的领悟，主要通过直观的表象（心有所忆）去联想，从而理喻言外或物外的意义。

我们知道，任何一种知识、经验的传承传播，都是通过师傅口授、书本记载而来，唯独这种"意会""神化"的东西既是师傅口授不出来的，也是文字不能够记载下来的。中医教材中就极少见这方面的描述，比如考试时，你说我这个答案是"意会"而来的，能得分吗？碰到医疗事故，你说我这个诊断是"意会"而来的，能行吗？

由于这些原因，"医者意也"这种思维方式只能以个体的形式存在于少数医生的思想中，而且必定出现在那些悟性高、聪明睿智、理论基础扎实、临证经验多的医生的思想中。

中医是要讲境界的。而这个境界的高低，更多地体现在这种意悟之中。今天，中医的处境并非如一般人所认为的那样，前途一片光明，越是业内人士就越会感觉到中医目前的处境维艰。在现代医学迅猛发展的今天，中医这一门古老的传统医学、中华民族这一份无价的国粹瑰宝，要想传承发展、继续造福人类，所有的中医同仁就必须潜心致志，刻苦钻研经典，不断总结临床经验，同时涉猎多方知识，努力提高自己的文化修养，力图在境界上有所提升，对像"医者意也"这一类高境界的思维诊断方式不单不能抱虚无的态度，还应深心领会、力求掌握。

五十九、我的"心学"感悟

养生的目的，除了要得到一个健康的体魄，还要得到精神上的愉悦。因而，严格意义上的养生，还应该包括精神上的养生，但这绝不止于简单的"形神兼备"，还涉及人生的智慧。

养生不是老年人的专利，年轻人也要养生。如果说，老年人是专职的养生，那么年轻人则是兼职的养生。但不管是专职还是兼职，都可以从王阳明的心学中得到答案。

王阳明是明代著名学者、政治家、军事家，是一位思想巨匠。他开创了儒学新天地，成为一代心学宗师。他是一位军事天才，师出无门却独具谋略、娴于兵法，创造了诸多军事奇迹，一生从无败绩。他也是一位诗文英杰，文思浩荡，文心奔涌，深林幽谷。他更是一位文学巨擘，集立德、立功、立言于一身而成为"真三不朽""为天地立心，为生民立命，为往圣继绝学，为万世开太平"，实现了古今圣贤的最高人格理想。因而有人评价他是中国历史上达到"立德、立功、立言"三不朽标准的两个半人之一（其余一人是孔子，半人是曾国藩）。甚至有人说，中国只有两人可称圣人，一人是孔子，另一个人就是王阳明。

说来惭愧，我对这位圣人的认识，并非始于他的那些传世之作，如《大学问》《传习录》《王阳明全集》《教条示龙场诸生》《五经臆说》等。毕竟限于时间精力、生计业务，对于古代圣人的著作、思想，我其实读之甚少、知之几无。我之知道王阳明，却是从《古文观止》中他的那篇有名的《瘗旅文》开始的。

明朝正德元年（1506年），王阳明因被宦官所害，被贬贵州。在贵州，他目睹了一幕来自他乡的主仆三人客死异乡的悲惨场景。在掩埋、祭奠了这凄凉的主仆三人之后，作文哀悼，即《瘗旅文》。

文章寄托着王阳明对天涯沦落、兔死狐悲的感慨："古者重去其乡，游宦不逾千里。吾以窜逐而来此，宜也。尔亦何辜乎？"哀伤之情，跃然纸上。

文末挽歌："连峰际天兮，飞鸟不通。游子怀乡兮，莫知西东。莫知西东兮，维天则同。异域殊方兮，环海之中。达观随寓兮，奚必予宫。魂兮魄兮，无悲以恫。"后又歌以慰之曰："与尔皆乡土之离兮，蛮之人言语不相知兮。性命不可期，吾苟死于兹兮，率尔子仆，来从予兮。""道旁之冢累累兮，多中土之流离兮，相与呼啸而徘徊兮。餐风饮露，无尔饥兮。朝友麋鹿，暮猿与栖兮。"凄惨悲戚，充满悲伤，将悼人悲己之情抒发到极致，读之确实令人泪下。但是，文章也充分地流露出他不屈服于恶劣环境、仕途险恶的坚强意志。"自吾去父母乡国而来此，三年矣，历瘴毒而苟能自全，以吾未尝一日之戚戚也"。这"未尝一日之戚戚"，是何等之坚强！

读了这篇《瘗旅文》，一个文章盖世、学贯儒释道、有情有义、富有同情心而又生活信念无比坚强、思想高远的人物形象如立眼前，令人肃然起敬。及后读了他的一些书，特别是《传习录》（他的门人记录他的讲学言论及论学书信汇编），方知道他是中国历史上的伟大思想家、圣人、"心学"宗师。

作为一个普通人，除了了解王阳明"心学"的精妙之外，最欣赏的还是他的人生智慧。这也就是为什么我要通过他来展开"养生"话题。

我们经常耳闻的一个儒家哲学名词是"格物致知"，"格物致知"的意思是为探究事物的原理，从而获得智慧。"致知在格物，物格而后知至。""所谓致知在格物者，言欲致吾之知，在即物而穷其理也。"（《礼记·大学》）。

孟子云："人之所不学而能者，其良能也；所不虑而知者，其良知也。"即良知是一种天赋。在王阳明看来，良知是天生的，无须假借外物，他说"良知"只是是非之心。良知即是"道"，是天理。王阳明的思想、心学主旨，归结起来就是"致良知"。

王阳明认为，良知是每个人都具有的发自心底的爱心和善心。这种爱心、善心乃至羞耻心都是属于自己的。如果将之表现出来，转化成为"修己安人"的实际行动就是"致良知"。所谓"修己"就是自珍、自爱，所谓"安人"就是帮助别人。从这个意义上说，则人人皆具备圣人的潜质。如果我们把"圣人"的标准降低为"守法公民""乐于助人的人""对社会有贡献的人""孝悌仁义的人"……，那做到这些就是普通人的"致良知"。这就是佛家所说的"人人皆有佛性"和儒家所说的"人人可为尧舜"的道理。

当然，"修己"与"安人"这两方面是不能分开的，一旦分开，便会与良知背道而驰。

打个比方，一个好赌成性的人，如何让他去劝告别人勿赌？一个自身衣食尚忧、三餐不继的人，如何让他去帮助穷人、赈济灾区？故"修己"在先，"安人"在后，绝对是正确的，这就是王阳明的智慧。

人生的道路崎岖不平，人生的际遇也各有不同，很少有人一生顺风得利（即使有之，也须盖棺方能定论），因而人生所能够达到的境界，就基本取决于在这崎岖不平的道路上如何努力，如何"致良知"了。

"个个人心有仲尼，自将闻见苦遮迷。而今指与真头面，只是良知更莫疑。"（王阳明诗）良知存在于人的心里，不管是否是道德的要求，每个人的心里都具备，它取之不尽、用之不竭，问题在于人们如何去发掘。

人的良知是一颗纯洁的心，但它不完全等同于"好心"，也不完全等同于儒家的"人之初，性本善"。既然人皆有良知，为何世上还有恶人出现？对此，王阳明认为是"恶人之心，失其本体"，人的"贪欲"把良知淹没了，因而"不良"出现了，人便成为恶人。对此有没有办法呢？有！那就是去除"贪欲"，良知便可重现。

一个人良知的重现，有赖两个方面。

一是"放下屠刀，立地成佛"。这并非无可能，因为清净纯良本是人性，向善的可能与动力存于人心，后天的陋习使心性被蒙蔽，人在黑暗中沉沦，就会成恶。而一旦拨开迷雾，心如明镜，迟早都会重返良善。

二是有赖外部之环境。如一个人为非作恶，可以通过家人、朋友、社会的帮助、批评，政府、法律的教育或惩罚，使之改恶从善，"重新做人"。而这方面，重要的一环是社会，是人们对之采取的态度，是远之恶之，还是谅之感之。

佛家说："贫苦多怨，横结恶缘，菩萨布施，等念怨亲，不念旧恶，不憎恶人。"意思是说苦海中的人，对社会、对他人必定"多怨"，把自己的不幸看成是社会、是他人造成的，因而恶行愈加、"恶缘"愈结。这时，佛要求人们"不念旧恶，不憎恶人"，而是同情他们，予之以爱，以言行感化他们，让他们不记恨、不"多怨"，从而激发其内心的良知，走上正确的人生道路。这是最大的善举。能为此善举者，则心灵得到修炼、内心得到宽慰、精神得到提升，是人们养生的一个重要部分。

一个因惰致贫、由贫而偷的人，若能帮助他认识到偷由贫起、贫由惰生的道理，唤起他内心的良知，使之由勤而裕，裕而不偷，则善果可能比布施给他一点钱更大。

当然，"立地成佛"是对于心来说的，心境近佛，类于佛教的"忏悔"，是属于精神上的。但是现实生活中每个人都必须对自己的行为负责，因果有循环、有报应，政府有法律。因之普通人还是不要心存侥幸，不要"手执屠刀"。如果一生为恶，天良泯灭，则又何谈晚年"养生"？毕竟"心"之影是永远随"形"的。

王阳明认为，心的本体是诚，若是能够恢复诚，就可以拥有思诚的功夫。诚为本真的东西，"清水出芙蓉，天然去雕饰"（李白诗），对一个人来说，就是没有"心机"、没有谋略。这听起来似乎很难理解，人没有心机、没有谋略，谈何成功？实际上人们理解的"心机"有时可能就是"私心"，所理解的谋略有时可能就是"小聪明"，而私心与小聪明恰恰是成功路上的大障碍。真正有"心机"的人、真正有谋略的人，必须保持纯粹之心，做至诚之人。

苏轼说："人皆养子望聪明，我被聪明误一生，惟愿孩儿愚且鲁，无灾无难到公卿。"郑板桥说："难得糊涂！"难道他们真的希望"愚"和"鲁"，希望"糊涂"？其实他们想达到的是那种纯洁磊落的、不为世界所污染的、不带任何功利色彩的境界，这才是"道"，才是"道法自然"。

保持或者恢复本体的诚，就要保持本色，出以真情。王阳明说："无事时固是独知，有事时亦是独知。"人不可能只关心自己所关心的事情。人若想过快乐美好的生活，就必须真实，不要试图去欺骗别人。

《菜根谭》中有一段话说得很好："信人者，人未必尽诚，己则独诚矣。疑人者，人未必皆诈，己则先诈矣。"这是告诫人们要待人以诚，虽然别人未必诚，但你自己已现真诚，良知就出现了。如果与人交往时，首先自己就疑神疑鬼，那就是你不诚先诈了，而事实上别人未必不诚皆诈。当然，这里也要注意底线，也要动用自己的智慧、观察力。待人以诚并不是待人以傻。而在人的一生中，最好不要骗人，有的时候骗别人容易，骗自己难。知道自己骗了人，语言就会隐曲，就会拐弯抹角，行动就会猥琐，神情就不坦荡，内心就会受到谴责，且往往成事不足、败事有余。偶得成事，也无延续，有时还会酿成恶果。所以王阳明认为，只有抱着很大的诚意去格物致知，一个人的努力才会有结果，能不能做善事、除恶事，取决于有无诚意。这就是"诚意"二字成为整个社会最为光彩夺目的字眼的原因。

在与朋友相处的时候，王阳明说："大凡朋友，须箴规指摘处少，诱掖奖劝意多，方是。"又云："与朋友论学，须委曲谦下，宽以居之。"这确实是为人处世的经验之谈，很值得学习。与人相处、与朋友相处，若总是批评人、教训人、指摘人，处处摆出一副高高在上的样子，如何交得了朋友？

故王阳明交友之道在于常见自家不足，责人不如责己，少指摘，多诱劝。现实中，王阳明是一个感情深重的人。他怀念友人的诗句——"落落千百载，人生几知音"，是多么的真切！

实际上，佛家也教人如何交友。《佛说尸迦罗越六方礼经》中就说："一者见之作罪恶，私往于屏处，谏晓呵止之；二者小有急，当奔趣救护之；三者有私语不得为他人说；四者当相敬叹；五者所有好物，当多少分与之。"其中的道理很明白，特别是"有私语不得为他人说"，实际上就是叫人不能泄露朋友的隐私。世人若皆能遵此，则又何恐交不到真正的朋友？

人生来就有朴素自然的特点，故王阳明的学说不分善恶，要说善恶，也只能说是人心中的自然朴素在环境影响下的反应。人最可怕的就是生命中最原始的东西的丢失。人们常说的"泯了天良""失了自我"，说的就是这种情况。

忘了自我也有可能是丢掉了自己的特点乃至优点。其实每个人都有自己独特的地方，完全没有必要去刻意模仿别人，这样只会丢失自己，变成一个没有个性的人，这是很不值得的。一个忘却自我的人，不是一个成功的人。

艺术界中许多人其实明白这个道理，比如齐白石就说过"学我者生，似我者死"。

王阳明说："率性是诚者事。所谓'自诚明，谓之性也。修道是'诚之者事'，所谓'自明诚，谓之教'也。"这是他对《中庸》"自诚明，谓之性；自明诚，谓之教。诚则明矣，明则诚矣"这段话的评论，意即人必须先具备道德，然后才能理解他人，这叫"尽心知性"。而"存心养性"则是在理解道德的基础上感悟道德。

历史上的一些文人狂士，因为无欲无求，对礼法视而不见，所以不受束缚。比如"阮籍猖狂"，故他们的生活超然洒脱，"越名教而任自然"。实际上，这就是一种泰然自处、真心生活的生活态度。

从天地看，天生万物是自然的，并无绝对的对错。所有的一切，包括天地自己都是平等的。如果要说不同，那就是天地的力量无限强大，人却相当渺小。人因私欲、私利得不到满足而希望"上天有好生之德"是不切实际的，倘若进而"怨天尤人"就更不对了。正确的生活态度应该是真心感恩上天的赐予，真心率性，不贪念名利，不怨天尤人，踏踏实实地生活。

一个人在社会上生存，没有一点名利之欲是不可能的。名，代表着人在社会上的形象与影响；利，满足着人在物质上的需求。这都是生存的条件。故王阳明之"去人欲"并非叫人看破红尘，不食人间烟火，而是要使欲望贴近自己的需求，不沉迷于无止境的欲望之中。

一个人的欲望与"天理"（理学名词，即儒家的天道、佛家的佛道、道家的道）是联系在一起且互相影响的。王阳明说："只求日减，不求日增，减得一分人欲，便是复得一分天理。"这里面减的是欲望，增的是天理。换句话说，减的是对名利的追求，增的是对心灵的提升。人的欲望过分强烈，便会蒙蔽自己的心智，使心为欲所累，进一步就会模糊生活的目标，使人如牛马般辛劳，如草木般无情。

现实生活中，人间真情，包括骨肉之情、夫妻之情、朋友之情，在欲望的无情冲击之下不断淡化。说荡然无存固是危言耸听，说支离破碎，却已有目共睹。

欲望是无止境的，如今，社会上财产动辄以亿计、职位以级量，人们不断攀爬，几无终点，犹如绳索套颈。其实那根本就是一条不归路。

如何减少人的欲望，使人们不要走向欲望的无底深渊，这是王阳明"心学"，也是中医养生的一个重要问题。

王阳明说："私欲日生，如地上尘，一日不扫，便又有一层，着实用功，便见道无终穷，愈探愈深，必使精白无一毫不彻方可。"这说明人的欲望是不断产生的。

在今天这个五彩缤纷、科技发达的信息时代，每个人的声望、地位、财富都是透明的，可谓你知我晓。有的人对某富人财产的了解甚至清楚过对自家的了解，羡慕、攀比、奋斗争取的心理由是而生。而且欲望还以多种形式出现，每时每刻在产生，并不止于财富、地位。所以欲望不可能干干净净地从人们的心中扫除，一如地上的尘。对付的办法就是穷"道"、明"道"，使之"愈探愈深""有一层，扫一层"，如佛家"时时勤拂拭，勿使惹尘埃"；如树上落叶，日日飘下，就日日捡拾，便道路干净。

人生很短暂，是心灵明净、恬淡轻松好，还是名利如山、身心疲累好？值得好好思量。

弘一法师圆寂书"悲欣交集"四字，悲众生之苦，欣自身之悟。王阳明临终言："此心光明，亦复何言。"他心中所想的光明是"良知"焕发的光彩。人的一生，必须树立正确的人生观，而正确的人生观就是"良知"。王阳明说的"良知"是源于内心的美好感情，它既不同于孟子说的人性本善，也不同于荀子说的人性本恶和董仲舒说的人性不善也不恶。依王阳明的说法，"人心之得其正者即道心，道心之失其正者即人心"，而"良知"是人心向善的推动力量。"良知"代表了正面的力量，但物欲可以把良知带偏，变成一种负面的力量，有时可以令人善恶不分，有时甚至让人在作恶时还认为自己是在做好事，是个好人。比如强盗会认为自己是在寻求贫富平等，会认为自己是在伸张正义。对此王阳明认为，只有追本溯源、回归本心，才能了解他的"良知诀窍"。

在生活中，厌憎、恼怒、怨恨、嫉妒这些不好的情绪一旦出现，人就会有邪思妄念，就会产生仇恨，就会四面树敌，就会有不轨的行为。这时，"良知"已经消失，而受到伤害的往往是自己。这时候，最需要的是冷静，检查自己的心态是否正常，评判人事的标准是否有差，自己的言行是否合乎常理、是否违背良心。这样就容易显现"良知"，去除心尘，不做损人不利己的事。

当然，这里也涉及了一个做人的底线问题。那就是既要"如玉"，也要"如铁"。"谦谦如玉，铮铮如铁"是君子人格在儒学里面的最高境界。"谦谦君子，温润如玉"，用玉来比喻君子的圆润谦虚。"铮铮如铁"则要求人在大是大非，涉及原则性问题时能秉持正义，不妥协、不含糊。在现实生活中，人的这两个特性缺一不可。在纷繁复杂的社会中，为人处世，倘若只有谦逊的性情，或者只有铮铮铁骨的傲气，都将一事无成。

生活之中，要学会用自然的眼光看待世上的万事万物。既然是什么事情都能发生，那么又有什么事情不能理解以致不能放下？

"良知"其实是一杯清水，你加进什么东西，它就变成什么饮料。离开了水，什么饮料都做不成。所以水是制造各种饮料的原材料。但是世界上最好的饮料是什么？还是水。

王阳明认为："知是心之本体，心自然会知。见父自然知孝，见兄自然知弟，见孺子入井自然知恻隐，此便是良知，不假外求。若良知之发，更无私意障碍，即所谓'充其恻隐之心，而仁不可胜用矣'。然在常人，不能无私意障碍，所以须用致知、格物之功胜私复理。即心之'良知'更无障碍，得以充塞流行，便是致其知。知致则意诚。"

在王阳明的眼里，良知和天性是相等的，良知与天性释放出来的便是人性的真、善、美。

王阳明主张"尽性"，他是一个感情丰富、率真的人，也是一个人情味极高，对家庭负责、对父母孝顺、对朋友情深义重的人，这从《瘗旅文》这篇文章中就可以看出。他的文章中，不止一次流露出因忠因公而不能尽人子之责、丈夫之责、父亲之责的内疚与自责。他有两句诗极为动人——"尚为妻奴守俸钱，至今未得休官去。"这两句诗令人深深地感觉到，其实圣人也是性情中人。

王阳明怀疑乃至反对朱熹理学的"存天理，去人欲"，讨厌与天性相悖的生活。他的心学受佛学的影响很大，但他不认为佛家抛弃父母妻儿是对的。他曾经说："佛氏不着相，其实着了相。吾儒着相，其实不着相。"他认为："佛怕父子累，却逃了父子；怕君臣累，却逃了君臣；怕夫妇累，却逃了夫妇；都是为君臣、父子、夫妇着了相，便须逃避。如吾儒有个父子，还他以仁；有个君臣，还他以义；有个夫妇，还他以别。何曾着父子、君臣、夫妇的相。"这段话其实人情味极重。

王阳明命运多舛，仕途坎坷，为官时曾经数次请辞归家不获允，连他最敬爱的祖母的最后一面都没见到。他曾言人生中最愧对的人是他的妻子（他的表妹），第二愧对的人便是他的祖母。他的两个儿子，他不能尽教养之责，临终时不得不托付学生照顾，虽然最后得以成长，但一生平庸，没有建树。王阳明家族后人昌盛繁荣，其实得益于他的福荫。

为了家庭，圣人王阳明曾想"弃职逃归"。他的学生曾对他说："先生思归一念，亦是着相。"王阳明思之良久，答曰："此相安得不着！"这就是他的"良知"，多么现实，多么富有人情味。

有人因此认为王阳明的"破心中贼"就像佛家的"心魔"，他还没有达到佛家的境界，是因为他仍以"小我"为基，未能从"小我"中解脱出来而达到"大我"。

如果从佛家的最高境界来看，这种说法或许是对的。弘一法师立志出家，他年轻的日本妻子苦苦相随，临别时一步三回头，如同电视剧中的场景催人泪下。这个时候的弘一法师确实不着相，只是妻子的辛酸凄楚，却引来人们的无限同情。

所以如果从普通人的角度来说，这就有点苛求了。能达到佛家的最高境界者，大千世界寥寥无几。而观现时社会上大量的礼佛者，在信佛、奉佛、拜佛的时候，又掺杂了多少见不得人的愿望乃至奢求？

作为众生中的一员，孝顺父母，对妻儿、对家庭负责，或者为了父母、为了夫妻儿女，事业上歇一歇，与家人聚一聚，求得家庭幸福，享受天伦之乐，又何乐而不为？毕竟人生苦短，今天的幸福，昨天不能代替，明天也不一定能重来。

事实上，一个对家庭不负责任、不能给家庭带来快乐（包括精神上的快乐）、没有亲情观念的人，不能称之为成功的人。

谈养生、谈修身，其实最应该养的是心。一个人的行为合乎规矩、能有善举，是从内心世界的良知开始的。故古人曰"相由心生"。王阳明认为，"心"左右一切，人们的一切行动取决于心，无论行善还是作恶。平静安详之心可以予人以欢愉，躁动阴暗之心可以让人在黑暗中迷失，故修身首在养心。

人的心态不平衡，心胸就会狭窄，嫉妒、怨恨由是而生，这是祸的根源。王阳明认为，怨恨，人心中多少都会有的，只是有的人不把它放在心上罢了。产生怨恨时，若想得过多，就会产生更多的怨恨。因此，要想心胸宽广无私，切不可如此。有了怨恨，正直的心就会被吞噬。而且，对待怨恨，不要强求，也不要过分在意。这样，心胸便会宽广，从而达到本体中所谓的和平。这样，才会心理正常，才会有朋友，才会有事业的成功。否则，受伤害的往往是自己。

圣人之所以伟大，普通人之所以平凡，是因为圣人有一颗只有天理而没有其他杂念的心，而普通人的心则装了杂念。故王阳明说："圣人之所以为圣，只是其心纯乎天理，而无人欲之杂，犹精金之所以为精，但以其成色足而无铜铅之杂也。"宇宙之所以能包容万物，是因为它的虚空；海之所以能纳百川，是因为它的宽广；而人（圣人）的包容心，是高山大海都无法与之相比的。在这里，我们姑且勿谈圣人，毕竟成为圣人，或者说做一个纯粹的人实在太难了，我们普通人如果心中的杂念、杂质少一些，留下的空间多一些，是不是我们的生活就会快乐一些、幸福一些？

这就是包容心之于我们生活的重要意义。

如果一个人在生活中，睚眦必报、耿耿于怀、充满仇恨，那他一生都不会幸福，也谈不上长寿。因而，只有不断地"冰释前嫌""相逢一笑泯恩仇"，不断地掏掉心中的杂质，使之"空"，心才能容万物，才能享受大自然，享受生活给予我们的快乐与幸福。

人生漫漫，免不了磕磕碰碰、争斗、受害，如果永远记在心上，就会心累。而有时也不妨倒想一下，害人的人，其实也是受害者。尽管他们借一时之势，行一时之恶，但心会一世不得安宁，不管他们有没有意识到。

在纷繁复杂的人生中，安定、直率、真诚，是心灵净化的表现，但是它靠的是什么？靠的是简单，简简单单的生活，比什么都重要。王阳明曾言"道之大端，易于明白"，而与之相反的是"道在迩而求诸远，事在易而求诸难"。既然大道理容易明白，就在身边，那为什么明白简单的事情却要将之变得复杂，"求诸远""求诸难"？这就是不能深悟简单的道理。

"大道至简"是古人做学问的最高境界。实际上，"简"不单对做学问、学技术有重大的意义，就是在普通人的生活中，其意义之重大，也是不言而喻的。

人们都说当今生活浮躁复杂、不胜其累，其实很多麻烦是自己制造出来的，只是人们没有意识到罢了。

与其说，这是财富所在、地位所及、成功的表现，毋宁说这是贪念把"良知"泯灭了，其结果是将自己陷入了无底的苦海深渊。

其实简单是绝大部分人的追求，只不过有的人不愿意说出来，有的人的"良知"已经找不回来而已。就连最讲究"礼"的孔子尚且认为"礼，与其奢也，宁俭；丧，与其易也，宁戚"。

简单给予人的是一种内心的平衡、安静、祥和、无拘无束，它不是轰轰烈烈、华丽浮夸所能取代的。就因为求得简单，所以要看破繁华，不动于气。

王阳明说过："天地气机，元无一息之停。然有个主宰，故不先不后，不急不缓。虽千变万化，而主宰常定。人得此而生。若主宰定时，与天运一般不息，虽酬酢万变，常是从容自在，所谓'天君泰然，百体从令'。若无主宰，便只是这气奔放，如何不忙？"他告诉人们，要在纷繁复杂的日常生活中寻找生活的乐趣，学会以一颗平常之心去对待生活中的每一件事。虽然生活使我们忙碌疲累，但是大自然以其博大的胸襟、安宁与和谐，包容我们，让我们自在。如果我们总是杂事缠身，感到身心疲惫，那是因为我们没能真正地融入大自然。

人心可以是一片宽广的天空，足以容纳一切事物；也可以是一汪平静的湖水，偶尔会有层层涟漪。人生的智慧，就在于生活中，为心留出一份空间，去享受天地的赐予。

修身在养性，养性在养心。那么养心的首要条件是什么？是寡欲。

前面说过，人不可能没有一点欲望，因为那是生存的必要条件。当今贫富悬殊，许多人都在说："广厦千间，夜眠八尺，良田万顷，日食一升。"而也有人说，这是赚不到钱的人说的话，是鲁迅留给普通人的财富（阿Q精神）。看似怎么说都有道理，很难得出一个结论。确实，如果不从精神层面来讨论，离开了"良知"，那是永远也得不出结论的。毕竟目前社会衡量一个人成功的标准、衡量幸福的主要标准还是财富与地位，还是名与利。但一个人要真正活得轻松快活，活出生命的精彩，还是要求得"心"之清净，因而就必须"寡欲"。

有的人没有丰富的物质生活，可他的精神很富有。在王阳明看来，要想修养到位，就必须努力修养身心。毕竟，贫穷也不是好事。只是在脱贫的路上，不能走邪道，更不能把脱贫、过上幸福的生活当成无休止的物质追求，当成贪欲。"贪得无厌"，那就是病态了。

人在相对清贫的物质环境中，能否找到快乐？墨子说："昔者尧舜有茅茨者，且以为礼，且以为乐。"孔子曰："饭疏食饮水，曲肱而枕之，乐亦在其中矣。""一箪食，一瓢饮，在陋巷，人不堪其忧，回也不改其乐。贤哉回也！"这些话语说明在圣人们看来，在清贫的生活中，同样可以找到快乐，因为这是他们"安贫乐道"的信仰。今天，社会进步、物质生活丰富，"贫"固不足取，但"富"也要勿陷无极。还是一句老话——知足常乐。

人生幸福快乐的道路上的一只拦路虎是"虚荣"。虚荣之害，足以蒙蔽一个人对自身能力的估量，不着边际地与人攀比，漫无目的地瞎混，会让人丢失了自我，丢失了单纯，丢失了本来能力可及的安静恬适。有时费尽心机，换来的只是痛苦，在名利的虚妄烟云中跌进苦海。

因而，想要人生成功，就必须从"心"开始，就必须充分认识自我，找回自我，观照自我。

古人云："意气不从天地得，英雄岂藉四时催。"人的胸怀、气度乃至境界，不是天生就有的，而是自己修养得来的。

王阳明将其"心学"总结为"无善无恶心之体，有善有恶意之动，知善知恶是良知，为善去恶是格物"。这四句话，意思是良知乃心之本体，无善无恶是没有物欲遮蔽之心，即天理。若心有意念，那就有了善恶。人们修养的目的，就是要为善去恶，以良知为标准去生活。

在我们周围，经常可以见到这样的人，他们的生活并不宽裕，或有感情的折磨，或有疾病缠身，或有种种不如意，但是他们活得并不如外人所认为的那么暗淡，这原因在于心。在王阳明看来，能让自己活得快乐是一种功夫，生活过得好与坏，最主要的是内心，与外物的关系虽然有，但不是很深。

事实上，人生不如意事十之八九，家家都有一本难念的经，特别是人到老年，哪能没有一些疾病，倘若为此整天愁容满面，唉声叹气，那就是让自己不快活。当然，修炼这样的功夫不是容易的事，有的人穷其终生而不可得。一些人在八分不如意中，他只看所存的两分如意，因此他活得很快乐；一些人在八分如意中，他却偏看两分不如意，因此他活得痛苦。

如今，大多数人的物质生活都很不错了，有的人财富以亿计，却发现他们并不都过得很快乐。这是为什么？这是因为财富只是外形，心才是快乐的根。

庄子曰："钱财不积则贪者忧，权势不尤则夸者悲，势物之徒乐变。""势物之徒"，即那些追逐名利的人；"乐变"，即希望社会动荡。这句话极有道理，与"乱世出英雄"的说法理出一辙。而司马迁则说："君子疾没世而名不称焉。"南怀瑾诗曰："名利本为浮世重，古今能有几人抛？"确实人生少不了"名利"二字，但必须保持好与功名、利禄的距离，否则名利就是束缚人的枷锁，如此人很难做到豁达洒脱。

抛开功名利禄，不看重荣辱，王阳明认为"渊默"才是应有的人生态度。

"渊默"出自《庄子》"尸居而龙现，渊默而雷声"。这两个字充分说明了良知的力量，虽然表面无惊人之处，但内在的力量强大，使人淡然面对荣辱，成为君子乃至圣人，即所谓"众人嚣嚣，我独默默，中心融融，自有真乐"。故王阳明认为，不管是做学问还是过生活，都应该保持一颗明净的内心，不为名利困扰，不为得失计较。

在现实生活中，有的人贪得无厌，有的人有目的地施舍，这些都不是"渊默"的行为。这其中贪婪固不待言，积德行善的事情应该很自然地去做，不能有所做作。不乏这样的人，为了炫名而行善，完全无视受助人的尊严，这是极不可取的。

故人生于世，其实对名利无须过分地追求。这并不是让人们消极地对待人生，而是强调心灵的净化对于人生的价值和意义。

诸葛亮《诫子书》有两句话很有名——"非淡泊无以明志，非宁静无以致远"。对这两句话的解读，大多认为这是诸葛亮提倡淡泊宁静的生活态度。其实，也不无包含人若想实现其生活目标、远大抱负，就必须坚持淡泊的生活态度、宁静的心态，不为一时的利益、烦恼所困扰的道理。如果这样解读，则淡泊与宁静，便是为达目的的方法与手段了。

所以不管如何解读，这两句话都有其实际意义。

从人生求得生活恬淡闲适、心灵明净轻松来说，宁静淡泊，无以为替。从要实现宏伟的人生目标来说，避开俗事、抛掉俗念、专心致志，明显是一个明智的选择。

自然界中，一切生物都懂得取舍的生存原则。冬天到了，落叶飘飘，那是因为树木知道寒风凛冽、霜雪加身，若不舍去满身枝叶，如何保持树身的营养？来年春天，又如何能再枝繁叶茂？动物冬眠，那是因为它们知道生存环境恶劣，要保住生命，就必须减少活动，才能少耗能量，维持生机。

人也一样，为了财富、名声、地位、情爱，人们不断拼搏、不停奋斗。而当身体、精力乃至生命不堪承载的时候，你将如何选择？这时候，简约、舍得无疑是明智的选择。这就是古人"大道至简"的道理。如果这时不知取舍，继续"带病工作"，那后果就难以设想了，可能将与人生幸福失之交臂。

在我们的周围，不乏这样的人，明明已经衣食无忧、子孝妻贤、全家平安，却又顾左邻右舍叹不及，看他人灯红酒绿心生羡慕，这是真正的"身在福中不知福"。对此，王阳明认为：这是因为任何人都有一颗欢乐的心，可是有的人并不知道自己已经拥有快乐，而非要自找烦恼，时间长了，就真的将这份快乐丢弃了。

王阳明一生坎坷跌宕，从科场不顺、官场明争暗斗、被贬贵州、沙场征战、江西剿匪、平定宁王叛乱，直到最后归隐、静心教书治学，一生匆忙。但是，王阳明的一生却很精彩。他为官报效国家，成为心学宗师，世称圣人。他真正实现了人生的理想，也体验到了成功的幸福。

人生一世，要经历酸甜苦辣。经历磨难和惊喜，都是人生的过程。不要因为得到而忘形，也不要因为失去而悲哀；不要用物欲的眼光去衡量一个人的成功与否，重要的是人生有没有奋斗过、追求过。李嘉诚的奋斗，让他成为富豪；普通人的奋斗，奉养了父母、养育了儿女。从"欲"看，天壤之差；从"心"看，并无两样。

幸福从某个方面看，在于人老了，可以问心无愧地回忆生命中每个奋斗追求的时段，找到人生的自信。"不因碌碌无为而羞耻，不因虚度年华而悔恨"。

究竟如何全面地认识幸福，这没有一个绝对的答案，原因在于每个人对幸福的要求不同。

王阳明认为"乐是心之本体"，"乐"应该就是普通人认为的幸福，它源于"良知"、源于"仁"。故人要获得幸福，必须首先学会"爱人"、爱整个世界、爱大自然，"以天地万物为一体"。

这从宏观上可以理解为天下人都幸福了，个人也就幸福了。你为社会做贡献，社会进步了，个人也就进步了。

举个简单的例子，人人皆知道环境污染使人类受到威胁，人类深受其害，假如人人都不做污染环境的事、多做保护环境的好事，整体的生存环境改善了，个人的生存环境也就改善了，身体就健康了，生活也就幸福了。

王阳明对"乐"（幸福）的第二个解释是"常快活便是秘诀"，即佛家所说的"快乐无忧，故名为佛"。

对普通人来说，"快活"偶或可得，"常快活"则很难。对此，王阳明给出的办法就是：对待一切事情都要用平常心，不要去关心环境是好是坏，而要让自己的心进入环境中，享受现有的快乐。他的一首诗说得很明白："闲观物态皆生意，静悟天机入窅冥。道在险夷随地乐，心忘鱼鸟自流形。"

王阳明作为一个伟大的思想家、军事家，其学问、其思想，不是一般人所能轻易理解掌握的。即便是其门人弟子、后世专家学者，穷一生精力，也还谈不上完全掌握，普通人就更难了。正如他在《传习录》中所说："不是圣人终不与语，圣人的心忧不得人人都做圣人，只是人的资质不同，施教不可躐等，中人以下的人，便与他说性、说命，他也不省得，也须慢慢琢磨他起来。"但普通人更为关注的是他的人生智慧。他通过艰辛卓绝的奋斗，达到"圣人"的境界，其人生智慧，值得人们深思学习。当然，人们从其中所能理解学到的可能只是皮毛，但即便是皮毛，对于一个普通人来说，也已经是受益匪浅了。

今天人们谈"养生"，千万别忘了"养心"。而养心之道，王阳明"心学"乃其一也，是一个不可忽视的领域。

六十、叹学医难

　　袁枚曾在他的《随园诗话》中说："世人所以不如古人者，为其胸中书太少。我辈所以不如古人者，为其胸中书太多。"当然，他在这里所指的"世人"当是指我们这些平常人，而"我辈"当是指他们那类精英。确实，我们这些"世人"因为"胸中书太少"，要读懂医书，就不知有多难了，许多书根本就"不敢观"也"不能观"。别的暂且不说，单是中医那些书名，就够你费尽心思了。

　　今天，由于名医太多，赠给名医的锦旗也就四处飘飘，于是"岐黄""杏林"之类的词，大家都知道是指中医了，至于《青囊书》是一本什么书，业外人或许就少知道了。"青囊"也指中医，曹操要杀华佗，华佗把装满医书的"青囊"送给狱卒，狱卒因之成为医生，于是"青囊"也就指中医了。《儒门事亲》怎么说呢？原来是"唯儒者能明其理，而事亲者当知医也"，寓意是多么的深长。《医暇卮言》，你得先知道这个"卮"是什么意思，然后才会知道这是作者对自己著作的谦辞。《折肱漫录》，须知道"三折肱成良医"之义，才会知道这是本什么书了。《螽斯广育》，一本论治不孕不育的书，"螽斯"这种昆虫一生九十九子，而以广嗣之义的吉言名书，确也费尽心机。至于什么《红炉点雪》《赤水玄珠》之类，不胜枚举，其中究竟用了多少玄机、典故，古人确是既学识渊博而又谦虚。

　　而除了医家，其他文人也喜欢用典作书名。明代杨慎一本讲考据的书《丹铅卮言》，"丹铅"指的是丹砂和铅粉二物，古人多以之校勘文字；而韩愈则有诗云："不如觑文字，丹铅事点勘。"于是一经名家之口，便成典句，后世便以丹铅喻校勘考据了。至于这个"卮言"，却是谦辞，原典句是"卮言日出"，喻没有独特见解的著作或者言论。因为卮是古代盛酒的器皿，"卮器满则倾，空则仰，随物而变，非执一守故者也。"故后人常用作对自己著作的谦辞，如《医暇卮言》《诸子卮言》《经学卮言》《弇州卮言》等。

　　丹砂、铅粉皆入药，故韩愈的"丹铅事点勘"就与中医沾点边了。无独有偶，马勃入药，以前"牛溲""鼓皮"也入药，这中医知道，但业外人就有可能不知道了。还是韩愈，他在其著作《进学解》中说："玉札丹砂，赤箭青芝，牛溲马勃，败鼓之皮，俱收并蓄，待用无遗者，医师之良也。""牛溲马勃"不仅成了成语，还普及了中药知识。

古之医家，用他们渊博的知识，在医书中大量地引经据典。"引经"多是引用古典医籍如《黄帝内经》《难经》《伤寒论》《金匮要略》等经典之句，习医者固不可不知，但"据典"则是岐黄之外的知识了。这也确实给"胸中书太少"的习医者造成许多困难。

宋书功先生曾指出，明人王世贞《〈本草纲目〉原序》之第一段，在总共才七句的一段话中，用典句达八次之多，几乎句句经典，有的句子竟然同时连用三典，以此比喻李时珍跟古代那几位奇才之人一样，是人间少有的天才；如"望龙光知古剑"，是讲晋代天文学家雷焕和博物学家张华的超悟和聪颖，典出《晋书·张华传》；"觇宝气辨明珠"，典出唐人苏鹗之《杜阳杂编》，是说唐肃宗李亨晓事之神；"萍实""商阳"典出《孔子家语》。另外，刘向之《说苑·辨物》，王充之《论衡·变动》也有"商羊"的记载，是谓孔子知物之奇。"天明"作天才、天人解，典出《三国志·魏志》，是赞曹植才学之绝；"博物称华"典出《晋书·张华传》，是赞张华通物之博。"辨字称康"典出《世说新语·简傲》，是言嵇康析义之当；"析宝玉称倚顿"典出《淮南子·氾论训》，是论倚顿岁物之精。故读者若不知这些典句出处，所喻者何，便不知其所云了。还有张介宾《类经·序》之最后两段，作者为了表达自己的谦意，在短短的三百多字中，用了九个典句，如"效颦""蚊负""河海一流""泰山一壤"等，若不知其设典何用，又如何能通其义？

王冰《〈黄帝内经素问注〉序》中有一句"或识契真要，则目牛无全"，这一句若照字面译为"看牛不是完全的牛"便费解了。因为"目牛无全"原是典句，出自《庄子·养生主》，是讲庖丁解牛，刀法精熟，游刃有余，他眼中所看到的都是被肢解了的牛，所以叫"目牛无全"。依此，则王冰序中这句话，就应该译为"如果认识并掌握了《黄帝内经》的真正要领，那么就会医术精湛，且运用自如了"。

清代江苏吴江名医、医学家徐大椿，字灵胎，《清史稿》说他性通敏、喜豪辩，自《周易》《道德经》《阴符》家言，至天文、地理、音律、技击等无不通晓，尤精于医。其一生著述甚多，有《兰台轨范》《医学源流论》《伤寒论类方》等，后人整理为《徐灵胎医学全书》。据说他一生最为用心的是《易经》，可知其学问之深。他本出身于官宦诗书之家，却从小厌恶官场，无志仕途，尤憎时文（即当时科考的八股文）。他曾用一篇极为通俗的《刺时文》痛斥了这种八股文章。其文曰："读书人，最不齐，烂时文，烂如泥。国家本为求才计，谁知道，变做了欺人技。三句承题，两句破题，摆尾摇头，便道是圣门高弟。可知道'三通''四史'，是何等文章？汉祖、唐宗，是那一朝皇帝？案头放高头讲章，店里买新科利器，读得来肩背高低，口角嘘唏，甘蔗渣儿嚼了又嚼，有何滋味？辜负光阴，白白昏迷一世。就教他骗得高官，也是百姓朝廷的晦气！"通篇的乡言俚语，如何看得出这是一位满腹经纶的国学大家的文笔？

徐灵胎两次被乾隆宣召进京看病。最后一次他已是望八之年，抱病之躯，自知此去必死，但又不得不去，只能携子上京，后来果死京中。故他在诗中说："一生哪有真闲日，百岁仍多未了缘。"自题的墓门对联则是"满山芳草仙人药，一径清风处士坟"，确实是无奈的感叹。

儒学为中华文化之代表，自古以来就儒医不分。明人徐春甫《古今医统大全》就有言："医术动关性命，非谓等闲。学者若非性好专志，难臻其妙。如汉之张仲景，晋之葛洪，齐之褚澄，梁之陶隐君，非不服儒有才有行。吾闻儒识礼义，医知损益。礼义之不修，昧孔孟之教；损益之不分，害生民之命。儒与医岂可轻哉？儒与医岂可分哉？"要清楚古往今来医林中之佼佼者与一般的医工医匠的区别就在于是否"先为儒"后"方为医"，在于"胸中"有多少"书"。

作为一名中医，确实是要多读书。"胸中书太少"，或者胸中全无书，是很难为医的，即便是一名普通的中医。清人陆定圃《冷庐医话·补编》记载，明初南京有一"名医"，竟然把医方中"糖"的古字"饧"当作"锡"，把医方中加糖当作加锡同煎，且以此"秘传"数代，既可笑又可怕，也可知读书"宜细不宜粗"。

文是基础医是楼，学海无涯苦作舟，要想成为一名真正有学问的中医，就必须不断学习，提高自己的文化修养。只有这样，对中医经典的理解才会越来越深透，临证时才会越来越得心应手。

六十一、读《素问·徵四失论》有感

　　昔东汉郭玉有治病"四难"之说，其"难"来自病患，而《黄帝内经》有治病"四失"之论，其"失"则来自医者。为医者谁不想尽心尽力医好病人？然事与愿违，《黄帝内经》认为，此皆医者有"四失"之过。

　　《素问·徵四失论》中说："黄帝在明堂，雷公侍坐。黄帝曰：'夫子所通书，受事众多矣，试言得失之意，所以得之，所以失之。'雷公对曰：'循经受业，皆言十全，其时有过失者，请闻其事解也。'帝曰：'子年少，智未及邪？将言以杂合耶？夫经脉十二、络脉三百六十五，此皆人之所明知，工之所循用也。所以不十全者，精神不专，志意不理，外内相失，故时疑殆。诊不知阴阳逆从之理，此治之一失矣。受师不卒，妄作杂术，谬言为道，更名自功，妄用砭石，后遗身咎，此治之二失也。不适贫富贵贱之居，坐之薄厚，形之寒温，不适饮食之宜，不别人之勇怯，不知比类，足以自乱，不足以自明，此治之三失也。诊病不问其始，忧患饮食之失节，起居之过度，或伤于毒，不先言此，卒持寸口，何病能中，妄言作名，为粗所穷，此治之四失也。是以世人之语者，驰千里之外，不明尺寸之论，诊无人事，治数之道，从容之葆。坐持寸口，诊不中五脉，百病所起，始以自怨，遗师其咎。是故治不能循理，弃术于市，妄治时愈，愚心自得。呜呼，窈窈冥冥，熟知其道。道之大者，拟于天地，配于四海，汝不知道之谕，受以明为晦。'"

　　《黄帝内经》中这段话，确实给医生提出了一个近乎完美的严格要求。但这也是一名医生所必须做到的。文中所言"四失"，其实每一"失"都不能犯。

　　文中的"一失"，是要求医生要注重医学理论知识的学习和研究，这是每一名医生都必须时刻注意的。医学是一门实践学科，它的实践必须由理论来指导，否则它的实践就不是真正"得之"的实践，即使是偶尔成功的实践，也只能算是"妄治时愈"。至于若以此而"愚心自得"，那就更加不应该了。

　　曾经有人在评价中医和西医的时候这样说："西医让人明明白白地死去，

中医让人糊里糊涂地活着。"这句话貌似是在肯定中医，因为它毕竟能让人"活着"，但是根本还是在贬损中医。因为它是"糊里糊涂"地让人活着。言下之意就是中医的治疗方法是没有理论根据的，能让人"活着"不外是"瞎猫碰到死耗子"。

没有理论根据的成功不能称为成功，而没有理论根据的成功一般不会有继承，不能广传，或者是"偶中"，或者是"瞎猫碰上死耗子"，或者是那种"头号江湖不开口"的糊弄。所以作为一名中医，不能仅凭几张汤头、几味中药混日子，要不断学习钻研中医理论。事实上，中医的理论知识，学习起来绝对不比西医的分子生物学容易。《黄帝内经》这段文字具体到医生诊察疾病的时候应该注意的各项细节，比如贫贱富贵、坐之薄厚、形之寒温、饮食之宜、人之勇怯、病之其始、饮食之失节、起居之过度或伤于毒等。这是何等的周到细致！中医诊断学，其实就源于此。而对于医生的操守、自律，文中也一一点明，"精神不专，志意不理，外内相失""始以自怨，遗师其咎""治不循理，弃术于市"。这些现象，在一些医者的身上，至今尚时有出现。这就是古人的高明之处，能够洞察、预测这个职业的从业者所容易犯的错误而予以提醒。

在中医学中，我们随处可见的词语比如肝之"肝木""性喜条达而恶抑郁""阳脏刚脏"，风邪之"轻扬、多变、善动""风性主动，易袭阳位"；人体经脉之"天温地和、经水安静""天寒地冰、经水凝泣"，人体中气血运行之"天暑地热，经水沸腾"。这些形象生动而又贴切的比喻，就是此段文所提到的"不知比类，足以自乱，不足以自明"的"比类"。

比类即类比，其意思是通过分析、对比进行归类，是科学认识的一个重要方法。这种方法广泛应用于探索与论证人体的生理功能及病理变化，为医者提供一个无限宽广却又不悖常理的设想空间，并用于临床诊断与治疗之中。在自然界中，尽管各种物质千差万别，但是它们又在各不相同的层次、范围上具有相同的特点和属性，而且在各不相同的事物和现象中存在着多种必然的联系。因而，类比方法很早就为古人应用于医学。

《黄帝内经》之"四失"，可贵之处就在于向医生提出了非常具体的职业要求，而不是空洞地高呼"医德"。它的每字每句，都在提醒、警诫一名医生应该遵守的职业操守，这就是它的意义所在。

当然，从古至今，乃至以后都不会出现一名能够治好所有疾病的医生，这其实源于自然规律。"十全"，只能是一个方向，一个期望，但这绝对不能成为医生不严谨要求自己的借口。

其实，《黄帝内经》"四失"之说，不独于医，对于其他职业、行业，都具有同样的意义。不管人们从事何种职业，都必须不断地从理论上充实自己，并在实践中体验；临事又要认真细致、心无旁骛，按照要求做好；有了成绩，不要沾沾自喜，出了差错，要深刻检讨，不要怨天尤人，更不能诿过他人。

六十二、从郭玉"四难"说起

　　郭玉，字通直，广汉（今四川）人，东汉名医，精于方术，尤长针灸，相传为涪翁的再传弟子，和帝时曾任太医丞。

　　《后汉书·方术列传》对郭玉的记载如下："郭玉者，广汉洛人也，初，有老父，不知何出，常渔钓于涪水，因号涪翁。乞食人间，见有疾者，时下针石，辄应时而效，乃著《针经》《诊脉法》传于世。弟子程高寻求积年，翁乃授之，高亦隐迹不仕。玉少师事高，学方诊六征之技，阴阳隐侧之术。和帝时为太医丞，多有效应。"郭玉一生业医著述，有两个著名的观点，颇引领后人。

　　一为提出"医者意也"之说。

　　其云："医之为言意也，腠理至微，随气用巧，针石之间，毫芒即乖。"这体现了他对业医的慎重与灵活，为后世医家开这一独特诊病思维模式之先河。

　　二为提出业医"四难"之说。

　　"四难"之说见于《后汉书·郭玉传》。他在回答和帝询问时说："夫贵者处尊高以临臣，臣怀怖摄以承之，其为疗也，有四难焉：自用意而不任臣，一难也；将身不谨，二难也；骨节不强，不能使药，三难也；好逸恶劳，四难也。"

　　郭玉因为曾任太医丞，所以他的患者、他的服务对象就有可能是"贵者"，甚至是皇帝。从上面这段文字可以看出，这其实是他向皇帝倾诉医治"贵者"时的难处。实际上作为医生，在碰到这类"贵者"患者的时候，是很难发挥其医术的。照郭玉的"四难"说法，这一是自作主张，不服从医嘱；二是自身摄生不谨慎；三是筋骨不强壮，不能耐受药物；四是养尊处优、好逸恶劳。这类现象，在封建社会中应该是普遍存在的，作为封建统治阶级的"贵者"，养尊处优决定了他骨节不强，声色犬马决定了他摄生不谨，更由于其权势决定了他"自用意"。当然，作为封建社会的"贵者"也并不都是草包匹夫，他们当中也不乏知识明理之辈，即所谓封建士大夫者也。但毕竟身处高位或操生杀予夺之权，有时也会利令智昏乃至耽误病情，丧了"卿卿性命"。三国时曹操杀华佗就说明了这个问题。历史上曹操并非等闲之辈，只是他地位至尊、暴戾多疑，不相信当时的名医，这就注定了他必死无疑。当然，现在人们也很怀疑，以当时的医术条件，华佗那一刀下去，能否真的取出曹操的脑瘤而救他的性命。如果从这一点来说，曹操或许是明智的。可是不管怎么说，他万不该杀了华佗。但没办法，他是那样的"贵者"。相比之下，扁鹊的运气就好多了。毕竟扁鹊遇到的"贵者"蔡桓公，只是误了自己却没有为难医生。

而《三国演义》讲的"关公刮毒"的故事就完全不同了。患者相信医生，也很配合治疗，不上麻药，不用捆绑，任你刮，但显得有点"要强"。这是另外一类"贵者"。

郭玉所讲的这类现象，在那个时代的确普遍存在，也确实令医生为难。明明肾虚消渴，却还是三妻四妾、膏粱厚味；交代注意休息，却不当回事；弱不禁风，三片姜过热，二片姜嫌寒。医生纵然医术高明，也难奏效。弄不好，小则丢了名声，大则赔了性命。如此看来，封建社会的太医其实不好当，虽说地位高、薪酬厚，但天天接触这类"贵者"，心情终究好不到哪里去，难怪郭玉叹"四难"。

到了今天，名义上"贵者"没有了，大家都是公民，地位一律平等，但还是有一部分人确实很难服务、很难"伺候"。这部分人之于自己的身体、自身的疾病所犯的错误，与两千年前郭玉所列举的"四难"相比没有什么大的变化，还可能有过之而无不及。

当今，人们普遍物质生活优裕、精神生活丰富，但随之而来的是一些人浮躁虚荣、互相攀比。这一切对于人的身体健康都是极为有害的。这类人一旦染上疾病，治疗起来就比一般人困难。这也是医生碰到的"新四难"，从某种程度上说，它比郭玉所处的那个时代的"四难"更严重、更难。

当今社会，都说年轻是优势，这从接受新事物、奋斗事业、搏击前沿方面来说，诚然如此。但是如果从维护健康、爱护生命、懂得生命的可贵方面来说，年龄越大感悟越深，偶有疾病，也最容易听从医生的劝导，改掉不良的生活习惯，放下那种莫明其妙的财势优越感。因为年龄越大就越成熟，他们生活经历丰富，知道生命的不易、知道生命的价值，知道权势金钱，不外是过眼云烟。他们或许看多了世态炎凉、人情冷暖，知道一旦失去健康，一切都将化为乌有。现代社会，能成"贵者"之人，大多都是聪明人，他们绝不会随便拿自己的健康开玩笑。

数年前，我曾经接触过一位男士，年未过五十，咄咄逼人，但是从他的气色、他的脉象、他那些坏习惯看，他的健康状况其实并不乐观。因而告诫他要注意休息调理，特别是不能熬夜、不能过劳，可他却不以为然地说："我没病，刚刚体检，一切数据正常。"谁知不久就听说他在一次深夜的笙歌曼舞、杯觥交错之中"英年早逝"。

现代医学周到精细的检查确实能够提前发现大部分的疾病，但是中医几千年的理论经验、观形察色，难道就没有一点意义？那位医生告诉他"一切数据正常"实际上是一切数据都处于临界。

记得苏联小说《钢铁是怎样炼成的》一书中，主人公保尔·柯察金有一句话很值得玩味。他说："读书给我们知识，光阴给我们经验，而这一切都不是为了到医院里做客。"当今，可否换个说法：奋斗和拼搏，给了人们地位，给了人们财富，而这一切，也不是为了到医院里做客。

六十三、巫与祝由

作为一名中医，长期面对广大民众，不可避免地接触一些匪夷所思的人和事。画符念咒，便是其中之一。虽然，随着社会的进步，这些人、这些事是少了，但偶尔还是会碰到。

第一例，记得是很久以前（可能有40年了吧）的一天午后，一妇人急匆匆地抱着一个八九个月大的男孩进了我的诊室，称该儿已不停哭闹2小时，口不吮乳，目不曾闭，任父母家人，轮流抱呵，全然无益。我视之，该儿面色略青，哭劲非常，双手微有抽搐。然眼有泪、鼻有涕，体温正常，心肺听诊无异。询知大小便正常，且闻矢气连连，无呕吐，似此情况，并无任何病征。我正踌躇间，妇人的公婆双双而入，诡异地对她使了个眼色，便抱儿而去。我觉奇怪，但考虑小孩暂时也没什么危险，且系邻居，便让她去了。翌日碰到她的婆婆，问她孙儿如何。她笑嘻嘻地说："昨天我们看先生也无办法（其实我未说没办法），便去某'神明'处念心求拜，请了两张符头，又洗了一通'十二色花水'（潮俗以十二种花草泡水，洗身擦面来祛邪），孙儿便平平安安入睡了。"

后来了解了详情，原来他们家有一亲人逝世，昨晨该妇前去帮忙，便把小孩带去，回家后小孩便哭闹不安。"神明"（其实是人）说是冲了丧白，两张符头、一通"十二色花水"而安。及应细想，要说杂乱，这丧场是够乱的，有号啕大哭的、有假哭的、有哭人的、有哭钱的、有扛丧的、有看热闹的，人头攒动，空气混杂，数月婴儿，哪里接触过这种场面？哭闹在所必然，只不过是较为敏感的小孩便较为剧烈而已。环境安静，折腾一番，便没事了。

第二例，邻乡一女，自服装厂夜归，第二天卧床不起，怕光、怕人、怕声，藏头于被，嘤嘤而哭，且说自己心脏病犯了，要死了。父母延医，有说心病的，有说脏燥的，有说抑郁症的，总之"药石无效"。结果还是靠"神明"解决的。

这"神明"开出的价码甚高，且祭品繁杂，在其家中设坛请神、画符念咒、桃剑横空，整整闹了一个下午。第二天立竿见影，该女能吃能说，一切正常，第三天整装上班了。

这神汉原是一名教师，与我稍熟。及后我问他何以这般灵验，他笑嘻嘻地说："神力无边。"原来当天他就已经借无人之机诘问了该女，知道是当夜回家遇"鬼"。根据地点、时间，他告诉她，所遇之"鬼"乃是邻村一疯汉，姓甚名谁，今天已由政府送到疯人院了。毕竟是老师，知道"杯弓蛇影"的妙用。

这第三例就没那么幸运了，这是一例麻疹患儿。

麻疹一病，旧时潮汕风俗多不就医，专拜婆神，若问医则有渎神之罪。虔诚之至，令人难以置信。甚至一个地方家有儿患麻疹的，要设酒席宴请周邻，有的为此举债累累。那时候不知有多少孩童因并发症如肺炎而夭。现代这种现象是极少了，但尚有个别执迷不悟、冥顽不化者，酿成惨剧。说的是一男童患麻疹，高热、咳嗽、眼红眼痛，年轻父母三次欲携来诊，均未成行。第一次，公婆强力阻挡：看医生，大胆！第二次，邻居老姆，"好心"劝阻。第三次，"神明"过责。最后，夫妻冲破重重阻拦，终于带到我处。一看，麻毒入目，速送往汕头医院，命是捡回了，但盲了。

因病而求神问卜，乃是常情。其实这也不是中国特产，世界各地都有，几可谓是一种文化。此中原因也很多，一些确实是疾病缠绵不愈，病程长，疗效不佳，病家心急，迫不及待；一些则是顽症绝症，医告无策，盼望奇迹出现或寻求心理安慰，临终关怀。这都可以理解，但不管怎么说，作为医生，碰到这种情况，原则是一定要坚持的。首先，要宣传科学，有病就医，这是基本道理，没得商量。其次，不要把信仰和迷信混为一谈，不论哪一种信仰，只要不是邪教，都不会叫人有病不就医。佛门之中就有许多高僧大德精通医术，治病救人。中国近代的许多医院就是教会医院。因而，当遇到患者求神问卜时，不要对"神明"表现不敬甚至盲目攻击、亵渎神明，要引导患者把神与装神的人分开，理智地祷祝。若确实无病，仅受轻微惊吓或心理障碍，或出于临终关怀，无须药物治疗或治疗无意义的，不妨听之任之，但要严密跟踪观察，不能推卸责任。若是一些病家认真执行医嘱，按嘱服药，而其他的一些求祷又不影响治疗的，不必过于苛责，特别是在农村，其可以满足一些人"神医结合"的心理需求。这样的做法，确实不成体统，登不了大雅之堂，也颇令医者尴尬。

其实求神问卜治病，源于古早的巫祝。而上古的巫师，其地位是很高的，必须由当时有极高深知识的人担任。不能否认，巫祝在当时是有积极意义的，如刘向的《说苑》就有这样的记载："上古之为医者，曰苗父。苗父之为医也，以菅为席，以刍为狗，北面而祝，发十言耳。"这里所说的"苗父"就是传说中当时的苗族巫师，他为人治病，向北诵十字咒，无论轻病、重病都可治。而巫治病，主要是靠祈祷诵咒，有时也配服一些"灵丹"杂物，这里面也可能有药物。

在古代，特别是上古时代，医学与巫术是混杂纠缠在一起的。某段时期，巫还起着主导的作用。在中医学蓬勃发展的封建社会鼎盛时期，巫在社会上，甚至在朝廷中还以合法的身份出现，如隋唐时期，朝廷设有咒禁博士之职；元明两代，太医署（国家最高医疗机构）把医学分为十三科，其中就有祝由科（巫祝）。代表书籍有明代徐景辉所编之《轩辕碑记医学祝由十三科》，该书中的符咒、密字俱全，一般人难以辨认，就像目前社会上偶见的符咒（符头）一样，一般人看了都"不知所云"，难怪潮汕人讽刺那些写字潦草者是在"画老爷符"。当然，这些符咒含有许多封建迷信的神学内容，但是此书中的一些符咒配有药物，如"治虚损"的密字之下，就写有"当归人参汤送服"；"治鼓胀"的密字之下，写有"厚朴汤下"等。这都是有治疗作用的，而且从书的字里行间还可以看出，他们还可能使用气功治疗。故也不能把它完全说成是迷信欺人之术，起码也是一种心理治疗，而不应将其与骗财误病的巫婆神汉混为一谈。那是一种文化，是曾经想给人们健康的一种术。

日常生活中，人们容易把巫与祝由混为一谈，但实际上两者是有区别的。巫为上古巫师，祝由则出自中医始典《黄帝内经》，但无可否认，两者又有共通之处。祝由出自《黄帝内经·素问·移精变气论》："黄帝问曰：'余闻古之治病，惟其移精变气，可祝由而已。今世治病，毒药治其内，针石治其外，或愈或不愈，何也？'"王冰注："祝说病由，不劳针石，故曰祝由。"这说明祝由是上古用符咒和语言祈祷除疾祛病的方法。在这里，祝有恭敬之意，如祭文曰祝文，由是缘由，疾病之由。故其意是指恭敬地查明患者患病的原因、疾病的由来，恭敬地运用祝由之法，通过符咒、法术、心理辅导等办法，化解患者的疾病。

远古时期，由于人们对许多自然灾害及疾病现象无法解释，故迷信鬼神，产生了对自然的崇拜，以后发展到"图腾崇拜"，逐渐形成了鬼神观念与迷信思想。祝由便由此而生，但祝由治病仅限于一定的时期与范围的病种，如"恬淡之世，邪不能入"的比较轻浅的疾病，而对于，如"贼风数至，虚邪朝夕"的"内至五脏，外伤空窍肌肤"等，比较深重的疾病则是无效的。《黄帝内经·灵枢·贼风》言："黄帝曰：'其祝而已者，其何故也？'岐伯曰：'先巫者，因知百病之胜，先知其病所从生者，可祝而已矣。'"可知《黄帝内经》对这上古巫祝之法，是抱有一种十分审慎的态度的。而到了近代医家，特别是清代吴鞠通，则已经把"祝由"完全当作精神心理疗法来理解和应用了。他甚至认为"难治之人，难治之病，须凭三寸不烂之舌以治之"。

如前面所言，上古之时，医巫混杂，而医学也是在和巫术不断斗争中发展起来的。而中医学在形成和完善自己的理论的过程中，就已经把巫术清除在外。从现存最早的中医理论经典《黄帝内经》中，我们可以看出，其科学态度是十分鲜明的。《黄帝内经》通篇无涉鬼神迷信，绝大多数是宣传科学的，即便是对于"祝由"这样一种上古时代的治病方法，其叙述也是十分审慎的。《素问·五藏别论》就明确提出"拘于鬼神者，不可与言至德"。其旗帜鲜明地提出了，作为科学技术的医学与迷信鬼神是势不两立的。

《史记》中记载，古代名医扁鹊在其"病有六不治"的著名论点中，就鲜明提出不治"信巫不信医者"。这似乎可以回应当今一些攻击中医是不科学的、迷信的说辞。问题是如何理解科学的含义，私以为，科学应该是有时代性的。人类历史上，没有永远驻足不前的科学。

六十四、治痿独取阳明

痿证是指以肢体痿软无力，关节弛纵，运动机能失常，久则肌肉萎缩为主要临床特点的一类疾病，其中也包括了现代医学中如多发性神经炎、周期性瘫痪、运动神经元疾病、脊髓病变、重症肌无力等疾病。但是中医痿证所指范围较广，关乎五脏六淫、房劳食滞，故不能机械地将之与这些现代医学疾病对应。

痿证历来属于中医临证中的疑难证，治疗上较为困难。中医对于痿证的病因认识，集中于由五脏六淫、房劳食滞等导致的五脏内虚、肌体失养方面，所谓"五脏使人痿"。

此病虚多实少，热多寒少，主要病理机制是肺热津伤、湿热浸淫、脾胃虚损、肝肾髓枯，亦有挟湿、挟痰、挟瘀、挟积者。

此证在治疗上素有"治痿独取阳明"之法，其源为《黄帝内经·素问·痿论》：

黄帝问曰："五脏使人痿何也？"岐伯对曰："肺主身之皮毛，心主身之血脉，肝主身之筋膜，脾主身之肌肉，肾主身之骨髓，故肺热叶焦，则皮毛虚弱急薄，著则生痿躄也；心气热则下脉厥而上，上则下脉虚，虚则生脉痿，枢折不挈，胫纵而不任地也。肝气热，则胆泄口苦筋膜干，筋膜干则筋急而挛，发为筋痿；脾气热，则胃干而渴，肌肉不仁，发为肉痿；肾气热，则腰脊不举，骨枯而髓减，发为骨痿。"

《黄帝内经》对于五痿成因的基本叙述：

帝曰："如夫子言可矣。论言治痿者独取阳明，何也？"岐伯曰："阳明者，五脏六腑之海，主润宗筋，宗筋主束骨而利机关也。冲脉者，经脉之海也，主渗灌溪谷，与阳明合于筋阴，阴阳宗筋之会，会于气街，而阳明为之长，皆属于带脉，而络于督脉。故阳明虚则宗筋纵，带脉不引，故足痿不用也。"帝曰："治之奈何？"岐伯曰："各补其荥而通其俞，调其虚实，和其逆顺，筋、脉、骨、肉，各以其时受月，则病已矣。"帝曰："善。"

这段经文最主要的一句就是"故阳明虚则宗筋纵，带脉不引，故足痿不用也"。意思即阳明经气血不足则宗筋失养而弛缓，带脉也不能收引诸脉，两足便痿弱不用。

如此看来，"独取阳明"实为治疗痿证之重要法则，但是否便是独一的治法？临证中又该如何全面理解、运用这一法？

深入研究《黄帝内经》的本义，集合历代医家的学术观点、临证经验，我对"独取阳明"的看法，大体如下：

痿证多虚，治疗上宜强壮健补，之所以要独取阳明，是因为阳明属胃，与脾相为表里，乃水谷精微之海，是后天之本，气血化生之源，而人体肌肉四肢，均需依赖脾胃水谷精气濡养，才能充实健用。再者，阳明多气多血，为十二经之长，主润宗筋血脉，阳明亏虚则宗筋弛纵，不能束骨而滑利关节。因而，对于痿证之弛废不用之症，"独取阳明"之法可以润养宗筋、束骨利关节而达到治疗目的。

在具体用药上，根据阳明多气多血的特点，临床上选用药物多为补益气血之品，如人参、黄芪、当归、熟地黄等。对于肺热脾伤者，临床多用李东垣之清燥汤。此方由黄芪、苍术、茯苓、白术、黄连、陈皮、当归、生地黄、人参、甘草、黄檗、麦冬、神曲、猪苓、泽泻、升麻、柴胡、五味子组成。此方临床上使用普遍，被视为专治"足膝痿弱，不能行立者"的基础方。

后世医家以"独取阳明"为指导原则，治疗痿证组方的用药经验大体是扶阳明之正，如用补中益气汤加减治疗足膝无力，不能行走；用益胃汤加减治疗急性脊髓灰质炎。再就是祛阳明之邪，如用泻下的大承气汤加减治疗急性脊髓炎，用温胆汤化裁治疗癔症性瘫痪，等等。

《黄帝内经》在痿证的治疗方法上，强调了针灸的治疗作用，并详细地叙述了取经选穴应以阳明经的腧穴为主，再根据病因所犯脏腑部位的不同，采取"各补其荥而通其俞，调其虚实，和其逆顺"的原则，选取相应经脉的腧穴。由此可以清楚看出，所谓的"治痿者独取阳明"，实际上是突出强调阳明胃经在治疗痿病方面的作用，而不能只是"独取阳明"，必须依据病情、结合五脏，辨证施治。

《痿论》的这段文字，在论述痿证的病机方面突出肺，在治疗的时候则强调胃，其意思是从肺胃的生理功能方面集中地体现气血津液的作用。《灵枢·营卫生会》中就说："人受气于谷，谷入于胃，以传于肺，五脏六腑，皆以受气。"就是说人体的气血津液化源于胃，但布化至全身则靠肺。痿证的发生多是由于气血津液亏乏，筋脉失养。非常明显，这里就突出了肺胃在气血津液生化输布上的相互协调作用。

痿证，病机上着眼于肺，治疗上则着眼于胃（即独取阳明）。重视调理肺胃的治疗原则，在临床实践中具有重大意义。

但是，人体气血津液的化源与传输，除了肺胃之外，与其他脏腑均有密切的联系，所以临证的时候不能只考虑"独取阳明"，而应该考虑其他脏腑，结合其他疗法，方能全面尽善，从而补充原文中治法之不足。

对于这一点，古今不少学者就已经提出了一些理论和实践方面的新知，并为临床所践验。

实际上，在痿证治疗上，补养肝肾与健脾益气这两种治疗方法，是极为重要的；如常见之重症肌无力，其根本就是脾肾虚，结合证情，灵活运用，补益脾肾，方可取得较好的疗效。

余曾治一男子，五十余岁，患重症肌无力，长期以西药"新斯的明"维持治疗。诊见患者双膝痿软，不能行走，需两人搀扶，方可勉强移步；体质虚衰，头晕腰酸，面色无华，气短乏力，食少便溏，小溲淋沥无力，六脉沉细弱，舌淡苔白。一派脾肾两亏之象。投以补中益气汤合右归饮加减，治疗月余，效果满意。

又治一例青年男子，未婚，有手淫坏习惯十余年，双下肢软弱无力近月，曾在某医院神经内科检查，未予明确诊断，近日逐渐加重来诊。诊见患者行走困难，乏力，自诉不能跑步，腰膝酸软，夜寐多梦，时有遗精，工作时精神不能集中，时感头晕，口干，六脉细数，舌质红，舌苔干，大便干结。此为肾精不足，筋脉失养之证。彼曾就诊中医，出方视之，乃独活寄生汤加祛风燥湿之品，就诊数次，均以此方出入，证情有增无减。此误在以痿为痹，祛风燥湿，消烁津液，所用损耗阴精之品，益增其病。治当填补肾精，滋阴养液，濡养筋脉，予左归饮合地黄饮子加减，5剂见效，10剂病情减半。继之以此方再合虎潜丸加减，调理月余而愈。

明代张介宾治痿也有其独到之处。他在其著《质疑录》中说："何以病痿之人，有两足不任身，而饮食如故，其啖物反有倍于平人者何也？岂阳阴之气旺，而水谷入海，独不能运化精微，以强筋骨乎？何饮啖日盛，形体日肥，而足痿不能用也？则知阳明之虚，非阳明之本虚，而火邪伏于胃中，但能杀谷，而不能长养血气、生津液，以灌溉百骸，是以饮食倍于乎人，而足反为之不用。此所谓'壮火食气'，而邪热不杀谷也。阳明之邪热，原是肺中传来，故治痿独取阳明者，非补阳明也，治阳明之火邪，毋使干于气血之中，则湿热清而筋骨强，筋骨强而足痿以起。"

《景岳全书·痿证》认为："痿证之义，《黄帝内经》言之详矣，观所列五脏之证，皆言为热。而五脏之证，又总于肺热叶焦，以致金燥水亏，乃成痿证。如丹溪之论治，诚得之矣。然细察经文，又曰：'悲哀太甚则胞络绝，传为脉痿，思想无穷，所愿不遂，发为筋痿，有渐于湿，以水为事，发为肉痿之类，则又非尽为火证，此其有余不尽之意，犹有可知，故因此而生火者有之，因此而败伤元气者，亦有之。元气败伤，则精虚不能灌溉，血虚不能营养者，亦不少矣。若概从火论，则恐真阳亏败，及土衰水涸者，有不能堪，故当酌寒热之浅深，审虚实之缓急，以施治疗，庶得治痿之全矣。'"其提示临证时要全面考虑，不能执偏，且在病因方面，提出因情志所伤的因素；而在肯定朱丹溪"大率属热"的同时，提示治疗的时候要注意勿败伤元气真阳，必须"酌寒热之浅深，审虚实之缓急"。

综合以上论述，提醒医家，在面对痿病这一难证的时候，既要深研《黄帝内经》之经旨，病机认识上着重于肺，具体治疗上着重于胃，注重"治痿者独取阳明"这一总体原则，又要参阅各家学说，广博众议，整体考虑，多方推求，方能获效。

六十五、儿科医案五十例

病例1：感冒风寒

林某，男，6岁，1973年3月6日诊。

患儿自昨午夜起即恶寒，发热，呕吐，头痛，微咳。今诊见脉浮略数，舌质淡红，舌苔薄白，鼻涕清稀，咳声重浊，腹胀痛，呕吐痰涎，今晨不进饮食，大便2天未解，3天前曾进食炒面、煎饼，体温38.5℃。

此为风寒感冒挟食之证。法宜疏表散寒去积。方选杏苏饮加减。

药用：杏仁6克，紫苏4克，陈皮5克，半夏4克，茯苓6克，枳壳3克，桔梗5克，前胡4克，浙贝母4克，神曲4克，黄芩5克，板蓝根7克，甘草1.5克。嘱服2剂，忌油腻，避风寒。

二诊：前方服2剂后，热退，但腹仍胀痛，大便未解，不思饮食，唯吐止咳轻，知表邪未解而积滞甚深。前方加大黄5克，莱菔子5克，槟榔4克。嘱服3剂。

三诊：上方服后泻下污秽大便数次，腹痛止，思饮食。上方去大黄，紫苏减半，加白芍4克。嘱继服2剂，忌肥甘生冷，避风寒。

潮汕地区千年不易食谱，稀粥送萝卜干，此时最为适宜。

此例首诊本拟泻下，恐其邪陷。三诊加白芍，意在敛阴。以小儿纯阳之体，极易伤及阴分，而外用辛散，内用攻逐，故有此虑。

病例2：心衰亡阳

陈某，女，9个月，1973年3月10日诊。

患儿之母怀患儿时，患风疹（荨麻疹），未予治疗，仅自服一般抗过敏西药，未足月而产下患儿。后因喘息咳嗽，发现患儿有先天性心脏疾患（室间隔缺损），医院告知必须手术，而费用需以万计，父母因之存心放弃。今晨患儿感冒发热，未延医，自取退热西药喂服（小儿退热片），遂致汗出不止，遍体冰凉。其祖父见之不忍，请余往诊。

今诊见患儿口唇青紫，大汗而出，从头至足，遍体冰凉；心音极为微弱，往常明显之收缩期杂音也难闻及，三关指纹推按均不见颜色；肛探体温36℃；重掐合谷、人中，反应极微，唯眼睛尚有转动。见此状况，知已是生机渺茫。余辞不治，嘱急送医院抢救，然家人概不听从，俱言已临此状，救也无用，即使此次救活，今后又何来巨款动手术治心脏。言之凄凉，闻之心酸。而其父母又言，病情众目皆睹，若有一线生机，先生尽可以大胆用药，生死如何，绝无怨悔。至此，医者良心之责，又何能再予推却。遂处方嘱急煎服。

药用：开河参3克，附子3克，九分水煎取三分，嘱服1剂。因患儿不能进食，嘱用注射器（去针头）推注口内，同时厚衣覆盖。余则在其家中守候。

2小时后，患儿体温渐回，眼睛转动较前明显有神，心音闻及，脉搏可以触及但仍极为微弱，可知阳气已回。原方加麦冬3克，五味子1克，嘱再服1剂。

二诊：上方服1剂后，患儿已能啼哭，心音恢复前之状况，肛探体温37℃，已有小便，且能进少量乳食，可算脱离危险。

药用：开河参3克，麦冬3克，五味子1.2克，淡豆豉3克，生葱3段，甘草1.5克。嘱服3剂。

三诊：上方服3剂之后，患儿基本恢复。

第二年，得亲朋资助，在医院做心脏室间隔修补术。术后完全恢复健康，长大成人。

此例患儿因有先天性心脏疾病，禀赋薄弱，心阳虚衰，而又误投西药疏发，致大汗亡阳，命系一线。首剂以参附汤回阳救急，效专力宏，斩将夺关，剂量虽然偏大，但恐服药不能尽剂。二方加麦冬、五味子，寓生脉散意。毕竟原来心脏有疾，亦恐阳回而阴伤。末方合葱豉饮，盖病终因外感而起。

余思此证，所以致斯，实也有诸多原因，而当时之医疗、交通又极为不便，兼雨黑之夜，欲送数十里外之医院，几为无法。以当时之况，余虽坚推，然亦良心所责，于心不忍。且病情吉凶，有所见证，故勉为其难，而竟获救，亦一慰耳。

病例3：咳嗽

赵某，男，5岁，1973年4月16日诊。

咳嗽一月，今诊见患儿面黄体倦，精神困顿，咳嗽时作，脉浮缓，舌质淡白，舌苔薄白而腻，询之每嗽必吐痰涎、食物，纳差腹胀，大便日行数次而不成形，已服消炎祛痰之西药数天。

此证为肺脾两脏同病。《黄帝内经》曰："五脏六腑皆令人咳，非独肺也。"因脾虚湿盛，运化无权，故腹胀纳差，大便日行数次而不成形。湿化为痰而上涌，故咳嗽频作，呕吐痰涎。治宜祛脾湿而化痰，降逆止嗽。方选《幼幼集成》之橘皮汤加味。

药用：半夏4克，茯苓6克，陈皮4克，旋覆花4克（包煎），细辛1.2克，党参5克，枳壳2克，桔梗5克，生姜1片，大枣1枚，枇杷叶4克，紫菀4克，百部4克，甘草2克。嘱服3剂，忌油腻、鱼腥之品。

二诊：上方服3剂后，嗽减呕止，痰涎减少，夜寐能安，精神好转，大便亦趋正常，唯纳食尚少，腹微胀。前方去生姜、大枣，加白术5克，炒谷芽5克，再服5剂告愈。

病例4：咳嗽，风热犯肺

赵某，男，4岁，1972年4月16日诊。

患儿咳嗽2天，发热，微恶寒，鼻流清涕，脉浮数，舌质红，舌苔薄黄，咳声清亮无痰，咽喉肿痛，询知大便3天未解。

此证为风热伤肺。法宜疏风热而清肺金。方选桑菊饮加味。

药用：桑叶5克，菊花5克，杏仁6克，薄荷3克，连翘5克，芦根6克，桔梗5克，石膏12克，知母5克，瓜蒌皮5克，葶苈子5克，滑石5克，甘草1.5克。嘱服3剂，忌辛辣、鱼腥之品。

二诊：上方服3剂后，热退咳减，大便已解。原方去石膏，加川贝母4克。再服3剂而安。

肺与大肠相表里，欲清肺金，宜先通肠，且本证肺卫受邪，宜疏解，故以桑菊饮酌加通肠之品取效。

病例5：肺脾两伤，虚寒咳嗽

林某，男，3岁，1974年12月15日诊。

患儿咳嗽10天，诊见咳声低微，痰白清稀，神疲乏力，腹胀便溏，舌质淡红，舌苔白腻，关纹色淡，脉细弱迟缓。

此证本为肺脾两伤，治宜温中散寒，两补肺脾。奈其母竟信雪梨羹一法，日用雪梨一只炖冰糖服，连用数天，咳嗽日重，更增纳呆。故知一般食疗之法，亦须辨其寒热，倘若寒热不辨，亦可伤人。方选陈夏六君子汤加味。

药用：党参4克，白术3克，茯苓4克，陈皮3克，炒谷芽5克，半夏4克，桑白皮5克，杏仁5克，干姜3克，莱菔子5克，薏苡仁5克，紫菀5克，百部4克，桔梗5克，甘草2克。嘱服3剂。

二诊：上方服3剂后，患儿精神好转，咳嗽减轻，腹已不胀，大便正常，思饮食。原方加浙贝母4克，再服3剂告愈。

病例6：阴虚咳嗽

林某，女，15岁，1972年9月15日诊。

患儿之父有肺结核病史。患儿2个月前曾因感冒发热咳嗽，在我处诊治，嘱往医院照片检查示浸润型肺结核，遂于医院取抗结核药治疗。

今诊见患儿干咳无痰，咽喉干燥，皮肤蒸热，午后尤甚，舌质红，舌苔干，六脉细数，夜有盗汗，大便干涩。

此证为肺阴亏损。治宜退阴分之热以泻肺，滋肺阴止咳。方选泻白散合秦艽鳖甲汤加味。

药用：地骨皮12克，桑白皮10克，秦艽10克，鳖甲15克，百合10克，生地12克，川贝母6克，紫菀10克，百部10克，桔梗12克，麦冬10克，甘草5克。嘱服5剂，抗结核药照服勿停。

二诊：上方服5剂后，午后已不发热，夜间盗汗亦止，咳嗽较前轻，脉舌如前。前方加玄参10克，南沙参12克。嘱再服5剂。

三诊：诸症悉减，仅时有微咳，纳食香，六脉和，午后无发热，体重增加。继续调理，方选沙参麦冬汤加味。

药用：南沙参2克，麦冬12克，天花粉12克，百合10克，浙贝母8克，白芍10克，玄参10克，阿胶10克，桑白皮10克，桔梗10克，甘草4克。嘱再服10剂，抗痨药继续，定期复查以决定用药，并嘱增加营养，增加户外活动，慎避风寒。

结核病之治疗应以西药为主，中药为辅。医生与患者均要注意结合中西医治疗。

病例7：咳逆，暑热袭肺

陈某，男，13岁，1973年7月26日诊。

患儿4天前因感冒发热自服桑菊感冒片及消炎退热之西药。今诊见身热汗出口渴，面垢，胸闷胁痛，咳逆有痰，脉濡滑而数，舌质红，舌苔黄腻。

此证为《时病论》之所谓暑咳也。因时值暑月，暑热蒸逼，暑伤于肺，五脏之中，肺位最高，为五脏之华盖，外邪袭入，肺经先病，咳逆因之而作。治以雷氏"清宣金脏法"。

药用：牛蒡子10克，金银花10克，连翘10克，川贝母5克，马兜铃

（2020年版《中国药典》已将此药剔除，见本书第85页）5克，杏仁10克，桔梗10克，西瓜皮1块，瓜蒌皮9克，石膏15克，车前子9克，枇杷叶10克，甘草3克。嘱服3剂。

二诊：上方服3剂后，咳嗽已减大半，热退，脉静身凉，饮食如常。前方去石膏。再服3剂告愈。

大凡暑月因外感暑邪咳嗽，每用雷氏"清宣金脏法"，多有神效。

病例8：哮喘，风寒袭肺

张某，男，10岁，1972年10月16日诊。

患儿素体虚弱，有哮喘病史。2天前放学回家，路遇暴雨，遍体淋湿，回家后即感恶寒，其母煮红糖生姜汤令服，恶寒稍解。第二天继续上学读书，是夜哮喘发作，不能平卧。

今诊见患儿咳嗽喘促，张口抬肩，喉间痰鸣有声，痰色清稀色白，恶寒无汗，脉象浮滑，舌质淡，舌苔白腻，体温37.8℃。

此证为外感风寒，内闭于肺，肺之肃降失司，痰浊涌肺，因而作喘，尚未化热。法宜祛寒邪，温肺化痰平喘。方选小青龙汤加味。

药用：麻黄4克，桂枝3克，白芍6克，细辛2克，干姜3克，半夏8克，五味子3克，桔梗7克，黄芩7克，紫苏子5克，干姜3克，前胡7克，川贝母5克，甘草2克。嘱服2剂。

二诊：前方服2剂后，哮喘缓解，睡能平卧，已不恶寒，体温正常，但仍有痰嗽，脉滑，舌红苔滑腻。予定喘汤加味。

药用：麻黄2.5克，款冬花6克，黄芩7克，紫苏子6克，桑白皮7克，半夏6克，银杏4枚（去壳），紫菀6克，百部6克，川贝母4克，甘草2克。嘱再服3剂。

3剂后，哮喘已不发作，嗽止。嘱服陈夏六君丸一个月，以资巩固。

此证首诊以小青龙合三子养亲汤，脉证皆符，唯加黄芩一味，防其化火；二诊外寒已解而喘缓，故改较为平和之定喘汤。以儿童体质稚嫩，辛温燥烈之品，宜中病即可。

病例9：喘嗽，风热闭肺

张某，男，3岁，1974年4月18日诊。

患儿月前曾因支气管肺炎住院治疗。今诊见患儿发热恶寒，微汗，咳嗽喘促痰黄，咽喉红赤，口渴欲饮，鼻有清涕，舌质红，舌苔薄黄，脉浮稍数，体温38.5℃。

此证为外感风热，痰热闭肺。

药用：桑叶5克，菊花5克，连翘5克，芦根5克，苦杏仁6克，桔梗6克，石膏15克，川贝母4克，前胡5克，甘草1.5克。嘱服2剂。

二诊：上方服2剂后，病情不减反进，高热不退，咳嗽更甚，鼻煽气急，喉中痰鸣，烦躁干渴，面色红赤，涕泪全无，舌质红绛，舌苔焦黄，大便3天未解，两肺可闻干湿性啰音，体温39.5℃。

此已属肺炎喘咳之证，证情严重，嘱送医院治疗，却见其父母面有难色。原来月前住院已经倾尽家中积蓄，尚负债不少。恳余尽力帮助。余沉吟片刻，思此病虽严重，但尚能饮食，口唇红赤不见青紫，3天未解大便，邪热下阻于大肠而上逼于肺，此乃治疗之契机，冀通腑以取效。遂处方药，嘱急服1剂回话。

药用：麻黄2.5克，苦杏仁5克，石膏15克，细辛1克，大黄4克（后下），滑石5克，川贝母3克，桔梗4克，葶苈子4克，鱼腥草7克，甘草1.5克。

三诊：上方服后即排臭秽大便两次，喘息遂减，鼻煽不明显，体温也下降，脉象较前和缓，患儿精神好转。

药用：麻黄2.5克，苦杏仁4克，石膏12克，葶苈子5克，地龙4克，天竺黄3克，川贝母4克，鱼腥草6克，桔梗5克，滑石5克，甘草1.5克。嘱服2剂。

四诊：患儿症状继续好转，咳嗽喘息大减，痰少，呼吸平稳，饮食正常，舌质淡红，舌苔微黄。

药用：北沙参5克，麦冬5克，天花粉5克，知母5克，天竺黄4克，地龙5克，桔梗4克，川贝母4克，甘草1.5克。嘱服3剂，忌辛辣、油腻之品，慎避风寒。告愈。

此病因何首诊过后反而加重，主要原因还是病情正处于发展阶段，证情本重。万密斋《片玉心书》云"皆由痰火中藏"，盖痰由火烁津而成，腑实不通则痰火不降。故三诊以五虎汤，予通下之品而收釜底抽薪之效，四诊以沙参麦冬汤加味养阴清肺善后。

病例10：伤食泄泻

赵某，男，6岁，1972年4月18日诊。

诊见患儿患泻3天，腹胀满痛，频频上厕，每痛必泻，泻则痛减，口吐腐酸，小便短赤，舌苔黄厚垢腻，脉紧而数，所泻量不多且臭秽黏滞。询知数天前多食鱼肉、饼食、水果。

此证为食积致泻。夫泄泻之本，责在脾胃，胃为水谷之海，脾主运化，若脾旺胃和，则水谷腐熟而为气血。若饮食失节，寒温不调，致脾胃受伤，则水反为湿，食变为滞，合之而下则为泄泻。

此证治当消食化积，但其泻下不多、腹胀满、泻则痛减，若用一般消积化食之方，恐难奏效，必用猛剂。

药用：大黄7克，枳实4克，槟榔4克，神曲5克，茯苓6克，黄连3克，黄芩5克，泽泻4克，山楂6克，木香3克，甘草1.5克。嘱服1剂。

方一示出，患者之父顿疑，谓泄泻频作，如何还用大黄？余答曰：腹胀痛拒按，所泻无多，说明肠胃积滞严重，故须荡涤宿秽，必用大黄。其父听后觉有道理，遂遵方服用。

二诊：上方服1剂后，腹中雷鸣，旋即大泻数次，均系臭秽黏滞之品，顿觉腹松痛减，轻松自如，随之泻下次数逐渐减少。嘱原方大黄减半，再进1剂。病遂告愈。

此证若以病名论，实难界定，不知属食积腹泻还是食积腹痛。然而，病机与病因相同，故治疗上当急清食滞，食滞清除则泻与痛俱止。此证本是一个普通病例，唯提示用药必须切中要害。

病例11：外感风寒，泄泻

林某，男，2岁，1972年7月12日诊。

患儿前天下午随其姐外出玩耍，至晚方归，时天气变冷，故受风寒。下半夜遂恶寒发热，腹泻数次。今晨诊见腹泻清稀，昨夜至今已十余次，鼻流清涕，时有咳嗽，口不渴，微呕，舌质淡，舌苔白腻，脉浮，关纹浮，小便尚长，体温38℃。

此证为外感风寒，传之肠胃，气机不得宣畅。方选杏苏饮加减。

药用：苦杏仁4克，紫苏叶4克，半夏3克，桔梗3克，前胡3克，生姜1片，大枣1枚，白芷3克，茯苓5克，黄芩5克，车前子5克，甘草1.5克。嘱服2剂。

上方服2剂后，微汗热退，泻止告愈。

病例12：泄泻，脾胃湿热

罗某，女，3岁，1973年4月12日诊。

患儿泄泻已经2天，每天10余次，泻下稀薄，色黄秽臭，发热，体温38℃，口不甚渴，腹部微胀痛，神疲倦怠，小便短赤，舌苔黄腻，脉浮略数，肛门灼痛。

此证为肠胃湿热，脾受其困，因而作泻。法当清利湿热。方选《霍乱论》之蚕矢汤加减。

药用：晚蚕沙3克，宣木瓜4克，黄连3克，黄芩4克，吴茱萸2克，通草3克，薏苡仁6克，栀子4克，半夏3克，葛根6克，甘草1.5克。嘱服2剂。

二诊：上方服2剂后，泻不减而腹胀痛更甚。询之，知饮食有误，原来两天来以番薯为食，番薯富含淀粉，最易增胀。即嘱食以水、米汤。原方去薏苡仁，加神曲5克，莱菔子5克。再服2剂即告愈。

一般肠胃病，饮食宜忌最为重要。泄泻不论寒热虚实，一切生冷及能增胀满、难以消化的食品均非所宜。食宜清淡，能够保证水分及一般营养即可。

病例13：泄泻，暑热作热

陈某，男，2岁，1972年7月15日诊。

患儿2天前因暴迫作泻、高热、脱水，以中毒性消化不良住院补液2天，未效来诊。今诊见患儿眼眶凹陷，皮肤干皱，口唇干焦，引饮无度，频频泻下清水样大便，无小便，舌质红绛，舌面干焦无苔，啼哭无泪，脉细数无力，体温39℃。

此为暑泻中之重证，阴分大亏。治宜以固津补液为急。

药用：竹叶2把，石膏15克，党参6克，半夏3克，麦冬7克，生姜1片，粳米30粒，寒水石9克，滑石5克，甘草1.5克。嘱速服2剂头煎。

另，水牛角1.2克，灯心草30条，煎水频服。

二诊：上方服2剂后，患儿体温下降，口渴减弱，腹泻次数减少，已有小便，哭有泪。

药用：党参5克，白术4克，茯苓5克，木香2克，葛根6克，寒水石7克，通草3克，甘草1.5克。嘱服2剂并进稀米汤。

三诊：泻再减，日仅二三次，小便清长，体温正常，精神好，能饮食，脉和缓，舌质淡红，舌苔薄腻，唯腹微胀。

前方加陈皮，续服3剂告愈。

此类症状经历甚多，为暑月泄泻，高热不退，烦渴引饮。治疗上首选竹叶石膏汤，清热救阴以止烦渴，同时以水牛角（先为羚羊角，今已禁用）煎水频服，止渴除烦。盖水牛角性咸寒，降火滋阴而不腻，较用其他养阴药更佳。二诊热退阴回，即改为七味白术散，以小儿稚阴稚阳，阴分既伤，阳气亦伤，此时若再一味寒凉则不妥。《活幼口议》言：小儿泄泻，总因脏腑虚寒而得之，不论症状如何，其本皆不离脏腑虚寒。故应时时注意固护脾胃，寒凉之品，中病即止，切勿过用。

病例14：湿热泻

赵某，男，8个月，1974年6月25日诊。

患儿腹泻3天，已用西药治疗2次。今诊见患儿烦躁不安，腹泻如注，量多，便色黄赤，肛门灼热，小便短赤，舌质黄厚，舌苔黄腻，口气蒸臭，发热，体温38.5℃。

此证属湿热作泻。方选葛根芩连甘草汤合五苓散。

药用：葛根4克，黄连1.5克，黄芩3克，茯苓4克，猪苓3克，泽泻3克，车前子3克，陈皮2克，甘草1.2克。嘱服2剂。

二诊：前方服2剂后，患儿热稍退，但腹泻依旧，腹仍胀。询知患儿母乳喂养，而数天来，其母也腹胀、腹痛、腹泻，但不服药。此母体肠胃湿热积滞之邪，由乳汁传之小儿。源头不洁，何来清流？嘱其母服药戒口。患儿上方加神曲4克。继服2剂而愈。

临证中每遇此种情况，母乳喂养小儿，其母有病，多不敢进药，恐将病邪通过乳汁传予小儿，此误矣。其误一，本身有病而不服药，必致疾病由轻转重；其误二，身体有病，则乳汁不洁带病邪，小儿吸食，无病染病，有病加重。故母亲有病，当从速治疗或暂时断乳，农村中多以误传误，须与教示。

病例15：泄泻，脾胃虚寒

林某，女，4岁，1974年10月12日诊。

患儿禀赋薄弱，3岁不行，因泄泻1周来诊。

诊见患儿神情困顿乏力，面色萎黄，肌肉干皱，四肢不温，泄泻每天六七次，携带不消化之食物，时有腹胀、腹痛，小便清长，舌质淡白，舌苔白腻，脉细弱。

此证为脾胃虚寒，运化无权，因而作泻。法当温阳益气，补益脾胃。方选理中汤合参苓白术散加味。

药用：党参6克，白术5克，茯苓6克，干姜2克，附子2克，莲肉5克，炒扁豆5克，山药5克，薏苡仁5克，春砂仁2克，甘草1.2克。嘱服3剂，忌食生冷之品。

二诊：上方服3剂后，腹泻次数减少，日行二次，便稠，胃纳增，患儿精神转佳。前方加白芍4克，炒谷芽5克。嘱再服5剂。

三诊：患儿大便已正常，肌肉回，面色红润。上方去干姜、附子，加黄芪6克。嘱再服5剂。告愈。

病例16：泄泻，因惊致泻

周某，男，5个月，1975年5月13日诊。

患儿腹泻一周，日七八次，量不多，稀薄色青，小便微赤，腹微胀，时有哭闹惊恐之状，面色泛青，手足偶搐，无发热，舌淡苔薄微黄。

病历一周，已易医三人，出方所见，有补脾燥湿者，有清热利湿者，有消积理脾者（西药不详），然皆不效。细询之，知一周前因摇篮绳断坠地，父母见无伤损，不予注意，隔日即泻。

此证为因惊致泻，为肝木犯土。法宜抑木扶土，镇惊止泻。

药用：钩藤3克，蝉蜕2克，防风1.5克，党参2克，僵蚕1.5克，全蝎1只，川芎1.2克，白术2克，陈皮2克，白芍2克，甘草0.6克。嘱服2剂。

二诊：上方服2剂后，小儿明显较前安静，大便泻减，日仅二三次，转黄色。原方去全蝎，加茯苓4克。继服3剂而安。

小儿因惊致吐、致泻，临证甚为多见，特别2岁内小儿更为多见。此因小儿脏腑娇嫩，形气未充，容易"担惊受怕"而影响胃肠消化功能致泻。治此证一般若不从肝（木）脾（土）着手，则难以奏效。余常以《小儿药证直诀》之钩藤饮加减治之，每效。

病例17：疳证，疳积

蔡某，男，7岁，1975年10月23日诊。

诊见患儿形体消瘦，四肢尤甚，肚腹膨大，青筋暴露，面色萎黄，毛发憔悴，口唇色淡，舌质淡白，舌苔光滑，脉濡细迟缓，胃纳不佳，大便溏薄，有时食入则便，夜寝不安，睡时露睛，时有手足抽动，容易出汗。曾经医院诊断为Ⅲ度营养不良，服药罔效。余谓其父母曰："此疳证也，当慢予调理。"

药用：红参须5克，白术7克，茯苓8克，炒扁豆6克，广陈皮4克，山药7克，莲肉5克，薏苡仁5克，春砂仁3克，木香2克，甘草1.5克。嘱服5剂，注意饮食有节，忌肥甘、生冷之品，忌杂食零食。

一周后，父母携患儿来诊，却见症状没有改善且较前严重，更增易发脾气、躁动不安之症。余甚疑惑，自觉首诊判断用药无误，何致服药全无效果？虽然也知此病日久，治疗不可能立竿见影，但亦不致如此。询知原来上次其父母一听医生说是"疳证"，所处之方药便不服用，却自购驱虫药"山道年"服之，服后不单没有排虫，反而病情益增。

见此，只能多费唇舌予以解释。疳证本由饮食不节、调理不善而引起之小儿慢性虚损，正所谓"小儿为疳，大人为痨"，并非尽是虫证，也非一味驱虫可以治愈。况且此时脾胃虚弱，气血不足，补犹未及，怎可贸然驱虫？更何况"山道年"乃一种毒性甚大的驱虫药，此时不可用。遂于原方中加黄芪6克，胡黄连3克。嘱服5剂回话。

上方服5剂后，患儿精神转佳，诸症略有改善。嘱原方再服10剂后复诊。

上方再服10剂后，患儿已经基本恢复，面色稍红润，四肢肌肉稍丰满，腹胀、痛、泻诸症消失，胃纳亦佳，夜睡安。嘱原方照服，隔天1剂，并注意饮食营养。

有关疳证一病，《幼幼集成》一书论之最详，大意谓本证为慢性虚弱性之疾病，多因脾胃虚弱，饮食不节，多食生冷不洁零食，损伤脾胃，以致不能运化，积滞内停，治疗上当分别虚实缓急，或先扶胃，或先去积。所谓"壮人无积，虚则有之，虚为积之本，积为虚之标是也"。

病例18：疳证，疳极

无名氏，女，2岁，1975年10月12日诊。

患儿为一弃婴，由某庵堂尼姑收养，今晨来诊。尼姑揭开裹衣，诊室一众见之皆惊。名曰2岁之儿，体重不足七八斤，极度消瘦，面部状若老人，皮肤干皱，四肢大肉尽脱，仅存皮包骨头，精神全无，啼不闻声，哭不见泪，毛发干枯，腹部凹陷，口唇干焦，舌干无苔，脉若游丝。询知大便时稀时干，偶有低烧，饮食不思。更兼庵堂茹素，除米汤之外，营养全无。

似此胃气几濒败绝之疳病重症，若营养调理不能尽到，纵是灵丹妙药也无可奈何。而观尼姑之心，也是尽意而已。其实这也难怪，行善积德，亦须量力。至于医者，欲辞不治，坐看其毙；欲尽医职，有心无力。进退两难之间，忽见女婴眼睛顿开，直瞪瞪而视我，余心一颤，莫非此弱小生命，天赋灵犀，不甘待毙，求救于我？顿时泪下，杂念尽抛，人性良心，责无旁贷。

然欲施治，难在营养全无，药有何效？而此时最好之营养，当推母乳，而庵堂何来母乳？忽忆昨天有一妇女与其家婆携三月婴儿来诊，彼乃是富裕人家，妇人年轻健壮，乳汁充沛，常自怨乳汁过多，婴儿吮食有余，浪费甚多，上衣常湿，甚是麻烦。而昨观此婆媳两人，均系慈善之辈，若能道明此情，必肯相助。遂登门陈情，谓彼一浪费之乳汁，可以救人一命，闻之婆媳皆满口答应。即嘱尼姑每天至其家（相隔不远）取乳汁两次喂服，并处方药。

药用：生晒参3克，白术3克，熟地黄4克，当归3克，川芎2克，炮姜1.5克，附子1.5克，春砂仁2克，白芍4克，麦冬3克，甘草1.5克。嘱服3剂。

三天之后，尼姑再携来诊，言得乳汁每天2碗，中药1剂，已有生机。余视之，果见患儿眼睛转动有神，面部及四肢皮肤皱纹渐失，声音较前响亮，食纳增，舌有薄苔，脉可按及。

此胃气渐回，佳象也。原方加莪术2克，五灵脂3克，木香2克，龙眼肉3克。嘱再服5剂，同时继续到彼慈善人家取乳汁（幸得全家乐意）。另嘱每天买猪骨一段熬粥，鸡蛋一枚喂食。见尼姑面有难色，我因谓之，知腥荤犯戒，然为救命，佛应无责，倘若有责，医者自受之，与尔等无干。

上方服5剂后，患儿症状逐步改善，而最为重要的乃是保证基本营养（尼姑遵嘱）。上方去附子、莪术。嘱再服10剂。

一月后，患儿完全恢复。已能扶墙走路，肌肉丰满，面色红润，而且性情乖巧。一条弱小待毙的生命，就此捡回。

此证为疳中重症，先用八珍汤，胃气渐复之后用《幼幼集成》之集圣丹加减。但首功在母乳，乳血同源，情融于乳，非他物可比、可代，若无母乳，则生化之源全无，治疗无从谈起。

附录：

时光恍惚，二十余年后，诊余有暇，到当年之庵堂游叩，木鱼声声，当年尼姑尚在，往事历历，唏嘘光阴荏苒。而当时濒死之弃婴，已经长成一个慈眉善目、稳重雍容的青年尼姑。她在本乡读完初中之后，留在庵中一心事佛。由于生性聪颖，已成此庵众尼中坚。然则青春乃至一生，就将在这香烟缭绕中，在这晨昏诵经声中度过，也觉唏嘘。当然，也将免了许多世事苦恼。

倘若要说善举，则千金万银，可能都比不了当年那位妇人的数碗乳汁。

病例19：惊风

林某，男，2岁，1975年5月17日诊。

患儿因高热惊厥住院，基本排除感染性、器质性脑病及癫痫，但出院后依然时有抽搐乃至短暂昏厥。拟结合中医治疗。

今诊见患儿面色萎黄，形神疲惫，目光无神，嗜睡，睡时露睛，其母须大声呼喊，始有回应，腹微胀，时有肠鸣，大便稀薄，日行五六次，食少，眼角、口唇、四肢时有抽搐，舌质淡白，舌苔薄白，脉细弱。

此证已属慢惊，乃脾阳虚衰之症。治宜补中健脾，扶土抑木。

药用：潞党参6克，白术3克，黑姜1.5克，钩藤3克，天麻3克，白芍3克，菊花3克，全蝎1只，茯苓5克，陈皮3克，甘草1.5克。嘱服2剂。

二诊：上方服2剂后，患儿症状无大改变，唯清醒时间较昏睡时间略长，时仍有抽搐，食少，大便日仍行四五次，双下肢微肿，脾虚挟湿。

药用：附子3克，党参5克，炮姜2克，桂枝2克，春砂仁2克，茯苓5克，炒扁豆5克，全蝎1只，地龙4克，天麻3克，钩藤3克，藿香3克，佩兰3克，甘草1.2克。嘱进3剂。

三诊：患儿仍嗜睡，但呼之即醒，醒后精神较前好，仍偶见抽搐，大便日仍行四五次，能进米汤，脉舌如前。

药用：附子3克，炮姜2克，党参5克，白术4克，茯苓5克，桂枝2克，陈皮3克，半夏3克，薏苡仁5克，菖蒲3克，全蝎1只，地龙5克，钩藤4克，天麻3克，白芍3克，甘草1.2克。嘱服3剂。

四诊：患儿诸症悉减，每天抽搐仅一两次，且持续时间短。神志清，已不嗜睡，大便次数减且成形，思饮食，下肢浮肿消失。前方去全蝎、炮姜、附子，加黄芪6克。嘱再服5剂。

上方继服5剂后，诸症消失，一切正常，告愈。

此证为湿热之邪伤及脾胃，引起高热泄泻而致惊厥抽搐，在医院经镇静、抗菌、补液治疗后昏睡、抽搐不止，患儿全身症状差，究其原因乃素体虚弱，脾胃本虚，而外邪侵入，阴阳两伤，而成慢惊。此时若再镇静、抗菌，无异于雪上加霜。治疗上当以温阳健脾为主，柔肝息风为辅。

此证治疗进展缓慢，且二诊出现下肢浮肿，皆因脾肾阳虚，非瞬时可复。但证情既已明确，便不能随便改弦易辙，必须一法到底，健脾扶阳，是为主导。

病例20：腹痛

林某，男，7岁，1976年6月13日诊。

患儿反复腹痛近10天，每发则痛苦不堪。曾经延医治疗，效果不明显。B超示肠系膜淋巴结发炎。

今诊见腹痛略拒按，痛在脐下，面目红赤，胃纳不佳，大便干结，小便短赤，性情躁急，痛则哭闹，闹则骂人，任劝不止。平时容易"上火"，喜冷饮，舌质红，舌苔焦黄，脉弦细数。

此证为气机郁滞，肝旺化火，火犯肠胃。方选龙胆泻肝汤加减。

药用：龙胆草6克，柴胡4克，黄芩6克，当归3克，栀子5克，生地黄6克，赤芍5克，枳壳4克，延胡索4克，青皮3克，木香3克，夏枯草6克，黄连3克，甘草1.5克。嘱服3剂，忌肥甘辛辣之物。另嘱鲜白花蛇舌草每天2两煎水间服。

二诊：上方服后，痛减大半，大便软，小便较清长，较为安静，思饮食，舌苔微黄，脉较和缓。

药用：柴胡4克，白芍8克，枳壳4克，黄连3克，木香3克，延胡索5克，青皮4克，白花蛇舌草12克，槟榔4克，甘草2克。嘱继服3剂。

继服3剂后，告愈。

此证非一般肝气，已化肝火。大凡肝火过旺，亦可致腹痛。本病以龙胆泻肝汤、柴胡疏肝散加减治疗，大要总不离泻肝火，疏理气机。

病例21：腹痛

张某，女，9岁，1973年10月25日诊。

右下腹痛5天，今诊见患儿面色无华，口唇色青晦暗，痛在右下腹，痛处不移，拒按，右下腹有手术切口（2年前曾因阑尾炎并腹膜炎动手术），大便困难，胃纳差，舌质紫黑，舌苔厚腻，脉细涩紧。3天前在医院被诊断为手术后肠粘连，服药无效。

此证为瘀血阻于少腹，气机不畅，肠道不通，因而作痛。法宜化瘀理气。方选《医林改错》之少腹逐瘀汤加减。

药用：小茴香2克，干姜4克，当归尾6克，赤芍8克，延胡索6克，川芎5克，肉桂3克，五灵脂6克，大黄（酒制）6克，蒲黄5克，黄连3克，黄芩7克，枳实5克，甘草2克。嘱服2剂。另嘱鲜白花蛇舌草捣汁间服。

二诊：上方服2剂后，泻下黑秽黏滞大便数次，腹痛顿减，腹部可任按压，饮食能进，舌淡，苔腻，脉细。前方去大黄（酒制），再服3剂而愈。

大凡手术后肠粘连，多由手术伤及肠腹血络致瘀血凝滞，壅塞气机引起，用少腹逐瘀汤加减治疗辄效。

病例22：腹痛

赵某，男，2岁，1978年5月25日诊。

昨天因薄衣受寒，忽腹痛哭闹不安，饮食不进，腹微胀，今天未见大便，但有矢气，周身凉，体温不高，面色赤中带青，四肢微有抽搐，痛至甚时，目瞪上视，舌质淡，舌苔薄白，关纹色红。

此证为外感风寒，寒邪入里。法当温散温通。先嘱以生姜1块捣碎，连汁带渣炒热，包以布帛置脐上。20分钟之后痛即减。

药用：当归3克，桂枝3克，白芍4克，细辛0.8克，生姜1片，大枣1枚，木香2克，通草3克，甘草1克。

上方服2剂即告痊愈。

此仲景当归四逆汤，功在温经散寒，养血通脉，通络止痛。用此方随症加减治疗寒邪入里之阴寒腹痛，每有效。

病例23：腹痛

林某，男，10岁，1978年3月25日诊。

腹痛5天，频频发作，痛处不定，以手按之，似有痛紧象而又非明显拒按。患儿面容痛苦，形容消瘦，脉象沉迟，舌质淡白，舌苔薄腻。据询近2年来，患儿每因父母责骂、老师批评、食用生冷饮料即发病，每痛则延续数天。有时家服"肚痛丸""十滴水"之类成药可以缓解。

此证为脾胃虚弱，气机不畅。法宜疏理气机，缓中止痛，补脾益胃。方选芍药甘草汤加味。

药用：焦白芍9克，甘草4克，白豆蔻5克，广木香4克，香附子7克，柴胡4克，党参8克，白术7克，茯苓8克，延胡索7克，青皮6克，枳壳4克，佛手6克。嘱服3剂，忌食生冷肥甘之品。

上方服3剂后，痛即减轻，矢气频频，能进饮食，原方再服3剂而愈。嘱服香砂六君丸1个月，以资巩固。

病例24：惊风

陈某，男，1岁，1975年3月12日诊。

患儿发热2天（体温不详），无明显外感症状，医生用退热抗菌西药，其间体温略有下降，今晨复又发热，饮食不进，哭闹不安，遂携来诊。

诊见患儿哭闹不安，面色红赤，关纹色紫，咽喉红肿已见化脓，两眼上视，体温40.5℃。病情十分危急，遂告知其母，患儿将发惊抽搐，言尚未尽，患儿已两眼上窜直视，牙关紧闭，角弓反张，手足抽搐，口唇青紫，任呼不应。其母顿时大哭呼救。迅即针刺人中、合谷、十宣，刺出血，并予西药安定灌肠、肌肉注射退热剂。其间患儿不停抽搐，约5分钟后方停，哭声出，口唇青紫退，10分钟后，汗出症情解。心率正常，体温39℃，急处方药。

药用：羚羊角（今已禁用）1.5克，另煎急服。

金银花5克，连翘5克，薄荷2克，牛蒡子5克，蝉蜕3克，石膏20克，知母5克，钩藤4克，全蝎1只，紫花地丁6克，蒲公英6克，板蓝根6克，甘草1.5克。嘱服2剂。

第二天复诊，谓服药后热渐退，无异常，能进食，咽喉红肿化脓退，体温37℃。

药用：竹叶1把，生地黄4克，灯心草3克，车前子4克，黄连2克，金银花5克，连翘5克，石膏12克，桔梗4克，蒲公英6克，紫花地丁6克，甘草1.5克，钩藤4克。

上方继服3剂后告愈。

此证即热毒攻喉（化脓性扁桃体炎）引起之高热惊厥。儿科临床上经常碰到，并非疑难杂症，处理也非特别困难。之所以记录此案，主要还是提醒医者不论何种原因引起的高热，均应特别注意惊厥的发生。当高热出现神经方面症状，如寒战、惊恐、磨牙、目光直视等症状时，便预示即将发生惊厥。此情况必须高度警惕，及时告知家属，根据医疗实际条件采取措施应对。毕竟惊厥是一个危重症状，必须尽快查明病因。

病例25：胃脘痛

王某，男，9岁，1975年10月12日诊。

胃脘部痛反复发作2年，因过饥过饱或饮食不当而引发，本次发作已2天。

今诊见患儿面容痛苦，时时嗳气，味酸腐，以手抱腹，胃纳差，大便溏薄，小便赤，口苦，舌质红，舌苔黄腻，脉细数。

此为寒热错杂之证。方选半夏泻心汤加减。

药用：党参6克，半夏6克，黄连3克，黄芩6克，干姜3克，木香3克，枳壳4克，春砂仁3克，乌药5克，香附子6克，甘草2克。嘱服3剂，忌生冷难消化之饮食。

上方服3剂后，胃脘痛减，腹胀呃逆减，大便日行一次，质软，小便清长，舌淡苔白，脉缓。

上方续服3剂而安，嘱续服香砂六君丸1月，以资巩固。

半夏泻心汤原为张仲景《伤寒论》治小柴胡汤证误下而致损伤中阳，外邪乘虚而入，寒热互结而成之心下痞；《金匮要略》也用以治"呕而肠鸣，心下痞者"。仲景所指"心下",便是胃脘,可知本方着重于调和肠胃。而临证上胃脘痛因平时脾胃虚弱,或感外邪,或伤饮食,或肝气横逆而引发。其表现症状多为寒热错杂、本虚标实,此时用半夏泻心汤最为对证。

病例26:虫证

胡某,女,5岁,1975年10月21日诊。

诊见患儿面色萎黄,形体消瘦,腹部脐周时痛,大便不调,日数次不定,时干时稀,食欲不振,时有呕吐,精神萎靡不振,夜寐不安,睡中磨牙,尚有吮指咬衣、搔鼻挖耳等秽癖,面生白斑,舌面见梅花点,偶尔便下死虫。虽然多次驱虫,但效果均不理想,不独诸症不减,患儿益增消瘦。

此证虽属虫证,但脾胃本虚,又兼湿热内蕴。治当先补脾胃,兼清湿热,再结合驱虫。

药用:党参8克,白术5克,茯苓7克,陈皮5克,半夏5克,使君子6克,槟榔5克,苦楝子5克,胡黄连3克,乌梅5克,木香3克,炒麦芽5克,神曲5克,枳壳3克,白芍5克,甘草1.5克。嘱服3剂。

二诊:上方服3剂后,患儿腹痛消失,食欲有增,排虫数次计一二十条。其他症状均改善,嘱原方再服3剂。

三诊:大便正常,已无排虫,腹痛无再。唯秽癖未除,面色未华。再予调理脾胃。

药用:党参7克,白术5克,茯苓6克,陈皮4克,半夏3克,熟地黄6克,当归5克,白芍5克,川芎3克,黄芪8克,胡黄连3克,炒谷芽6克,甘草1.5克,钩藤5克。嘱服10剂。

上方继服10剂之后,患儿面色红润,肌肉丰满,与之前判若两人。

此证为蛔虫病无疑,何以屡次驱虫无效,益增衰竭?实则虫证原因甚多,其中固是感染虫卵,但也与脾胃先虚、湿热内蕴、饮食不洁有关。有了以上症状,就应考虑是否适合单药驱虫。一般都应先予调理脾胃,免致正气受伤。

潮汕地区有端午节驱虫的习惯,以使君子捣碎煎鸡蛋予小儿驱虫,也有食后呃逆不止者,甚至延续数天,痛苦不堪。原因为使君子种仁表层薄膜没有剥离干净,须予注意。

病例27:虫证,虫厥

冯某,男,7岁,1974年5月12日诊。

患儿昨天无任何诱因而发腹痛,痛发时地上打滚、双目直视、不省人事。

当地医生诊断为胆道蛔虫症，予注射解痉镇痛针剂后缓解，半夜痛又发作，一般解痉剂无效，到医院注射"杜冷丁"方可止痛，予驱虫剂口服。今晨痛又发作，仍伴痛则昏厥。

今诊见患儿一如常人，腹软，唯右上腹处稍有压痛，面目不黄。舌质红绛，舌苔黄腻，脉弦数，小便短赤，大便3天未行。正诊视间，患儿痛忽发作，弯腰曲背，痛苦难忍，旋即两目上视，肌冷汗出，面色苍白，呼之不应。

此证属蛔厥。急取针刺人中、合谷、内关、足三里、中脘等穴位，约5分钟后患儿苏醒痛止。遂用处方药。

药用：乌梅4枚，花椒3克，干姜3克，细辛1.2克，黄连3克，黄柏6克，桂枝3克，枳壳4克，延胡索6克，川楝子6克，当归3克，党参6克，大黄8克（后下），甘草1.5克。嘱先服1剂回话。

上方服1剂后，痛未再发，下大便数次，内有蛔虫数条，中有一条呈青绿色。病告愈。

蛔厥一证，农村甚多。因肠胃湿热，迫蛔虫上窜胆道，引发绞痛。当痛致厥时，应注意是否伴四肢抽搐，若有，则应考虑是否为其他疾病所引起。因一般蛔厥其特点是仅有双目直视，短暂不省人事，厥后一如常人。

蛔厥发作，针灸治疗效果快捷有效，但应抓紧时机驱虫，只有虫去方能久安。服驱虫药之后，应酌情泻下。

病例28：遗尿

林某，男，9岁，1975年10月12日诊。

患儿2年来时常梦中遗尿。九岁儿童，已识羞耻，更兼父母粗暴责骂，益增其羞，后更发展至不肯上学读书，迭经数医治疗无效。

今诊见患儿体形消瘦，两颊微赤，神情烦躁，大便干结，小便微赤，口唇干焦，因临睡其母限制饮水，更增干渴，夜寐不安，多梦，梦则遗尿，舌红无苔，脉细数。

此证为心肾阴亏，肝火扰动。观前数医之方，皆益气补肾、固涩之类，更损其阴。

药用：柴胡4克，龙胆草6克，栀子8克，车前子7克，黄芩8克，生地黄9克，当归4克，龙齿15克，柏子仁8克，甘草2克。嘱服3剂。

二诊：上方服后，遗尿三夜仅发1次，患儿神情稍安，大便软，小便微赤，干渴减，唇舌焦红退，脉细数。原方加天花粉8克，嘱再服3剂。

三诊：遗尿不再，小便清长，口尚干，脉细数，舌红苔少。

药用：熟地黄8克，山药8克，泽泻5克，牡丹皮3克，茯苓8克，山茱萸6克，知母6克，黄檗5克，莲子6克，天冬6克。

上方再服5剂，以资巩固。

病例29：百日咳

赵某，男，5岁，1975年4月12日诊。

患儿咳嗽2周，因无发热等其他特殊症状未予问医。近2天来咳嗽增剧，不嗽则已，嗽则必吐，始来问诊。

今诊见患儿嗽状特殊，嗽时面赤握拳，舌头外伸，弯腰曲背，筋脉怒张，眼睛红赤，眼睑浮肿，涕泪溢出。每次持续约5分钟，最后以深吸气为止，吸气时喉中哮声如鸡鸣，随后即吐痰涎食物。如此反复，日轻夜重，口干，舌苔干燥，脉象滑数。证属百日咳。

药用：桑白皮8克，黄芩5克，半夏4克，苦杏仁7克，栀子6克，紫菀6克，百部6克，白前5克，川贝母4克，桔梗5克，竹茹4克，枇杷叶7克，甘草2克。嘱服3剂，忌辛辣油腻之品。

二诊：上方服3剂后，病状无大改善，咳嗽次数未见减少，并见痰中带血，舌质红，舌苔厚腻，脉数。

此病正处发展高峰，邪伤肺络，一时难以控制。原方加车前子6克。嘱再服5剂，并嘱其母若夜间嗽剧，必须立即抱起轻拍其背，让痰涎咯出，以防窒息。

三诊：上方服5剂后，咳嗽次数开始减少，痰易咯出，呕吐轻，其他症状也减，但痰中尚带血丝。

药用：阿胶6克（烊冲），马兜铃（2020年版《中国药典》已将此药剔除，见本书第85页）4克，黄芩7克，苦杏仁7克，半夏6克，桑白皮8克，紫菀6克，百部6克，旱莲草8克，川贝母4克，鱼腥草8克，甘草2克。

上方续服5剂后告愈。

病例30：百日咳

胡某，女，5岁，1975年10月25日诊。

咳嗽一个月，初为恶寒、发热、咽痛，继则咳嗽，因咳剧住院，诊为百日咳。用过多种抗生素、止咳药，治疗无效来诊。

诊见患儿阵发性痉咳，咳则面赤唇青，涕泪皆出，伴有鸡鸣声。每嗽必呕尽痰涎食物方休，舌质红，舌苔腻，脉滑数。

药用：紫菀7克，百部7克，白前7克，茯苓7克，陈皮4克，苦杏仁8克，半夏6克，川贝母4克，蜈蚣1条，黄芩8克，车前子6克，瓜蒌皮7克，桔梗7克，代赭石12克（包煎），钩藤6克，甘草2克。嘱服5剂，忌油腥辛辣之品。

上方服5剂后，咳嗽次数明显减少，呕吐渐止，夜可入睡，舌淡，脉和。原方去蜈蚣，加北沙参7克。续服5剂告愈。

病例31：麻疹

林某，男，3岁，1974年8月12日诊。

患儿发热4天，体温在38~39℃，稍有鼻涕，微咳，目有眵，嗜睡，无呕吐，不思饮食，舌质红，舌苔薄黄，关纹浮红，脉浮数。偶有惊恐，四肢抖动。耳背后有数个微小红疹点，若隐若现，口腔黏膜有几处白点。询知邻居有小儿患麻疹。

此证应属麻疹。因麻毒内盛，腠理不开，治宜清热、解毒、透疹。

药用：金银花5克，连翘5克，牛蒡子5克，升麻3克，薄荷2克，蝉蜕4克，紫草6克，钩藤4克，甘草1.5克。嘱服2剂。

二诊：上方服2剂后，鼻衄2次，血量不多，热稍退，颈部及胸腹已可见散在性红色疹点，咳嗽较剧，体温38℃。上方加白茅根6克，川贝母4克。嘱再服2剂。

三诊：疹已发透，全身遍布，热退，体温正常。方选沙参麦冬汤加金银花、连翘、牡丹皮、川贝母。再服3剂而安。

病例32：麻疹

张某，女，4岁，1976年9月12日诊。

患儿发热3天，体温在38℃左右，鼻流清涕，眼泪汪汪，微有咳嗽，口腔黏膜见有白色斑点，舌质淡，舌苔薄白，脉浮，大小便正常。适逢麻疹高发，应为麻疹无疑，但发热3天，周身未见疹点。

药用：荆芥3克，金银花4克，连翘4克，薄荷2克，牛蒡子4克，桔梗4克，石膏12克，知母5克，甘草2克。嘱服2剂。

二诊：上方服2剂后，疹仍不见，微热，咳声低微，更增泄泻，不思饮食，汗出面白，精神疲乏。询知患儿平素体质虚弱，偶有外感，一经服药便大汗出而身冰凉。乃知前方寒凉过度，方中石膏、知母，已成白虎之势，此虑之不周。

药用：西洋参0.8克（另炖），升麻3克，葛根6克，黄芪5克，牛蒡子5克，金银花5克，连翘5克，甘草2克。嘱服1剂。

三诊：上方服1剂后，患儿精神转佳，手足温，思饮食。头额已见疹点，色淡红，舌淡苔薄黄，脉浮略数，微咳，痰稀，泄泻止，体温37.5℃。

药用：党参6克，葛根6克，金银花6克，连翘5克，紫草6克，苦杏仁6克，川贝母4克，升麻3克，桔梗6克，牛蒡子5克，蝉衣4克，甘草2克。嘱服2剂。

四诊：上方服2剂后，疹透，遍布全身，疹色红活，咳少，大小便正常，舌淡苔微黄，脉和。

药用：北沙参7克，麦冬6克，天花粉6克，玉竹5克，紫草6克，川贝母4克，桔梗4克，甘草2克。嘱服3剂，食宜清淡，适衣被。

上方服3剂后，疹渐收，康复。

此证首诊药过寒凉，伤及正气，不能托疹外出，应为所戒。

病例33：口疮

张某，女，5个月，1975年10月25日诊。

患儿面色红赤，哭闹不安，乳食不下，口腔两侧布满白屑，微黄，舌尖见黄，数个溃破疮点，故患儿哭闹。观患儿关纹色紫，小便短赤，大便2天未行，腹微胀，发热，体温39℃。

此证为心脾有热，舌乃心之苗窍，唇为脾之外候，心与小肠相表里，欲泻心火，宜清小肠，通利小便。

药用：竹叶1把，生地黄3克，栀子3克，车前子3克，滑石3克，灯心草3克，大黄1克，茯苓3克，黄连1克，生甘草1.5克。嘱服3剂。另以淡盐水洗口腔、冰硼散搽抹，1天3次。

二诊：患儿热退，已不哭闹，能吮食，口腔赤白屑已退，舌尖疮口已渐平，大便已通、质软，小便清长。前方去大黄、黄连。嘱再服2剂。告愈。

病例34：口疮

林某，男，3岁，1976年12月21日诊。

患儿口腔两侧遍布白屑，如堆白雪，舌尖有白色疮点，面色苍白，哭声低微，四肢不温，腹微胀，纳呆，大便溏薄，脉细弱。

此证为脾胃虚寒。病历2周，迭经数医，观所用之方，皆导赤泻黄之类，寒热莫辨，焉能奏效？

药用：党参5克，白术5克，茯苓5克，陈皮3克，半夏3克，附子2克，干姜2克，车前子4克，灯心草3克，甘草1.2克。嘱服3剂。另以鸡蛋黄烘焦取油搽抹口腔，每天数次。

二诊：诸症悉减，口腔内白屑基本脱落，舌尖疮点也渐平服，黏膜红活，患儿精神活泼，纳食正常。前方去干姜、附子，再服3剂。

病例35：血尿

林某，男，8岁，1985年7月23日诊。

患儿1个月前因浮肿、血尿在某医院住院治疗，被诊断为急性肾小球肾炎。近来血尿反复发作，曾就诊中医。

今诊见患儿颜面目睑轻度浮肿，面色青黑，小便肉眼血尿，以血丝为主，时挟有细小血块，小腹及腰部时觉刺痛。脉细涩，舌质暗淡，舌苔微黑，舌边有黑色齿痕，眼底有瘀斑。据询患儿发病前曾与同学玩耍跌伤腰部，当时曾服"云南白药"，后未予理睬。

脉证合参，此乃下焦血瘀之证，以瘀久而聚湿化热，伤及肾脏。观前医之方，多系清热利湿、凉血止血，实应逐瘀为先。方选《医林改错》之少腹逐瘀汤加减。

药用：小茴香1克，干姜2克，延胡索5克，当归尾6克，三七5克，桃仁6克，川芎2克，官桂2克，赤芍7克，蒲黄7克，五灵脂8克，小蓟8克，旱莲草9克，生地黄9克，黄檗7克，泽兰6克，乳香6克，没药6克，车前子8克，甘草2克。嘱服5剂。

二诊：上方服5剂后，小便频频排出瘀紫小血块，已经清长，小腹及腰部刺痛消失。颜面仍轻度浮肿，脉细涩，舌质淡，舌苔微黑。上方加赤小豆9克，连翘5克，防己6克，嘱再服5剂。

三诊：颜面肿消，小便清长，面色红润，精神佳，脉舌和，尿检正常。再处一方，以资巩固。

药用：干地黄8克，茯苓8克，牡丹皮4克，泽泻6克，山茱萸6克，山药8克，旱莲草8克，玉米须6克，黄檗6克，黄精8克。嘱服10剂。

病例36：肌衄

林某，男，5岁，1985年10月15日诊。

患儿3个月前因血小板减少性紫癜在某医院住院治疗，长期服用激素，但控制不理想，反复皮下出血。

今诊见患儿面色㿠白，语声低微，躯干四肢见有紫色散在性瘀斑点，舌质淡红，舌苔腻，脉细弱，胃纳不佳，大便溏薄，腹微胀。

此证为脾虚不能血，外溢于皮肤。治宜补脾益血、摄血。方选归脾汤加味。

药用：太子参8克，白术6克，黄芪12克，当归7克，茯苓6克，龙眼肉7克，酸枣仁3克，木香2克，黄精8克，阿胶7克（烊冲），熟地黄9克，旱莲草8克，牡丹皮（炒黑）3克，侧柏叶（炒黑）8克，甘草3克。嘱服5剂。

二诊：上方服5剂后，未见新出血瘀点，大便日行二次，成形，精神略振，胃纳仍不佳，脉细弱，舌淡苔白。前方加炒谷芽8克，鸡内金8克。嘱再服5剂。

三诊：四肢躯干紫斑基本消失，未再见出血，面色红润，精神活泼，胃纳佳，大便正常，日行一二次，脉稍有力，复查血常规正常。

药用：党参8克，白术6克，茯苓7克，黄芪12克，龙眼肉6克，白芍8克，阿胶7克（烊冲），当归6克，鸡血藤9克，熟地黄8克，白及8克，广陈皮5克，甘草2克。嘱再服10剂。停用激素，定期复诊。

随访1年正常。

病例37：鼻衄

林某，男，7岁，1979年10月20日诊。

鼻出血反复发作2个月，有时伴牙龈出血。五官科检查无异常，血常规示血小板减少。

今诊见患儿两颊微红，精神烦躁，询知夜寐不安，多梦易惊，口唇干焦，鼻血鲜红，牙龈红肿，口干，舌质红，舌面光绛无苔，大便干结，小便微赤，脉细数。

此证为阴虚火旺，迫血妄行。治宜滋阴降火、凉血止血。

药用：生地黄8克，赤芍6克，白芍6克，当归5克，茯苓5克，泽泻4克，牡丹皮（炒黑）4克，山药6克，山茱萸5克，知母6克，黄檗6克，侧柏叶（炒黑）6克，旱莲草8克，仙鹤草8克，小蓟7克，牛膝5克，甘草1.5克。嘱服5剂。

二诊：上方服5剂后，仅发鼻衄2次，量少，牙龈未见出血，躁动安，精神转佳。舌面有薄苔，大便软，夜寐较安，脉仍细微数。

药用：干地黄8克，白芍7克，当归6克，茯苓6克，牡丹皮4克，山茱萸

7克，泽泻4克，山药7克，知母6克，黄檗5克，阿胶6克（烊冲），旱莲草8克。嘱再服10剂。

上方再服10剂后，诉症悉愈，复查血常规正常。嘱上方隔日1剂，再服一月，以资巩固。随访一年未见复发。

病例38：鼻衄、肌衄

林某，男，8岁，1980年10月15日诊。

患儿1周前患感冒，发热，流涕，恶寒，咳嗽，经服药治疗后恶寒解。2天前头面、四肢、胸腹出现瘀血点，流鼻血，查血常规基本正常。

今诊见患儿精神烦躁，头痛，头面、四肢、胸腹遍布紫黑瘀点，压之不退，摸不碍手，鼻中出血，血色紫暗，挟有鼻涕，咽喉肿痛，咳嗽痰黄，纳食减少，大便干结，小便赤，舌质红绛，舌苔焦黄，脉细数，发热，体温38.5℃。

此证为热邪由卫入营，已动血分，血不循经，溢于肌肤，出于鼻窍。治当清营凉血，兼以透邪。

药用：生地黄（炒黑）9克，赤芍8克，牡丹皮（炒黑）4克，玄参8克，石膏20克，知母6克，白茅根（炒黑）7克，金银花7克，连翘7克，紫草9克，蝉蜕5克，甘草1.5克。嘱服2剂。

二诊：上方服2剂后，患儿精神转佳，热退，体温37.5℃，鼻已不出血，但鼻涕仍挟血丝，全身瘀点颜色转淡，胃纳稍佳。前方加红花3克，嘱再服3剂。

三诊：周身瘀点基本消退，鼻无血丝，体温正常，舌质淡红，舌苔微黄，口微干，微咳，大小便均正常，纳食正常，脉细缓。

药用：南沙参8克，麦冬8克，天花粉8克，玉竹8克，生地黄8克，玄参8克，牡丹皮3克，黄芪8克，知母6克，川贝母5克，甘草2克。嘱再服3剂，告愈。

病例39：小儿夏季热

周某，女，3岁，1980年8月28日诊。

患儿发热不规律已经1个月，体温多在38.5~39℃，有时高达40℃，迭经数医治疗无效，曾经住院。

今诊见患儿烦躁不安，面垢，口渴引饮，小便多，大便干涩，唇舌焦干，微有咳嗽，痰黄，脉见滑数，一般发热均在午后，体温39.5℃。

此证应为小儿暑热，以南方炎夏较长，故夏季热往往夏末秋初也有发生。因小儿气阴稚嫩，易受暑邪。治宜清暑益气，护阴泄热。

药用：石膏15克，知母5克，粳米5克，甘草2克，竹叶1把，南沙参7克，麦冬5克，香薷3克，扁豆5克，连翘4克，石斛4克，西瓜皮1块，甘草1.2克。嘱服3剂。

二诊：上方服3剂后，仍有发热但温度略降，2天来不超过38℃，仍以午后为主，口渴减少，饮水不多，脉较和缓，患儿较前安静。前方加青蒿5克，银柴胡5克。嘱再服3剂。

三诊：午后仍时有低热，但患儿精神佳，能饮食，口不渴，脉细缓，舌质淡红，舌苔薄。暑邪已祛，宜以益阴养气为主，勿克伐过度。

药用：北沙参6克，知母5克，粳米5克，麦冬5克，霍山石斛3克，牡丹皮2克，干地黄4克，玄参4克，黄芪6克，鳖甲9克，甘草1.5克。嘱服6剂。后告愈。

病例40：小儿夏季热

林某，男，5岁，1980年8月12日诊。

患儿持续发低热已经2月余，起于暑月腹泻之后。迭经数医治疗罔效，曾经住院数天。

今诊见患儿面色苍白，精神萎靡不振，虚烦，四肢微凉，体温38.5℃，不思饮食，腹微胀，大便稀溏，小便频数清冷，舌质淡红，舌苔白腻，脉濡细数。观前医之方，三物香薷、竹叶、石膏之类。

此证起于泻后，脾胃之气先虚，阳气已是不足，阳之根，根于命火，命火衰微，不能温养脾土，故面色苍白，大便稀溏，小便清冷，食欲不振，固不能以发热而论。然则病在暑月，究有暑邪为患，阴津必耗，患儿低热不退，虚烦不安，脉濡细数，上盛而下虚，法当护阴潜阳，温下清上。

药用：附子3克，黄连2克，龙齿12克，西洋参1克，补骨脂5克，覆盆子5克，菟丝子5克，桑螵蛸4克，莲须3克，乌药3克，益智仁5克，山药5克，肉桂2克，白术5克。嘱服3剂。

二诊：上方服3剂后，患儿小便次数明显减少，大便尚溏薄，体温转为微热，2天来不超过37.5℃，下肢略温，思饮食，神气安定。前方加薏苡仁6克，茯苓5克，甘草1.2克。嘱再服3剂。

三诊：大便正常成形，体温正常，患儿精神活泼，胃纳佳。嘱上方再服

5剂，隔天1剂。

病例41：湿温

郑某，男，5岁，1985年5月15日诊。

患儿嗜睡发热3天，前医以感冒治之罔效。

今诊见患儿头痛恶寒，身体沉重，精神困顿，面色淡黄，晦滞无华，不思饮食，腹微胀，大便溏薄，小便短赤，脉濡数，舌质淡红，舌苔黄腻，体温38.5℃。

此证属湿温，邪在卫分之间。治宜轻清疏解，淡渗利湿。方选三仁汤加减。

药用：苦杏仁6克，白蔻仁3克，薏苡仁7克，厚朴3克，半夏3克，通草3克，滑石7克，竹叶1把，苍术5克，石膏12克，车前子5克，茵陈6克，甘草2克，嘱服3剂。

二诊：上方服3剂后，患儿体温退至正常，精神转佳，已不嗜睡，思饮食，舌面黄腻苔渐化。小便仍赤，大便溏。前方去石膏，加金钱草8克。嘱再服3剂。

三诊：前方服3剂后，诸症悉消，体温连续数天均正常，唯大便尚溏，每天三四次，此为脾虚之故也。

药用：党参6克，白术5克，茯苓7克，藿香5克，木香2克，葛根8克，佩兰6克，炒谷芽6克，茵陈8克，车前子6克，甘草2克。再服3剂，告愈。

病例42：胎黄

林某，男，21天，1973年10月21日诊。

患儿为早产婴儿，自昨天起不能吮食，哭声低微，急抱来诊。

诊见患儿面目泛黄，黄不明亮，精神疲乏，腹胀，大便水样灰黄，小便赤，舌苔腻微黄，关纹色淡，心肺听诊无异，体温略偏低。

询知出生10天，即以胎黄求医，所药不详。余曰："证属胎黄，然是虚症，固不能以清热利湿退黄之常法治之，皆因婴儿禀赋不足，脾虚气虚，不堪寒凉泄利之故也，急宜扶脾益气兼退黄。"

药用：党参2克，白术2克，茯苓2克，黄芪2克，茵陈3克，甘草0.8克，嘱服2剂。另以西洋参0.3克煎水频频喂服。

二诊：上方服2剂后，患儿精神转佳，已能吮乳，体温回，唯黄未尽退，腹尚胀，大便黄，小便略黄，但面目之黄已不甚晦暗。嘱停服西洋参，前方加炒栀子2克，莱菔子1.5克，黄檗1.5克。嘱再服5剂，并告其母勿多食辛辣肥甘之品。

上方继服5剂后，患儿吮食正常，身、面目黄退尽，大小便正常。告愈。

盖胎黄一证，源于湿热者十之八九，偶遇是证，切须详辨，勿泛泛视之。另外，有疑惑之处，须结合相关检查。

病例43：遗尿

林某，男，7岁，1977年4月20日诊。

患儿年已7岁，仍然每晚遗尿二三次，延医多人治之罔效。其母每晚不令其喝水喝粥，夜间定时唤醒小便，遗尿依旧。

今诊见患儿面色㿠白，精神不振，四肢乏力，七岁儿童，每喊腰酸腿软（此为少见），脉细弱，舌淡苔白，食纳不佳，大便溏薄，小便频数。

此证为脾胃气虚，肾气不固。治当补脾益气，补肾固摄。

药用：鸡内金（炒）7克，山茱萸7克，熟地黄7克，枸杞7克，补骨脂7克，破故纸6克，益智仁6克，党参8克，茯苓6克，山药7克，桑螵蛸7克，乌药6克，芡实6克，附子4克，龙齿12克，甘草2克。嘱服5剂。

上方服5剂后，遗尿夜仅1次，有时隔夜方发。面色较前红润，食欲亦振。效不更方，嘱上方再服10剂，以资巩固。

病例44：遗尿

赵某，男，10岁，1978年10月14日诊。

患儿1周前因学骑单车跌倒，自觉腰部疼痛，家长带往医院检查，内外无伤。其母不放心，又带至一位跌打草药医生诊治。草药医生危言耸听，说内伤严重，予不知名之草药数包令服。服完几包草药之后，即每晚梦中惊哭遗尿，夜二三次。

今诊见患儿面色泛青，神思不定，脉象弦数，舌红苔黄。此证本由跌倒受惊而起，先是医院检查，继又草药医生恐吓，十岁之儿，已有思想，受此惊吓，遂致心神不宁，夜睡不安，不能自控而遗尿。治当宁心安神，除烦镇惊。

药用：茯神10克，黄连3克，朱砂0.7克（研冲），灯心草4克，远志8克，酸枣仁9克，柏子仁9克，龙齿15克，蝉蜕5克，钩藤9克，夜交藤9克，柴胡4克，磁石25克，生甘草2克。嘱服3剂。

上方服1剂后，当晚即不哭闹，不遗尿。3剂服完，未见反复，告愈。

病例45：便秘

黄某，男，7岁，1981年10月14日诊。

患儿数天前因食无节制，多食鱼肉、饼食，不能消化，大便2天不行，腹胀痛难忍，来诊。

诊见患儿全腹满痛，按之如鼓，可闻肠鸣，间有矢气，脉弦紧，舌质红，舌苔厚腻。

此证为食滞积于中，便秘不通，攻满作痛。治当消导通下。方选枳实导滞丸加减。

药用：大黄6克（后下），枳实6克，神曲6克，茯苓6克，黄芩7克，黄连3克，泽泻4克，山楂8克，厚朴7克。嘱服2剂头煎。

上方连服2剂头煎后，大便仍不行，腹胀满痛。思此证为宿食积滞结于肠胃，今通导泻下不效，忆张锡纯《医学衷中参西录》治此证用葱白熨法，遂按其法。嘱病家取大葱白2斤切丝，伴米醋炒热，分2包以纱布包好，熨贴脐上，不烫为度，凉则互换。用后1小时，其腹渐软，又1小时，大便下，臭秽黏滞，其胀渐消。继以前方加减，调理3天而愈。

张氏此法，用之屡验，知外治之法，固不可轻视也。

病例46：便秘

张某，女，5岁，1985年10月18日诊。

患儿大便秘结，排便困难2年余，每周1次；且需西药如开塞露导下，服药无效。

今诊见患儿面色萎黄，四肢乏肉，精神困顿，腹胀满，胃纳不佳，小便清长，舌质淡，舌苔白，脉细缓。

此证为脾胃虚弱，中阳不振，运化无权，升降失司，不能推荡，强攻峻逐，益增其虚。治当扶阳益气，温通为治。

药用：附子3克，安南桂1.5克，生晒参5克，当归5克，升麻2克，白芍5克（炒），郁李仁6克，薏苡仁5克，甘草1.5克。嘱服5剂。

二诊：上方服5剂之后，大便即通畅，隔天1次，虚寒无疑。效不易方，嘱上方再服5剂。

三诊：患儿面色红润，四肢渐丰，食欲大进，大便通畅且定时，随访半年正常。

药用：党参6克，白术5克，茯苓5克，陈皮4克，半夏3克，当归5克，春砂仁3克，甘草1.5克。嘱服5剂，隔天1剂。

病例47：黄疸

林某，男，6岁，1981年10月17日诊。

患儿1周前因感冒、发热、腹痛就诊，用药情况不详。

今诊见患儿面目、巩膜、皮肤皆黄，黄色鲜艳，小便黄赤如浓茶，大便数天未解，腹胀满痛。怕油腻，其母厨房炒菜，闻之则吐。舌质红，舌苔黄腻。

此为肝胆湿热、病毒感染之黄疸证。证属阳黄。治宜清利肝胆，解毒退黄。方选茵陈蒿汤加味。

药用：茵陈15克，栀子6克，大黄4克，藿香5克，草豆蔻3克，滑石6克，黄芩5克，柴胡4克，车前子6克，甘草1.5克。嘱服3剂，每天1剂。另用磨琪草、胡芦茶、溪黄草、马龙鱼诸草药鲜品适量煎水，加葡萄糖常饮。

二诊：上方服3剂后，患儿皮肤黄稍退，小便稍清，大便已解，腹胀满减，呕吐止，稍思饮食。原方去大黄。嘱再服5剂，草药照用。

三诊：黄大退，诸症悉减，腹已不胀，大便日行一次，可进少许肉食，唯小便略黄。

药用：茵陈12克，茯苓6克，白术3克，栀子5克，黄檗5克，车前子5克，薏苡仁5克，虎杖8克，佩兰5克，甘草1.5克。嘱服5剂。

上方服5剂后，诸症悉消。嘱以上方再服1周。告愈。

病例48：虚黄

王某，男，6岁，1982年10月25日诊。

患儿患肝炎已经3个月，曾住院治疗，诊断为乙型肝炎，出院后又迭经数医。

今诊见患儿面色萎黄，精神困倦，眼睑苍黄，小便混浊微赤，腹胀满，食欲不振，大便溏薄，四肢略肿，按之略微凹陷，舌质暗淡，舌苔厚腻，肢冷恶寒，脉细弱。

此证为中虚湿困，湿毒阻遏，一派虚寒之象，补尚不及，而观前数医之方，不离耗气凉泄、利湿退黄。治病寒热虚实莫辨、阴阳盛衰不察，只是围肝炎病毒，套用成法，焉不误人？急宜温脾益肝，培土养木。

药用：附子5克，白术6克，党参6克，茯苓8克，干姜3克，薏苡仁6克，黄芪9克，青皮（醋制）3克，车前子6克，茵陈9克，柴胡3克，甘草1.5克，白芍（炒）6克。嘱服5剂。

二诊：上方服5剂后，患儿精神转佳，腹胀满减，稍思饮食，舌苔稍化，脉仍细弱。然四肢浮肿仍未消，大便仍不成形。

药用：附子5克，白术6克，茵陈10克，车前子7克，茯苓8克，黄芪9克，防己6克，薏苡仁8克，甘草1.5克。嘱服5剂。

三诊：四肢浮肿已消，面色转红润，饮食增，大便软，日行一次，小便清长，舌质淡红，舌苔薄腻，脉细，复查肝功能正常。

前方去附子，加黄精8克，鸡血藤8克。嘱再服10剂。

病例49：水肿（急性肾炎）

林某，女，10岁，1983年3月23日诊。

患儿1周前因感冒、发热、咽喉痛就诊，服药情况不详。

今诊见患儿头面、双下肢浮肿，尤以眼睑为重，恶风，咽红，小便红赤，脉浮数，舌质红，舌苔黄腻。化验小便常规蛋白（++），红细胞（+++）。

此证属风水，即西医所称急性肾小球肾炎。因风热邪毒外侵，肺气不宣，水道通调失司，水湿内停，郁而化热，脾肾被困，水溢肌肤，上升头面，下浸下肢。治宜疏风解毒，清热利湿。

药用：麻黄2.5克，赤小豆9克，连翘9克，金银花8克，紫花地丁9克，蒲公英9克，茯苓10克，泽泻7克，生地黄8克，牡丹皮6克，车前子9克，小蓟8克，旱莲草10克，甘草2克。嘱服3剂。另每天以广西出产之草药石油菜1两煎水代饮，注意饮食清淡。

二诊：上方服3剂后，患儿头面、双下肢浮肿逐渐消退，小便颜色已转淡黄，不恶风寒，脉濡滑。前方去麻黄，再服5剂。草药照用。

三诊：诸症悉消，精神、食欲均佳，化验尿常规正常。

药用：干地黄8克，牡丹皮6克，山药6克，山茱萸5克，泽泻6克，茯苓8克，知母6克，黄檗6克，旱莲草8克，玉米须8克。

上方再服10剂，以资巩固。

病例50：水肿

赵某，男，10岁，1983年10月21日诊。

患儿患疥疮已经2个月，日夜奇痒难忍，不停抓挠，遂致疮面溃破，继则化脓。3天前见颜面、四肢浮肿，昨天在卫生院注射青霉素发生过敏性休克，幸得及时抢救。

今诊见患儿颜面、眼睑、周身浮肿，眼睛只剩一缝，腹部、四肢、指缝布满溃烂疮疡，脓水流出，舌质红绛，舌苔黄腻，小便红赤，大便秘结，尿常规示蛋白（+++），红细胞（++++），白细胞（+++），体温38.5℃。

此证为皮肤疔毒内侵，湿毒为患，挟风化热，水湿热毒互结，水道失司，外淫头面、四肢而成水肿，热毒伤肾及膀胱，而致尿血。治宜解毒化湿，清热凉血。

药用：浮萍6克，金银花10克，连翘9克，紫花地丁10克，蒲公英10克，土茯苓12克，生地黄8克，牡丹皮6克，黄檗7克，栀子（炒黑）8克，车前子7克，白茅根（炒黑）9克，半枝莲9克，旱莲草9克，生甘草2克。嘱服5剂，另配外用药。

外洗方：苦参30克，地肤子30克，白鲜皮30克，蛇床子30克，忍冬藤30克。煎水外洗，每天3次。

外搽药：硫黄粉10克，樟脑5克，冰片5克，硼砂5克，炉甘石15克。研末搽擦，每日3次，嘱消毒衣被。

二诊：上内外方用5天后，患儿颜面、四肢浮肿明显消退，小便肉眼血尿消失，皮肤疔疮感染好转。嘱前内外方再用5天。

三诊：诸症悉消，浮肿均已消退，皮肤疔疮消失不痒，感染化脓尽消，体温正常，胃纳正常，复查尿常规正常。继续用药巩固。

药用：土茯苓12克，玉米须10克，生地黄9克，牡丹皮6克，泽泻5克，山茱萸5克，茯苓7克，黄檗5克，旱莲草8克，地肤子8克，苦参6克，甘草2克。嘱服7剂。外用药再用1周，因疔疮极易反复，必须力求根治。

后记

作为一名中医，我非常羡慕那些医学世家之后，羡慕他们从小就沐浴在书香、药香的氛围之中，羡慕他们的近水楼台先得月。

但非常遗憾，我生长于一个与中医八竿子打不着的家庭。

我的祖父是潮汕农村的贫苦农民。中华人民共和国成立前，因为鼠疫流行，曾数月之中，一家死亡者数人，所以当后来读到张仲景的《伤寒论·序》——"余宗族素多，向余二百，建安纪年以来，犹未十稔，其死亡者，三分有二，伤寒十居六七。感往昔之沦丧，伤横夭之莫救"的时候，不禁潸然泪下。

在贫病交迫之下，我的父亲不得不背井离乡，与当年的大多数潮汕人一样，走上了"出洋过番"的生死未卜之路。幸苍天不绝于人，父母在南洋经过艰苦拼搏，事业有成。却又逢日寇侵华，铁蹄践踏整个东南亚。在国难当头之时，父母亲冒着随时被日寇杀头的危险，率先打通了当时名震中外的"铁蹄下的东兴邮路"，把南洋一带华侨寄给国内饥寒交迫的亲人的救命钱、支援国内抗日战争的资金物资源源不断地输入国内。父母因而成为当时的红色侨领。如今，这段悲壮的历史，得到官方认证，得以载入史册。

中华人民共和国成立后，我回国成了一名侨生。1966年，我高中毕业，成了一名"老三届"，干过农活，也教过书。

一个偶然的机会，我接触了一本中医医书，接触了中医，然后就开始自学中医，拜师、上广州中医学院学习，从此走上了中医这条"不归路"。

都说"蜀道之难，难于上青天"，其实医道之难亦非行外人所能理解，那些一字百义、晦涩难懂、浩如烟海的古典医籍，令人望而却步。当然，靠一本《汤头歌诀》或一本《药性歌括四百味》混一辈子的也大有人在，但那是不能称之为真正的中医的。

我悟性不高，一生读书，唯先死记硬背，再慢慢消化。人说"两句三年得"，意思是两句诗构思三年才得出来，然而，《黄帝内经》中的两句经文，可能一辈子也理解不了。

回忆青少时读书，各方面条件都不好。生计艰难、无师指导，有时把《辞源》《辞海》《说文解字》翻透了，也不知其所以然。更兼疾病千变万化、患者各色各样，时时如临深渊，怎"艰辛"二字可以尽言。

春去秋来，几十年的光阴就在这"浮、沉、迟、数"的医路上、人生路上一晃而过，有着说不尽的唏嘘感慨。

我的家乡潮汕农村，中华人民共和国成立前的医疗卫生条件极差，不要说是医院，就是像样一点的诊所都没有。那个时候，广大农民的健康，就是靠那些散布于民间的为数不多的中医来守护。在我的童年记忆中，这些中医先生的身影，不时出现于乡野，名气大的坐轿，名气小的步行，脾气好的和颜悦色，脾气差的不苟言笑，专职行医者有之，兼教私塾者也有之。但他们都有一个共同的特点，那就是儒雅。

潮汕地处南海之滨，历史上也曾文风荟萃，不乏名医。但是，像宋代潮州刘昉那样，能编撰出一部举世瞩目的儿科著作的大家，毕竟是少数。散布于民间的中医，即便是名医，也很难著书立说，有书传世。这其中的原因是多方面的。一方面，医作为一种"技"，对于一般人来说，还是把它当作一种谋生养家的职业，少有人将其作为一种学问或一种文化来看待。另一方面，一般医生学力有限，写书著述，不仅要有扎实的理论基础、长期大量的临床实践经验，还要有一定的文字功底与国学功底。而即使是一名成功的中医，具备了以上这些条件，也大多由于时间精力有限或年迈力衰而无力著述。这就造成了历史上许多医学世家、名医的影响随着时间的推移而慢慢淡出社会。这对于潮汕本土中医文化乃至潮汕文化的传承，都是一个遗憾。

历史上中医文化发达的江浙吴越一带则不相同，在那里中医文化几乎与其他文化齐名，甚至有过之而无不及。著名的中医学派在那里形成、鸿篇巨制在那里产生，中医学正是通过这些名医、名家呕心沥血创作的大量著作得以传播、传承及发展。

近年来，我阅读了许多当代中医专著，它们的作者多是一些知名老中医或中医学者。这些著作无论从理论阐发，还是实践经验上都可以给人以极大的教益。中医今后的自强与发展，有赖于这些致志于中医、甘做中医"孺子牛"的人。正如佛陀临终告其弟子所言"当自求解脱，切勿求助于他人"，中医的传承发展，当着眼于自身。

广东科技出版社的编辑老师，为拙作的出版做了大量的校勘工作，在此专诚致谢。